バイオマテリアル
ーその基礎と先端研究への展開ー

岡野光夫 監修　田畑泰彦・塙 隆夫 編著

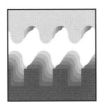

東京化学同人

まえがき

　従来，材料科学においては，一定の環境下でどのような構造の材料がどのような特性を示すかを明確にし，その経時的な変化を調べることによって，材料の使用方法を想定した設計ができた．一方，バイオマテリアルは，常に変化するきわめて複雑な生体環境下で起こる材料自体の変化に加え，材料と接触している生体側の変化をも同時に明確にしながら機能させる点で，きわめて特異的である．たとえば，制御されたナノメートルレベルの微細構造，粒子，表面を，生体側がどのように認識して血栓形成や炎症反応など異物認識の生物学的反応を起こすかを理解し，その反応過程を人工材料の構造によって系統的に制御することは，従来の技術の単なる延長上では描くことのできない新しい挑戦である．免疫学，血液学，生理学の全体像が明らかになるにつれ，ナノメートルレベルで構造制御された人工材料と生体との接触からは，生体のみを扱っていたときには理解できなかった新しい仕組みが見えはじめている．さらに，材料との接触という人工的な摂動を加えることによって，生体の特殊な応答反応を具現化できる可能性も広がっている．

　バイオマテリアルの研究では，人工材料や生体由来材料と生体あるいは生体要素との界面で起こる未知の相互作用を，分子レベル，細胞レベル，組織・臓器レベルでの階層的な反応として把握することが重要である．そのサイエンスは，単なる材料科学に留まるものでなく，医学，細胞生物学，分子生物学の基礎と基盤の上に立ち，目的に応じた診断，治療，計測のための人工デバイス，人工臓器，薬物送達システム（DDS），イメージング，再生医療などに応用し，先端医療システムを安全で効果的に利用するための新科学といえる．

　材料科学の基本は，構造と機能（物性）の相関性を原子レベルあるいは分子レベルで把握することであろう．バイオマテリアルは，生体中でも安定で機械的な特性に優れたステンレス鋼，チタンなどの金属材料，アルミナ，ジルコニアなどのセラミックス，高分子量ポリエチレン，ポリ塩化ビニル，ウレタン，シリコーンなどの高分子材料から始まり，高機能化に向けての研究が進んできた．同時に，試行錯誤的に開発されてきたバイオマテリアルは，ある程度その役割を果たしながら，構造と機能の相関性についての情報を蓄積してきている．将来の診断・治療に使用される製品の連鎖的開発を可能にするには，バイオマテリアルに関する多くの研究と経験により，今日までに蓄積された知見を

整理し体系化することが必要である．これは，試行錯誤的方法によらず，理論的設計により製品開発ができる基盤を整備するうえできわめて重要である．

　21世紀にますます発展が期待される埋込み型デバイス，人工臓器，DDS，遺伝子治療，組織工学，再生医療などに欠かせないバイオマテリアルの革新こそが，医療においてブレイクスルーを実現するものであるとその発展に大きな期待が寄せられている．バイオマテリアルが医療の革新を先導していく時代に，新しい概念と開発手法を確立するためには，材料のシーズと医療のニーズをうまくマッチングすることがきわめて重要であり，医歯薬理工連携を結集させた新しい教育・研究が不可欠である．

　本書は，新しいバイオマテリアルとその応用製品開発を今後も生み出していくために必要な基礎の知識と技術，すなわち医療製品や医療システムを改善・改良するための技術開発を可能にするバイオマテリアルの備えるべき基本特性に関して，具体例をあげながら材料と生体の両面から系統的に整理しつつ，"バイオマテリアルサイエンス"として体系化することを目指している．金属・無機・有機の材料と生体（あるいは生体要素）との相互作用を体系的に理解し，その効果的な利用法を分子設計的に考えられるようにするための新領域の体系化は，大学学部生，大学院生の教育のみならず，医学，薬学，生物学，理工学，産業界で活動する研究者や関連分野で働く人たちにきわめて有効であろう．大学学部，大学院の教科書として，あるいは産業界の研究者の指導書として本書が利用され，新たなバイオマテリアルの創出とその革新的な役割の考案につながることを期待している．

　本書は，日本学術会議22期材料工学委員会のバイオマテリアル・ナノテクノロジー分科会において，バイオマテリアルの標準的教育のための教科書を作成することになり，それに基づいて編集・刊行するものである．同分科会では，目次構成までを決定し，東京化学同人からの出版をお願いすることにした．日本学術会議の規定によって，本書に同会議の名前を入れることはできなかったが，同会議には本書発刊の端緒を与えていただいたことを感謝したい．この決定に従い，京都大学 田畑泰彦教授ならびに東京医科歯科大学 塙 隆夫教授には，原稿の依頼，原稿の確認，修正依頼，全体の統一までの編集作業を担当していただき，多大な労力をおかけした．お二人にはここに感謝申し上げる．

2015年12月

岡　野　光　夫

執 筆 者

明 石　　　満	大阪大学大学院生命機能研究科 特任教授, 工学博士
麻 生　隆 彬	大阪市立大学複合先端研究機構 テニュアトラック特任講師, 博士(工学)
市 島　英 司	(株)メニコン アカデミックリレーション戦略部, 薬学修士
大 槻　主 税	名古屋大学大学院工学研究科 教授, 博士(理学)
大 矢　裕 一	関西大学化学生命工学部 教授, 博士(工学)
岡 野　光 夫	東京女子医科大学先端生命医科学研究所 特任教授, 工学博士
沖 田　圭 介	京都大学iPS細胞研究所未来生命科学開拓部門 講師, 博士(医学)
粕 川　博 明	テルモ(株) 執行役員 研究開発本部長, 理学博士
狩 野　智 一	(株)ジェイ・エム・エス 営業推進本部第二営業部, 修士(薬学)
川 上　　　理	城山病院 脳・神経・脊髄センター 医長, 博士(医学)
川 下　将 一	東北大学大学院医工学研究科 准教授, 博士(工学)
岸 田　晶 夫	東京医科歯科大学生体材料工学研究所 教授, 工学博士
島　　　史 明	大阪大学大学院生命機能研究科 特任助教, 博士(工学)
下 野　知 性	大阪大学蛋白質研究所 特任研究員, 博士(理学)
鈴 木　茂 彦	京都大学大学院医学研究科 教授, 医学博士
関 口　清 俊	大阪大学蛋白質研究所 教授, 理学博士
田 賀　哲 也	東京医科歯科大学難治疾患研究所 教授, 医学博士
高 井　まどか	東京大学大学院工学系研究科 教授, 博士(工学)
髙 倉　喜 信	京都大学大学院薬学研究科 教授, 薬学博士
髙 橋　有 己	京都大学大学院薬学研究科 助教, 博士(薬学)
高 原　　　淳	九州大学先導物質化学研究所 教授, 工学博士
竹 内　和 彦	テルモ(株) 心臓血管カンパニー CV事業R&D部門 上席主任研究員
竹 内　昌 治	東京大学生産技術研究所 教授, 博士(工学)
田 畑　泰 彦	京都大学再生医科学研究所 教授, 工学博士, 博士(医学), 博士(薬学)
寺 村　裕 治	東京大学大学院工学系研究科 特任准教授, 博士(工学)
長 崎　幸 夫	筑波大学数理物質系 教授, 工学博士
長 瀬　健 一	東京女子医科大学先端生命医科学研究所 講師, 博士(工学)

中　野　貴　由	大阪大学大学院工学研究科 教授，博士(工学)
成　島　尚　之	東北大学大学院工学研究科 教授，博士(工学)
信　久　幾　夫	東京医科歯科大学難治疾患研究所 准教授，博士(理学)
塙　　　隆　夫	東京医科歯科大学生体材料工学研究所 教授，歯学博士，博士(工学)
檜　垣　達　彦	(株)クラレ メディカル事業部バイオマテリアル部 部長，工学修士
平　野　義　明	関西大学化学生命工学部 教授，博士(工学)
堀　口　諭　吉	東京医科歯科大学生体材料工学研究所 特任助教，博士(工学)
宮　本　　享（すすむ）	京都大学大学院医学研究科 教授，M.D., Ph.D.
森　本　雄　矢	東京大学生産技術研究所 助教，博士(情報理工学)
山　内　康　治	グンゼ(株) メディカル事業部技術開発センター 所長，工学修士
山　田　圭　介	兵庫県立尼崎総合医療センター脳神経外科 科長，医学博士
大　和　雅　之	東京女子医科大学先端生命医科学研究所 教授，博士(理学)
山　本　雅　哉	京都大学再生医科学研究所 准教授，博士(工学)
米　山　隆　之	日本大学歯学部 教授，歯学博士
若　月　　　元	バイオメット・ジャパン プロダクトマーケティング部　プロダクトマネージャー

(五十音順)

目　次

1. バイオマテリアル概論……………………………………………………1〜5
  1・1　バイオマテリアルとは……………………………………………1
  1・2　バイオマテリアルの応用からその体系化に向けて…………………3
  1・3　バイオマテリアルサイエンス……………………………………4

2. バイオマテリアルの特性・機能と評価法…………………………6〜93
  2・1　材料の組成，構造，性質……………………………………………6
    2・1・1　材料の長所と短所……………………………………………6
    2・1・2　結晶と非晶質…………………………………………………9
    2・1・3　構造，分子量，安定性………………………………………11
    2・1・4　構造欠陥，析出物と性質……………………………………13
    2・1・5　合金，複合酸化物，共重合体………………………………15
    2・1・6　変形機構，強度，延性………………………………………17
    2・1・7　破壊機構………………………………………………………21
    2・1・8　材料の劣化……………………………………………………24
  2・2　高分子材料……………………………………………………………27
    2・2・1　バイオマテリアルとしてみた高分子材料…………………27
    2・2・2　天然高分子……………………………………………………27
    2・2・3　合成高分子……………………………………………………36
    2・2・4　バイオマテリアルとして使用される合成高分子…………49
  2・3　無機材料………………………………………………………………52
    2・3・1　セラミックバイオマテリアルの分類………………………52
    2・3・2　セラミックスの合成法………………………………………54
    2・3・3　セラミックバイオマテリアルの種類と物性………………55
    2・3・4　分析解析法……………………………………………………63

- 2・4 金属材料 ……………………………………………………………… 66
  - 2・4・1 種類と用途 …………………………………………………… 66
  - 2・4・2 製造プロセスと準安定相 …………………………………… 73
  - 2・4・3 加工・成形 …………………………………………………… 76
  - 2・4・4 機能・物性 …………………………………………………… 79
  - 2・4・5 評価法 ………………………………………………………… 80
- 2・5 複合材料 ……………………………………………………………… 84
  - 2・5・1 複合化の効果 ………………………………………………… 84
  - 2・5・2 複合材料の製造プロセスと特性 …………………………… 84
  - 2・5・3 医療における複合材料 ……………………………………… 85
- 2・6 医療に役立つ微粒子 ………………………………………………… 87
  - 2・6・1 微粒子 ………………………………………………………… 87
  - 2・6・2 コロイド粒子とその利点 …………………………………… 87
  - 2・6・3 微粒子の調製とその利用 …………………………………… 88
- 2・7 ヒドロゲル・インテリジェントヒドロゲル ……………………… 91

3. マテリアルと生体組織との反応 ……………………………… 94〜222

- 3・1 生体側要素 …………………………………………………………… 94
  - 3・1・1 体液 …………………………………………………………… 94
  - 3・1・2 アミノ酸, ペプチド ………………………………………… 97
  - 3・1・3 タンパク質 …………………………………………………… 102
  - 3・1・4 酵素 …………………………………………………………… 109
  - 3・1・5 糖（単糖, オリゴ糖, 多糖), 糖鎖レセプター …………… 112
  - 3・1・6 脂質, 糖脂質 ………………………………………………… 117
  - 3・1・7 核酸 …………………………………………………………… 122
  - 3・1・8 血液, 血液細胞, 血小板 …………………………………… 126
  - 3・1・9 細胞 …………………………………………………………… 129
  - 3・1・10 細菌, ウイルス ……………………………………………… 134
  - 3・1・11 骨, 歯の構造と力学的性質 ………………………………… 139
  - 3・1・12 皮膚, 筋肉の構造と力学的性質 …………………………… 145
  - 3・1・13 血管の構造と力学的性質 …………………………………… 148
- 3・2 材料側要素 …………………………………………………………… 151
  - 3・2・1 表面の濡れ性 ………………………………………………… 151
  - 3・2・2 表面形状（凹凸, マイクロパターンなど) ………………… 154

3・2・3	疎水性相互作用と静電的相互作用………………………………	155
3・2・4	高分子材料の表面と改質………………………………………	159
3・2・5	セラミックス材料の表面と改質………………………………	164
3・2・6	金属の表面と改質………………………………………………	168

3・3 生体反応………………………………………………………………………172
 3・3・1 タンパク質吸着……………………………………………………173
 3・3・2 細胞接着……………………………………………………………180
 3・3・3 血栓形成, 血液適合性……………………………………………184
 3・3・4 免疫反応……………………………………………………………190
 3・3・5 異物反応──細胞による取込み(貪食)・カプセル化…………199
 3・3・6 炎　症………………………………………………………………202
 3・3・7 アレルギー…………………………………………………………204
 3・3・8 創傷治癒……………………………………………………………207
 3・3・9 骨形成・石灰化……………………………………………………210
 3・3・10 軟組織接着…………………………………………………………213
 3・3・11 バイオフィルム形成………………………………………………215
 3・3・12 毒性・発がん性……………………………………………………218

4. バイオセパレーション（分離, 吸着）……………………………223〜233
4・1 タンパク質分離, アフィニティークロマトグラフィー……………………223
4・2 細胞分離………………………………………………………………………228
4・3 白血球分離……………………………………………………………………231

5. 人工臓器・医療デバイス………………………………………………234〜281
5・1 整形外科（人工骨・人工靭帯）……………………………………………234
 5・1・1 人工骨………………………………………………………………234
 5・1・2 人工靭帯……………………………………………………………236
5・2 整形外科（人工関節, 髄内釘, 脊椎固定器具）……………………………238
 5・2・1 人工股関節の歴史と材料…………………………………………239
 5・2・2 髄内釘の歴史と材料………………………………………………241
 5・2・3 脊椎固定用具の材料………………………………………………242
5・3 循環器科………………………………………………………………………243
 5・3・1 ステント……………………………………………………………243

5・3・2　ステントグラフト	244
5・3・3　人工血管	247
5・3・4　人工心臓	250
5・4　泌尿器科（血液透析，腹膜透析，輸液バッグ）	254
5・4・1　血液透析	255
5・4・2　腹膜透析	256
5・4・3　輸液バッグ	258
5・5　脳神経外科	260
5・5・1　人工硬膜	260
5・5・2　脳動脈瘤治療材料（脳動脈瘤クリップおよび脳動脈瘤塞栓コイル）	261
5・6　形成外科（創傷被覆材）	264
5・6・1　創傷被覆材とは	264
5・6・2　創傷被覆材の種類	264
5・6・3　おもな創傷被覆材	264
5・6・4　人工真皮	266
5・7　眼　科	267
5・7・1　コンタクトレンズ	267
5・7・2　眼内レンズ	270
5・8　呼吸器科	271
5・9　歯　科	274
5・9・1　歯科材料	274
5・9・2　成形修復	274
5・9・3　間接歯冠修復	275
5・9・4　義　歯	276
5・9・5　歯科インプラント	276
5・9・6　根管充填材	276
5・9・7　矯正用ワイヤー	277
5・9・8　骨接合・再建プレート	277
5・9・9　骨充填材	277
5・9・10　細胞遮断膜	277
5・10　医療ディスポーザブル	278
5・10・1　縫合糸	278
5・10・2　縫合糸代替の医療機器	281

6. 薬物送達システム（DDS）··282〜311
- 6・1 薬物の体内動態··282
- 6・2 DDS の三つのアプローチ··285
- 6・3 放出制御を目的とした DDS··286
  - 6・3・1 注射・注入型放出制御製剤··287
  - 6・3・2 経口投与型放出制御製剤··288
  - 6・3・3 経皮型放出制御製剤··289
  - 6・3・4 粘膜型放出制御製剤··290
- 6・4 吸収促進を目的とした DDS··290
  - 6・4・1 プロドラッグ··291
  - 6・4・2 吸収促進剤··292
  - 6・4・3 製剤の溶解度・溶解速度の制御··292
  - 6・4・4 投与部位の変更··293
- 6・5 標的指向化（ターゲティング）を目的とした DDS··294
  - 6・5・1 分子性キャリヤー··296
  - 6・5・2 微粒子性キャリヤー··299
- 6・6 遺伝子・核酸医薬品の DDS··302
  - 6・6・1 遺伝子医薬品の DDS··303
  - 6・6・2 核酸医薬品の DDS··306

7. 再生医療··312〜344
- 7・1 幹細胞（体性幹細胞・胚性幹細胞, iPS 細胞）··312
  - 7・1・1 胚性幹(ES)細胞と人工多能性幹(iPS)細胞··312
  - 7・1・2 組織幹細胞··314
- 7・2 細胞外マトリックス··316
  - 7・2・1 細胞外マトリックスの分子組成とその機能··316
  - 7・2・2 細胞外マトリックス受容体··317
  - 7・2・3 細胞外マトリックスと再生医療··318
- 7・3 足場材料, 細胞培養足場··319
  - 7・3・1 足場とは··319
  - 7・3・2 足場の作製の用いられる材料と加工技術··319
  - 7・3・3 足場材料の役割··321
  - 7・3・4 細胞培養足場の役割··321

7・4　細胞のマイクロカプセル化…………………………………………322
　　7・4・1　膵島移植からバイオ人工膵臓へ…………………………322
　　7・4・2　バイオ人工膵臓のアイディア……………………………323
　　7・4・3　最近のバイオ人工膵臓……………………………………324
　　7・4・4　生細胞による膵島のカプセル化…………………………326
　　7・4・5　今後の展開…………………………………………………327
7・5　細胞増殖因子，サイトカイン……………………………………328
　　7・5・1　細胞増殖因子………………………………………………328
　　7・5・2　受容体を介したシグナル伝達……………………………328
　　7・5・3　ケモカイン…………………………………………………331
　　7・5・4　免疫，組織再生に対するケモカイン作用………………333
7・6　細胞シート…………………………………………………………334
　　7・6・1　温度応答性表面と細胞シート……………………………334
　　7・6・2　細胞シートの特性と再生医療への応用…………………336
7・7　血液新生法…………………………………………………………338
　　7・7・1　再生医療における血管新生………………………………338
　　7・7・2　細胞移植による血管新生法………………………………339
　　7・7・3　組織工学による血管新生法………………………………340
7・8　三次元組織構築……………………………………………………341
　　7・8・1　使用されるバイオマテリアルの種類……………………341
　　7・8・2　三次元組織構築方法の分類………………………………341
　　7・8・3　微小構造からなる足場の形成方法………………………342
　　7・8・4　大型の三次元組織構築方法………………………………343

索　　引……………………………………………………………………345

バイオマテリアル概論

1・1 バイオマテリアルとは

　新しい機能をもつ材料は，それによって構成されるシステム全体を革新するために必須である．生体あるいは生体要素（タンパク質や細胞）と直接あるいは間接的に接触して利用される材料を**バイオマテリアル**（生体材料）とよぶ．
　バイオマテリアルは，診断や治療を大きく変えながら適用を拡大し，発展してきている．たとえば，1970年代前半まで注射器はガラスでつくられており，煮沸による滅菌により繰返し使用されていた．しかし，ポリスチレン製のディスポーザブルの注射器が登場すると，滅菌性，感染の回避などによる安全性の確保，使いやすさの点から，どんどんこれに置き換わっていった．すなわち，ディスポーザブル製品を可能にしたプラスチック（ポリスチレン）は，十分な強度や軽量化などの機能的・物理的特性（理工学を基盤とする研究により達成）に加え，安全性の向上（生物学や医学を基盤とする研究により達成）と低コスト（製造現場の努力により達成）を実現し，効率的な医療システムを具現化できる製品の流通を可能にした．この例からわかるように，材料が変わることで，注射器を使用後に毎回洗浄や滅菌をする必要がなくなり高い安全性が確保され，注射器の臨床現場での使われ方と管理の仕方が大きく変わることとなったのである．このように，バイオマテリアルの特性や機能を上手に活用することで，従来の使用方法を変えるのみならず，新しい診断法や治療法の開発が可能となる．血液保存バッグ，輸血，輸液システム，カテーテルなどで，生体や生体要素の機能変化を最小限に抑えるようにディスポーザブル化がつぎつぎに達成されてきた．20世紀に大きく研究開発が発展した高分子（プ

　＊　執筆担当：岡野光夫（§1・1〜1・3）

ラスチックやゴムなど)，金属，セラミックスなど，一般産業で開発された技術を医療に応用することで安全性と効果の高い医療がつぎつぎと実現している．

また，バイオマテリアルの開発が決め手となり，その実現と普及が可能となったのが人工臓器である．高弾性で抗血栓性のセグメント化ポリウレタンウレアによる人工心臓，ブタから採取した生体弁やパイロライトカーボンによる人工心臓弁，ゴアテックス®（延伸ポリテトラフルオロエチレン）やダクロン（ポリエチレンテレフタラート繊維）による動脈系人工血管，酢酸セルロース，ポリアクリロニトリル，ポリメタクリル酸メチル製などのホローファイバーを用いた人工腎臓（人工透析），ポリプロピレン製の多孔性のホローファイバーによる人工肺，光透過性の高いシリコーンやアクリル系ポリマーなどによる人工硝子体，ステンレス鋼，高い機械強度をもつチタンなどの金属材料，高い耐摩耗性をもつセラミックスなどの無機材料，超高分子量ポリエチレンなどの有機材料を組合わせた人工関節や人工骨，人工歯

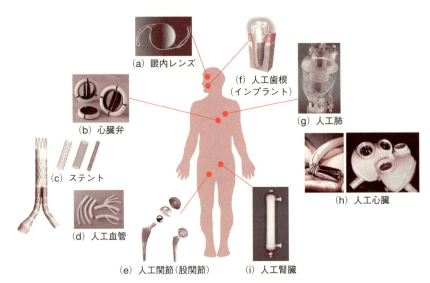

図 1・1 体内で用いられている人工臓器（バイオマテリアル）　(a) 眼内レンズ（シリコーン，アクリル系ポリマーなど），(b) 心臓弁（パイロライトカーボン，生体弁など），(c) ステント（ステンレス，生分解性ポリマーなど），(d) 人工血管（ゴアテックス®，ダクロンなど），(e) 人工関節（股関節）（ポリエチレン，ステンレス，ゲタンなど），(f) 人工歯根（インプラント）（チタン，セラミックスなど），(g) 人工肺（ポリプロピレンなど），(h) 人工心臓（セグメント化ポリウレタンウレア，パイロライトカーボンなど），(i) 人工腎臓・ダイアライザー（ポリ酢酸ビニル，ポリスルホン，ポリメタクリル酸メチル，ステレオコンプレックスなど）

根，ステント，薬物を持続的に放出する高分子被覆金属表面を可能にした薬物放出ステント（血管壁の肥厚化を抑制）など，バイオマテリアルの進歩によって，構造や機能を失った組織や臓器を代替する人工臓器が20世紀に発明され，革新的な医療製品やシステム化された治療製品として今日までに具体化し，多くの患者の救済に貢献してきている．図1・1に代表的な人工臓器の外観をまとめる．これらはいずれも，バイオマテリアルの開発がその発展の基盤となったことを強調したい．

1・2 バイオマテリアルの応用からその体系化に向けて

医療の先端技術を知ったうえで，より安全でより効果的なマテリアルにするべく改善と改良をつぎつぎに加えることで，人工臓器や医療機器は大きく発展してきた．このような背景から，バイオマテリアルに関する知識と技術を体系化し，医学・医療に新技術をもち込むことの重要性がしだいに認識されるようになった．さらに周辺産業で開発された材料や技術を優れた医療製品開発につなげていくため，それまでの試行錯誤的な開発手法から，理論的設計によって開発する手法に移行し，新領域の科学技術と生体への影響に関する知見を体系化することが望まれている．すなわち，バイオマテリアルの学問領域は，人工材料が生体や生体要素と接触することに伴う材料側の変化と同時に生体や生体要素側の変化を，材料科学，生物学，医学を横断的に結集させて総合的に把握して理解する方向に進んでいる．この意味で，バイオマテリアルを応用領域としてのみ扱うだけでなく，新しい基礎学問領域として扱う対応も重要になってきている．

従来の学問領域としての材料科学は，材料の構造と機能の相関性を明らかにし，その特性，物性，機能に適した応用を達成してきた．石器時代から，青銅器時代，鉄器時代を経て，金属製品の時代から，機能性セラミックス，高分子の時代に突入し，これにより多くのハイテク産業が誕生している．これまでの社会で使用されてきた材料は，ある一定環境のなかで現れる材料の構造や物性，機能の追究こそが重要であった．これに対して，バイオマテリアルでは，動的変化を伴う生体という環境のなかでの材料の構造，物性，機能を明らかにすると同時に，材料が生体に及ぼす影響をも明らかにしなければならない．このため，バイオマテリアルの研究では，既存の材料科学と医学・生物学との両面からの追究が必須となる．特にホメオスタシス（恒常性）をもつ生体は，常に動的平衡を保ちながらバイオマテリアルと接触するため，短期のみならず中・長期の材料の構造変化，物性や機能の変化に加

え，生体側での急性的変化および慢性的変化を明らかにしてゆく必要がある．つまり，金属，セラミックス，高分子をバイオマテリアルとして利用するに際しては，利用部位と使用期間を十分に考慮しながら，研究開発を推進することが大切である．従来の材料科学では，金属，セラミックス，高分子は，それぞれの専門領域を異にして発展してきているが，バイオマテリアルに関しては，単なる材料ごとの縦割りのなかでの研究開発に留まらず，生体側の応答という共通性から"バイオマテリアルサイエンス"として横断的な共通理解が強く望まれるに至っている．

1・3 バイオマテリアルサイエンス

　生体や生体要素と接触させて使用するバイオマテリアルでは，接触に伴う材料側の変化と生体あるいは生体要素の変化を両面から把握し，それらの変化を目的に応じて抑制・制御することが多種多様な予防，診断，治療に必要であり，これがバイオマテリアル研究の本質であると言っても過言ではない．
　タンパク質，細胞，組織・臓器から生体システムに至る階層的な生体要素と材料との界面相互作用のメカニズムを理解することこそが，バイオマテリアルの理解とその発展に最も効果的である．タンパク質や細胞は，親水性，荷電などをもつことから，疎水性の人工材料に接着しやすい．バイオマテリアルが生体や生体要素と接触すると，まず血液や体液などに高濃度に存在するタンパク質がバイオマテリアル表面に吸着し，その表面を覆ってしまう．体液や血液は高濃度のタンパク質溶液であり，タンパク質吸着を長時間回避することはきわめて困難である．したがって，バイオマテリアルが生体内，血管内でひき起こす異物認識反応（血栓形成反応，炎症反応，免疫反応など）は，材料を覆った自己のタンパク質がひき起こす反応から始まり，さらに細胞-組織-臓器という階層的な一連の生体反応が起こり，その過程で生体がどのように異物認識していくのかを捉える必要がある．一方，材料の物理的，化学的な変化についても把握する必要がある．生体と材料の相互作用機序はきわめて複雑であるが，材料表面とタンパク質との相互作用におけるタンパク質の吸着量，コンホメーション変化，配向性の変化が，続いて起こる細胞の接着過程に大きな影響を与えているのは間違いない．タンパク質は三次元の高次構造をもつ高分子であるため，バイオマテリアル表面との相互作用は多点相互作用として考えることができる．両者の間に疎水結合など物理化学的な相互作用が生じることを考えると，その結合力の強弱のみならず，結合の量や分布などがその後の反応に大きく影

響する.さらに結合に伴う三次元構造であるコンホメーション変化や吸着部位の位置は,吸着タンパク質の配向に大きな影響を与える.これらの知識は異物反応としての血栓形成を理解するうえで特に重要である.血液中に 8.5 mg dL^{-1} と最も高濃度に存在するアルブミンは,体の浸透圧を調整し,その構造中にある疎水性のポケット内に疎水性物質の脂質や薬物を抱えて運搬する重要な物質である.人工材料の表面にこのアルブミンをあらかじめ被覆しておくと,細胞の接着は抑制されることが知られている.一方,血液中には少量ではあるが,疎水性で細胞接着性のフィブロネクチンが存在し,これがバイオマテリアル上に吸着してインテグリンを介して細胞接着を促進する.しかし,バイオマテリアルと血液との接触により起こる血栓形成を長期的に完全に回避できる人工表面はいまだ実現されていない.抗血栓性表面の実現は,21世紀にもち越された人類未踏の技術開発課題でもある.

　一般的には,人工腎臓,人工肺,人工心臓などが血液と接触しても血栓ができないようにするために,抗凝固薬であるヘパリンなどを血中に投与する抗凝固療法を併用しながら,バイオマテリアルを使用する.すなわち,血液自体をヘパリンで固まらないようにすることで,バイオマテリアルと血液とを直接接触させることを可能にする.血栓をつくりにくい表面はどのようなものであるかについての試行錯誤的な検討と研究により,材料と血液との相互作用はその本質が少しずつ理解されつつあるが,その全体像は必ずしも完全に明らかになっていない.血液がバイオマテリアルの表面上で血栓形成を起こすメカニズムの解明には,生体要素と材料の表面構造・特性(親水性/疎水性,荷電密度・分布,水素結合性,ナノ構造など)との両面からの理解が必要である.生体で起こる特異的な反応を自然界が設計したとすると,高分子,金属,セラミックスなどの材料と生体との接触によって起こる巧妙な異物反応システムを解明することは,生体を新しいシグナルで刺激したときの応答を見ることができるという点で,生体のみの研究ではわからないことを見いだす可能性があり興味深い.人工材料と生体との接触による相互作用を研究することは,難病や障害に苦しむ患者をバイオマテリアルにより救済するのみならず,生体システムの新しい側面に光を当てることにもつながる.新しい生物学・医学の発展を促すという点からもバイオマテリアル研究の効果が期待できよう.

2 バイオマテリアルの特性・機能と評価法

2・1 材料の組成，構造，性質

2・1・1 材料の長所と短所

　物質は無機物質と有機物質からなる．しかし，同じ無機物質でありながら，材料工学の分野では金属材料と無機材料とは明確に分けて扱う（図2・1）．したがって，材料は，**金属材料**，**無機材料**，**有機材料**の3大材料からなる．これらの材料の性質はその化学結合と構造に依存して決まる．金属材料は純金属，合金からなり，金属結合で構成される多結晶体である．無機材料はおもにセラミックスであり，イオン結合性あるいは共有結合性の結晶あるいは非晶質（ガラス）からなる．有機材料は大部分が共有結合からなる合成高分子あるいは天然高分子である．高分子材料では，水素結合とファンデルワールス力もその性質に大きな影響を及ぼす．

　すべての材料は長所と短所をもっており，その長所を活かすようにその用途が決められる．表2・1に各材料の一般的な長所と短所をあげる．これらの短所を補う

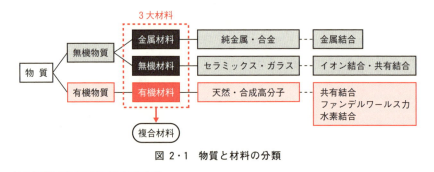

図2・1　物質と材料の分類

* 執筆担当：塙　隆夫（§2・1）

ために2種類以上の材料を組合わせ，互いの長所を引出すように使用されるものが**複合材料**である．金属-無機，無機-有機，有機-金属の複合材料が数多く使用されている．材料の研究開発の基本は，"新たな性能をもつ材料を開発し，その材料の短所と限界を知りこれを解決すること"であり，短所を客観的に捉えることから材料開発は始まる．

表 2・1 各材料の性質の比較

性　質	金属材料	セラミック材料	高分子材料
強　度	◎（引張強さ）	○（圧縮強さ）	×（引張強さ）
塑性変形性	◎	×	◎
硬　さ	○	◎	●
破壊靱性値	◎	×	○
耐摩耗性	○	◎	×
軽量性	×	●	◎
耐熱性	○	◎	×
化学的安定性	●	◎	●
審美性	×	◎	○

◎ 優れている　○ やや優れている　● やや劣っている　× 劣っている

金属材料の長所は，高強度，高延性，高破壊靱性，電気伝導性，磁性であり，破壊しにくいために多くの体内埋入部材（**インプラント**，implant）に使用されており，その割合は70%以上，整形外科に限れば95%以上である．体内での破壊を避けるという点からは多くのインプラントが金属材料に頼らざるをえない．金属材料の短所は，それ自体が体内に存在しない人工材料であるため，生体適合性，生体機能性の面でセラミック材料や高分子材料と比較すると劣る点である．また，耐食合金であってもわずかには腐食し，まれに金属アレルギーの原因となる．歯科においては金属色を示すことが審美の大きな障害となる．

セラミック材料の長所は，高強度で，耐摩耗性，耐薬品性，耐熱性が大きく，歯科審美の点からは歯質に近い白色を出すことができることである．また，ヒト硬組織の無機成分がおもに**ヒドロキシアパタイト**＊のため，ヒドロキシアパタイト，三リン酸カルシウムが，体内で骨に変化していく骨置換材料や人工骨などの硬組織の機能を代替する用途に使用される．また，セラミックスはその種類に応じて，生体内での化学的安定性が優れていること，耐摩耗性に優れていること，骨と結合した

＊　ハイドロキシアパタイト (hydroxyapatite) ともいう．HA, HAP, HAp のように略される．組成は $Ca_{10}(PO_4)_6(OH)_2$

り置換したりすることから，バイオマテリアルのなかでも重要な位置を占める．生体用セラミックスは，生体とほとんど反応しない生体内不活性なもの，生体組織と結合する生体内活性なもの，生体内で吸収される生体内崩壊性（生分解性，生体吸収性）のものに分類される．セラミック材料の欠点は，靭性，特に切り欠き靭性が小さいために一気に破壊が進行することであり，大きな荷重や繰返し荷重がかかる箇所や，スクリュー止め部のような応力が集中する箇所では使用できない．

高分子材料は，柔軟，軽量であり，加工性に優れているため，多くの医療用デバイス・人工臓器として使用されている．現在のところ，医療高分子の 90％ 以上が体外使用のデバイスとして使用されている．高分子は，強さ，硬さ，伸びなどの機械的性質を広範囲にカバーしており，利用目的に応じて必要な性質をもつ材料が選択できる．バイオマテリアルとして使用されている天然高分子は，コラーゲンやフィブリンのようなタンパク質と，セルロースやキチンのような多糖類のみで，セルロースを除けば生分解性であり，おもに縫合糸，止血材，接着剤などに使用されている．一方，合成高分子では，透明性，速硬性，柔軟性，強度，耐摩耗性などの性質を材料によって選択することができる．欠点としては，強度が小さいため強度が必要な箇所には使用できず，熱に弱いため滅菌法も限られる．また，長期間使用後に，結晶化，断片化などが起こり，低分子量のものに変化していく．生体内では，水，イオン，酵素，炎症や感染による局所的な pH の変化などが原因となって分解が起こる．

3 大材料による分類とは別に，**ハードマテリアル**と**ソフトマテリアル**という分類が可能である（図 2・2）．

高分子系バイオマテリアルでは，**薬物送達システム**（drug delivery system,

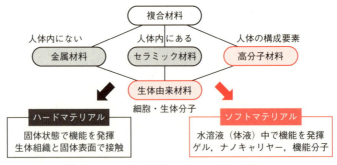

図 2・2　ハードマテリアルとソフトマテリアル

DDS) のキャリヤー (carrier, 担体), ゲル, 細胞膜類似高分子など, いわゆる"ソフトマテリアル"の研究が活発で, これと生体組織との界面を"ソフト界面"と命名している. ソフトマテリアルは基本的に水溶液（体液）中でその機能を発揮する. ソフトマテリアルに相対する用語は, "ハードマテリアル"であり, これに該当するのは, ナノ粒子などを除く金属, 結晶性セラミックス, ガラス, 固体高分子である. ただし, 体内で分解することで骨と置換するリン酸カルシウムは, ソフトマテリアルとハードマテリアルの中間に位置づけられるかもしれない.

2・1・2 結晶と非晶質

構造に基づく材料の分類に**結晶**と**非晶質**がある. 結晶とは, "長範囲にわたって原子が規則正しく配列したもの"である. したがって, 非晶質は, "長範囲にわたって原子が不規則に配列した構造"である. 非晶質は, **非結晶, 不定形, アモルファス, ガラス**などともよばれる. 結晶と非晶質の相違は液体からの冷却過程の相違で生まれる. 図2・3に純物質の結晶形成と非晶質形成の際の冷却曲線の相違を示す.

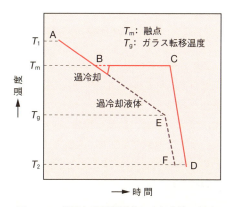

図 2・3 結晶と非晶質形成の冷却曲線の相違

温度 T_1 で液体 A の状態から冷却すると B の融点あるいは凝固点（融点） T_m に達する. 結晶を形成する場合は, T_m で液体から固体が晶出しすべて固体となるまで T_m を示す. C ですべてが固体となると温度が下がり D の T_2 に達する. しかし, 厳密には T_m で凝固が始まることはなく T_m を通過して T_m よりやや低い温度まで達し（**過冷却**）, 固体の晶出が始まると T_m になる. つまり, T_m は凝固が開始する

温度ではなく，固体と液体が共存する温度とするほうが正しい．これに対して非晶質になる場合は，液体のまま T_m を通過して過冷却液体となり，E の**ガラス転移温度**（点）T_g に達すると，原子あるいは分子同士の入れ替わりができなくなり，その位置に固定化される．そして，そのまま冷却され F の T_2 に達する．T_g より上の温度では流動性をもち，T_g より下の温度では固化した状態になる．たとえば，ガラス細工は T_g より上の温度でなければ行えないし，T_g が室温より低い高分子（たとえばポリエチレン）は室温で柔軟性があり，T_g が室温より高い高分子（たとえばアクリル樹脂）は室温で変形しにくい．

金属材料は通常多くの結晶から構成される**多結晶体**である．図 2・4 に金属の結晶構造を示す．

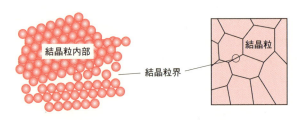

図 2・4　多結晶体金属材料の構造

結晶同士の境界は，個々の結晶粒の原子配列の向きが異なることから生じ，これを**結晶粒界**という．結晶粒界で囲まれるのは単一の結晶粒（単結晶）であり，その大きさは，溶融した液体から固体になる凝固の際にどれだけ結晶核が生成したかによって決まる．結晶核数が多ければ，結晶は微細に，少なければ粗大になる．また，結晶粒の大きさは，加工や熱処理によっても変えることができる．金属では，ある特殊な組成やきわめて速い冷却速度を満たしたときのみ，ガラスを形成する．

セラミックスでは，**焼結**過程で隣の原料粒子との間に生じる境目が結晶粒界となる．図 2・5 にシリカ（SiO_2）の結晶と非晶質（ガラス）の構造の相違を示す．結晶は，イオン結合性の結晶と共有結合性の結晶に大別できる．セラミック材料は金属と比較してガラスとなりやすい．ガラスの定義は，"溶融，冷却という過程を経てつくられた無定形（結晶化していない）固体"である．酸化物 M_xO_y は M の原子半径が小さく酸素との電気陰性度の差が小さいときガラスを形成する．

高分子材料は高分子鎖とその架橋構造からなり，基本的に非晶質であるが，劣化などに伴って結晶化する．また，分子鎖のパッキングによって規則正しい原子配列

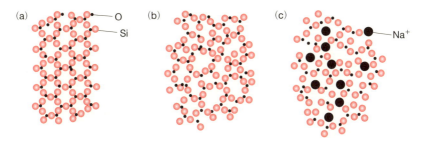

図 2・5 (a) シリカ (SiO$_2$) の結晶, (b) ガラス, (c) Na$^+$ によって Si-O 結合を切断されたガラス

が形成されるとき，高分子は結晶となる．結晶性高分子では，結晶領域が非晶質中に分散している．また化学的に単純で規則的かつ対称な分子構造をもつ高分子は容易に結晶化する．図 2・6 に非結晶の高分子と結晶化した高分子の構造を示す．

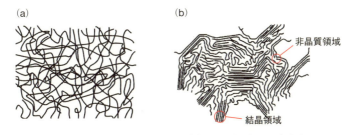

図 2・6 (a) 非晶質高分子と (b) 50% 結晶化した高分子

2・1・3 構造，分子量，安定性

金属材料は，基本的には**体心立方格子** (bcc), **面心立方格子** (fcc), **六方最密充填** (hcp) のいずれかの構造をとる (図 2・7)．いずれの結晶形となるかは元素の種類，合金組成，温度によって異なる．セラミック材料の結晶格子の例を図 2・8に示す．ジルコニアはイオン結合性，シリカは共有結合性セラミックスである．セラミックスの結晶では多くの構造が可能である．金属とセラミックスの結晶では，これらの単位格子が無限に積み重なり，積み重なりの向きの異なる隣の結晶と結晶粒界で接触し，材料を構成する．セラミックスの非晶質 (ガラス) では，原子間距離，格子の大きさなどが結晶から無作為にずれた構造となっているが，各原子の相対的位置は結晶と同様である (図 2・5 の a と b では Si と O の位置関係は相対

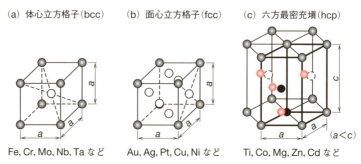

図2・7　金属の基本的な結晶構造（**各金属が室温で示す結晶格子**）

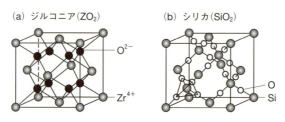

図2・8　セラミックスの結晶構造の例

に同じという意味)．高分子材料では，高分子鎖が架橋した構造が基本である（図2・9）．

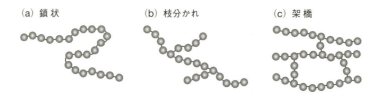

図2・9　高分子の代表的構造

　金属材料は金属結合，セラミック材料はイオン結合か共有結合によって，無数の原子がつなぎ合わされた構造となっており，見方によっては超高分子状態（超巨大分子）をつくっている．一方，高分子は重合によってできる高分子鎖を基本として架橋などによって分子量を増加させ，ファンデルワールス力や水素結合によってこれらが緩く結合し，その構造をつくっている．後述するように，金属・セラミックスと高分子との性質の大きな違いは，この構造の相違によるものである．

有機物質では，分子量が増加すると T_g, T_m が上昇し安定化する．高分子材料ではそのために**架橋**が行われる．セラミックスでは，結晶性が低下すると不安定性が増加し溶解性が増す．ガラスでは，結合が切れると T_g が低下する．この現象はシリカガラスの加工操作性を向上させるために，石灰（CaO）やソーダ（Na_2O）を加えて，Si-O の結合を切り，T_g を低下させることに応用されている（図 2・5c）．これらはいずれも分子量が減少したのと同じ効果によると考えられる．金属で融点が高いのは超高分子状態をとっているためであり，セラミックスでさらに融点が高いのは，金属結合と比較してイオン結合や共有結合の結合力が強いためといえる．

2・1・4 構造欠陥，析出物と性質

金属もセラミックスも完全な結晶というものは存在せず，製造過程で必ず**欠陥**（defect）が導入される．図 2・10 は，金属とセラミックスの代表的欠陥を示している．また，図 2・11 には結晶粒と結晶粒界における欠陥を模式的に示している．

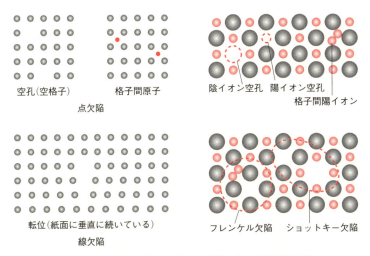

図 2・10　金属材料とセラミック材料における代表的欠陥

金属材料では，空孔，格子間原子のような**点欠陥**，転位のような**線欠陥**，積層欠陥のような**面欠陥**がある．不純物原子は侵入型，置換型として固溶し点欠陥となる．また，加工や熱処理で意識的に，ある結晶相中にほかの準安定結晶相を析出させる．また，結晶粒の大きさも加工熱処理によって微細化することが可能である．

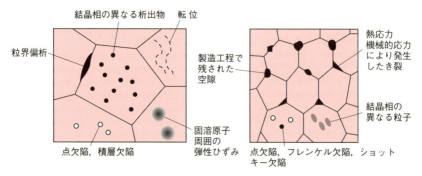

図 2・11 金属材料とセラミック材料における結晶粒と結晶粒界での欠陥

後述するように，これらはいずれも転位の移動に影響を与え，機械的性質を大きく支配する．つまり，金属材料では同一の組成の合金であっても，加工熱処理によって無数の異なる性質の材料を製造することが可能である．

セラミックスでは，金属と同様に，空孔および格子間原子の点欠陥が存在するが，イオンごとに少なくとも2種類の欠陥を含んでいる．たとえば，NaClでは格子間のNa^+とCl^-，およびそれらの空孔として存在する．そのため欠陥の種類と濃度を示すために**欠陥構造**という表現が用いられる．欠陥構造は電気的中性が満足されていなければならない．このほかに，陽イオン空孔と格子間陽イオンがペアになった**フレンケル欠陥**（Frenkel defect），陽イオン空孔と陰イオン空孔がペアになった**ショットキー欠陥**（Schottky defect）がある．これらは，キャリヤーとなってセラミックスの電子的性質に影響を及ぼす．不純物原子は金属と同様にイオンとして固溶する．マクロな欠陥としては，焼結過程で残った空隙と冷却過程で熱的残留応力によって生じるき裂があげられる．これらはセラミックスの脆性に大きく寄与している．また，焼結のための粉末の製造技術，結晶の配向性，焼結技術など

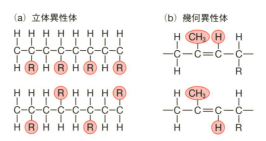

図 2・12 高分子の立体異性体と幾何異性体

で，その性質は大きく異なり，同じ組成であっても，製造者によってセラミックスの性質は大きく異なる．

高分子材料では，構成するすべての分子鎖が同じ長さではなく，分子量には分布がある．分子鎖がねじれたり巻き付いたりすることによって分子の絡み合いが起こる（図2・6a）．分子構造に注目すると，鎖状，枝分かれ，架橋，網目状構造をとる（図2・9）ことが可能であり，立体異性体や幾何異性体がある．これらを図2・12に示す．重合による製造過程でこれらの構造を完全に制御することは困難であるが，これらの構造の相違は，高分子の性質を大きく支配している．

2・1・5 合金，複合酸化物，共重合体

金属材料は，純金属よりも合金として使用することが多い．**合金**とは，"少なくとも一つ以上の金属元素を含む2種類以上の元素からなり金属的な性質を示すもの"をいう．つまり，構成元素がすべて金属である必要はないが，一般的には2種類以上の金属元素が混合したもので，金属結合で構成されるものをさす．合金化することで，溶融点の低下，強度の増大，耐食性の向上などの効果が現れる．合金の表記は，たとえば生体材料としてよく使用されるTiにAlとVを添加した合金では，Ti-6Al-4Vのように，濃度の大きい合金成分から順番に，特に断らないかぎり質量％（mass％）で表す．つまり，Ti-6Al-4Vは90 mass％Ti-6 mass％Al-4 mass％V合金のことである．また，Co-Cr-Mo合金のように，いくつかの組成を代表して成分元素のみで表すこともある．合金の結晶構造は，構成する元素の配列の仕方により図2・13のように**固溶体**と**金属間化合物**とに分類される．固溶体は固体中にお

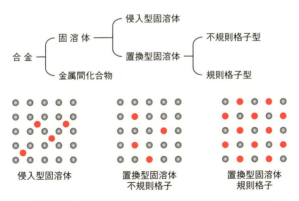

図2・13 構造による合金の分類と固溶体の混合状態

いて原子レベルで混合された結晶相であり,固溶体をつくる溶質原子の混合の仕方には侵入型と置換型の二つがある.侵入型は溶質原子がきわめて小さく溶媒原子のすきまに入る場合である.しかし,大部分の固溶体は置換型であり,溶媒原子の位置に溶質原子が置き換わった配置となっている.上述のような固溶体のいずれとも異なった中間相が,各固溶体の間の組成で現れる.中間相のなかでも成分金属の原子数が簡単な整数比をしており,各金属原子が結晶格子の中で定まった位置にある合金を金属間化合物という.金属間化合物は,純金属や固溶体とは異なって複雑な結晶構造をもっており,変形しにくく硬くてもろい.また,高温では不安定なものが多い.形状記憶効果や超弾性を示すNi-Ti合金はNiTiで表される金属間化合物である.金属間化合物はA_xB_yのように原子数の比で表せる.たとえば,Ag_3Sn,$CuAl_2$, Mg_2Si, ZnSなどがある(合金の状態図は金属材料の教科書を参照).

多くのセラミックス系で酸化物同士を混合した場合の状態図が経験的に決められている.2成分系,つまり構成成分が二つの系の状態図については,多くの場合二つの成分が共通の元素,酸素を共有する化合物である場合が多い.これらの状態図は金属-金属系と類似している.セラミックスの複合化は,空隙率を低下させることによって密度の高い焼結体を製造し,破壊靱性の改善を行うことを目的としている.マグネシア(MgO)とアルミナ(Al_2O_3)による**複合酸化物**の状態図を図2・14に示す.

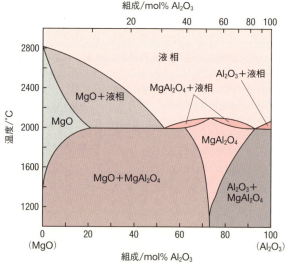

図2・14 MgO-Al_2O_3系複合酸化物の状態図

高分子材料では，安価で容易に合成が可能でかつ優れた性能をもつ新規な材料を求めて，2種類のモノマー単位からなる**共重合体**が開発されている．重合過程やモノマー種の割合に依存して，2種類のモノマー単位が分子鎖上に異なる順番に並んだ配列が可能である（図 2・15）．二つのモノマー鎖がランダムにつながる**ランダム共重合体**，2種類のモノマー単位が交互につながる**交互共重合体**，同じモノマー単位が連続してブロックを形成する**ブロック共重合体**，1種類のモノマー単位からなる高分子鎖が，別のモノマー単位からなる高分子鎖に接ぎ木された**グラフト共重合体**がある（§2・2・3 も参照）．

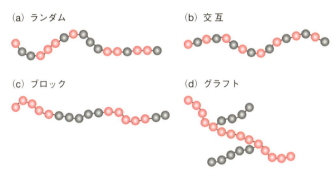

図 2・15　高分子の共重合体

2・1・6　変形機構，強度，延性

材料の変形は，力を除くともとの形状に戻る**弾性変形**，力を除いてももとの形状に戻らない**塑性変形**に大別できる．図 2・16 に金属材料（Ti，Ti 基合金，Co 基合金，ステンレス鋼），セラミック材料（アルミナ，ジルコニア），高分子材料（超高分子量ポリエチレン）の**応力-ひずみ曲線**を示す．この図から，金属材料は強度が大きく破壊までに大きく変形し，セラミック材料は，強度は大きいが弾性変形後に，ほとんど塑性変形することなく破壊し，高分子材料は大きく変形するが強度の小さいことがわかる．

高分子材料は，特殊な応力-ひずみ曲線を示すことが多い（§2・2・3d の iii も参照）．その例を図 2・17 に示す．

a. 弾性変形　弾性変形は，作用した応力によって変形するが，力を除くともとの寸法に戻る変形である．これは，応力によって原子間距離が伸びたり縮んだりして起こる変形であり，原子の相対的位置が変わらないため，力が除かれると本来

の適正な原子間距離に戻り，巨視的にはもとの寸法に戻ったように見える．これは，金属材料，セラミック材料，高分子材料のいずれにも当てはまる．弾性変形の範囲では，その大部分で材料の変形量が応力に比例するフックの法則に従う．この傾きを**弾性率**とよぶ．

b. 塑性変形 塑性変形の様式は，材料によって異なる．

金属の塑性変形は，**すべり変形**あるいは**双晶変形**によって起こる．金属は多結晶

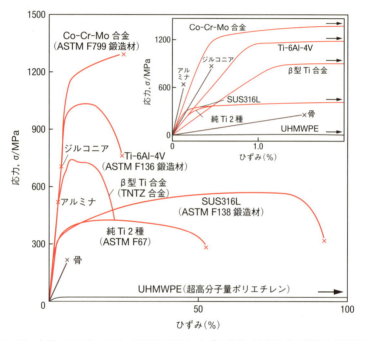

図 2・16 金属，セラミックス，高分子の応力-ひずみ曲線（大阪大学中野貴由教授提供）

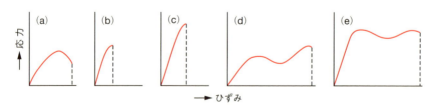

図 2・17 高分子材料における応力-ひずみ曲線の例 （a）柔らかくて弱い，（b）硬くて脆い，（c）硬くて強い，（d）柔らかくて粘り強い，（e）硬くて粘り強い

体であり多数の結晶で構成されている．金属に外力が加わったときの挙動は，個々の単結晶の変形について考える必要がある．単結晶に外力が加わると，その成分はいろいろな原子面に沿うせん断応力を生じ，原子面に沿ってずれを起こすように作用する．金属結晶の場合，原子面にずれを起こすのに必要な力は，原子間の結合を分離するのに必要な力よりはるかに小さいので，結晶が原子面で破断する前に原子面に沿うずれ，すなわち**すべり**を生じる（図2・18）．そのすべる方向をすべり方向というが，これは結晶構造によって決まる．原子密度の大きい面ほど面間距離が大きく，原子面の間で相対的なずれが起こりやすい．逆に，原子間距離の小さい方向では，原子同士の結合が強いから互いに離れにくい．つまり，すべりは，原子密度最大の面で原子密度最大の方向に起こる．

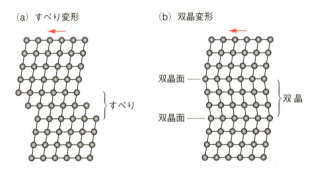

図 2・18 すべり変形と双晶変形

　すべりによらない塑性変形の機構として，双晶変形がある．双晶とは，図2・18に示すように，特定の面を境界にして，もとの結晶と鏡面対象の関係にある原子配列をもつ結晶の部分をさす．その境界面を**双晶面**という．双晶の特徴は，原子のせん断的な移動によって形成されることである．すべり変形では，すべった部分とすべらない部分の結晶の向きは変わらないが，双晶変形では双晶面の両側で結晶の向きが異なる．

　金属の結晶に外力が加わると，すべりまたは双晶を生じて変形する．すべりを生じるのに必要な力は，すべり面に沿って原子の位置を相対的にずらせるために要する力である．これをすべり面に沿って多数の原子が全面的にずれるものとしてせん断応力を計算すると，実測値の約1000倍になる．この矛盾を説明するために，原子面全体が同時に移動するのではなく原子が1個ずつ順番にずれていくという考え

方が導入された．図2・19aのような結晶にせん断応力が加わると，図2・19bのように弾性変形が起こる．さらに大きな力が加わるとすべりが生じ，図2・19c, d, eのように途中まですべった段階では，すべり面の上と下で縦の原子面が途中でとぎれる箇所を生じる．この途切れた部分を**転位**（dislocation）という．転位の両側で原子に働く力が対称的であることから，すべりを生じるための外力は中心の原子1個のみを動かす力となるので，一度に原子面全体を移動する場合よりもはるかに小さい．転位はすべり面上ですべった部分とすべらない部分の境界に生じるので，結晶の内部で1個の原子だけがずれているのではなく，図2・19c, d, eのような状態が紙面に垂直に続いている．実際には，結晶中で転位は閉曲線を形成するか，結晶の表面に抜けている．この線状につながった転位の集合を**転位線**（dislocation line）という．つまり，すべり変形の場合，塑性変形が起こるときには転位が移動し，最終的に図2・19fのように原子が相対的にずれる．逆にいえば，転位が移動できなければ塑性変形は起こりにくい．

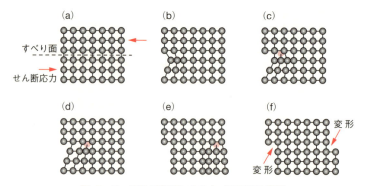

図 2・19 転位の移動によるすべり変形の機構

金属を塑性変形しにくくする，つまり強化するためには転位が移動しにくい状態をつくればよい．転位は，塑性変形によって増殖し，増殖した転位同士は絡み合って移動しにくくなる．また，結晶格子のゆがみは転位の移動を妨げる．転位が移動し結晶粒界にぶつかると，結晶粒界に転位は集積し移動を妨げられる．以上から下記の方法が可能である（図2・11参照）．
① 合金化し固溶した原子によって結晶格子をひずませ転位の移動を妨げる．
② 製造プロセスや熱処理によって結晶中に別の結晶相を析出させ転位の移動を妨げる．

③ 加工することで転位を増殖させ絡ませて移動を妨げる．
④ 結晶粒を微細化し転位が結晶粒界に容易に到達し集積するようにする．
　すべりが起こっても金属材料が破壊しないのは，すべりが生じても金属結合によって自由電子が結合をつくるからである．
　セラミック材料は，室温ではその多くが塑性変形が始まる前に破壊してしまう．結晶性セラミックスでは，金属の場合と同様に転位の移動によって塑性変形が生じるが，化学結合がおもにイオン性であるセラミック材料には転位が移動できるすべり系がほとんどない．これはイオンが荷電性をもっているためである．共有結合性のセラミックスでは，すべりはさらに困難であり，共有結合が強い結合であるためすべり系の数が制限され，転位構造が複雑であるために，強い脆性を示す．非晶質セラミックス（ガラス）には規則的な原子構造がないので，液体が変形する場合と同様に，粘性流動によって変形する．加えられたせん断応力に応じて原子またはイオンは原子間結合を切断し再編することによって，互いにすべる．
　高分子材料では，非晶質高分子は比較的小さい変形では，低温での変位挙動は弾性的であり，弾性変形は瞬時に起こり，外力を解放すると瞬時にもとの寸法に戻るのに対し，**粘性変形**では，加えた応力に対して変形は遅れ時間に依存する．またこの変形は可逆的ではない．これらの中間である**粘弾性**では，応力をかけると瞬間的な弾性ひずみを生じ，続いて粘性的に時間とともにひずみが増大する擬弾性の形をとる．粘弾性は，緩和弾性率や弾性率の経時的変化によって規定される．緩和弾性率の大きさは温度に対して非常に敏感である．高分子材料の塑性変形はこの粘性変形に依存する．高分子材料では，室温でも**クリープ**（creep）とよばれる変形増大が起こり，一定応力を与えるとひずみが時間とともに変化する．したがって，高分子材料の応力-ひずみ曲線は，金属やセラミックスのような形態をとるとは限らず，その性質の相違によって多くの型が現れる（図2・17）．

2・1・7 破壊機構

　金属材料の室温での**破壊**（fracture）には，**延性破壊様式**と**脆性破壊様式**があり，いずれもき裂の発生とその進展によって起こる．延性破壊では，破面全体に塑性変形の痕跡がみられる．延性の強い材料を引張るとくびれ，点状破壊する（図2・20）．中間的延性の材料ではカップアンドコーン型の破面がみられる．微視的には**ディンプル**（dimple）とよばれるくぼみが多数形成される．延性破壊は突発的ではないので破壊様式としては望ましい．脆性破壊では，き裂は不安定で，破面は比較

的平滑で引張方向に垂直である．脆性的な多結晶材料では，粒内破壊や粒界破壊がみられる．

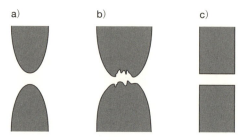

図 2・20　金属材料の破壊機構　(a) きわめて延性的な場合：破壊するまでくびれが起こる，(b) 中間的な延性破壊：若干のくびれを示す，(c) 塑性変形を伴わない脆性破壊．

荷重が繰返し加わることで**疲労**（fatigue）が起こる．疲労とは，繰返し応力またはひずみによって材料が破壊する現象で，金属では引張強さの 1/2～1/3 の応力で生じ，一般的にはマクロな塑性変形を伴わない．金属破壊事故原因の 8 割は疲労に関連している．金属材料に応力が繰返しかかることで**き裂**（クラック，crack）が発生する．き裂は応力振幅が繰返されるたびに徐々に伝播し，き裂のない部分が応力に耐えられなくなると破壊する．疲労試験よって，図 2・21 に示す**応力-破断回数曲線**（S-N 曲線）が得られる．疲労強度は，医療用デバイス設計の基となるきわめて重要な値である．

室温では，結晶および非晶質のセラミックスのどちらも，引張荷重が加えられる

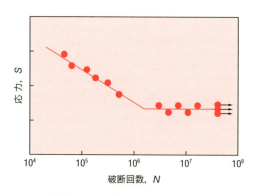

図 2・21　疲労試験によって得られる応力（S）-破断回数（N）曲線

と，それに応じた塑性変形が生じる前に，ほとんどの場合は破壊する．脆性破壊のプロセスは，印加荷重に垂直な方向の材料の横断面を通ったき裂の生成およびその進展からなる．セラミック材料の破壊強さの測定値は，原子間結合力から理論的に予想される値より実際には低い．これは，材料の中にある非常に小さくかつ偏在する"傷"が，応力が集中する点，すなわち応力の大きさが拡大される点として働くためである．応力拡大の程度は，き裂長さおよびき裂先端の曲率半径に依存する．すなわち，長くとがっている傷で最も大きくなる．これら応力集中点となるのは，表面や内部の微細な傷（マイクロクラック），内部の気泡や結晶粒の角など（図2・11参照）で，事実上除去したり制御したりすることが不可能なものである．き裂先端での応力集中は，結果的に破壊するまで進展するようなき裂の生成の原因となる．脆性が強いためセラミック材料では引張試験は行えず，代わりに圧縮試験や曲げ試験が行われる．

　高分子の破壊強度は，金属やセラミックスと比較して低い．一般に熱硬化性高分子の破壊様式は脆性破壊である．局所的に応力集中した領域（かき傷，切り欠き，鋭いヒビなど）でのクラック形成が破壊過程につながる．網目構造や架橋構造の中の共有結合は破壊中に切断される．熱可塑性高分子では，延性破壊と脆性破壊が可能であり，**延性-脆性転移**がみられる．脆性破壊の原因として，高分子構造の変化（化学的，分子的，微細構造的）があげられる．ガラス状熱可塑性高分子は比較的低い温度では脆性であり，ガラス転移温度近傍まで温度が上がると延性となって塑性変形できる．図2・22にガラス状熱可塑性高分子で破壊に先立って生じる**クレージング**（crazing，劣化による割れ）の例を示す．相互に連結した小さなミクロボイド（microvoid）の間にフィブリル（fibril）とよばれる繊維状の橋が形成され，十分な引張応力を加えると，これらの橋は伸長して壊れ，ミクロボイドが合体して

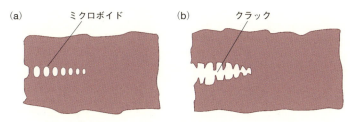

図2・22　**高分子破壊におけるクレーズの模式図**　　(a) ミクロボイドとフィブリルの橋渡しをしているクレーズ（割れ目）の模式図，(b) クレーズに続いて生じたクラックの模式図．

クラックが形成され始める．一方，高分子も繰返し応力によって疲労破壊する．また，金属と同様の S-N 曲線（図 2・21）を得ることができる．高分子の疲労挙動は，負荷の周波数に対して金属よりもはるかに敏感であり，高周波数では発熱により軟化して破壊する．

2・1・8 材料の劣化

　金属材料の劣化の代表的なものは**腐食**（corrosion）であろう．腐食とは，金属が化学的あるいは電気化学的反応により劣化損傷する現象で，金属イオンを溶出するとともに表面に何らかの反応皮膜（腐食生成物）を形成する反応である．人体中でも腐食は起こり金属材料の毒性や破壊の原因となる．金属元素が自然界において金属単体で存在することはまれで，Au などを除けば，通常は酸化物，水酸化物，硫化物の形で鉱石として採掘され，製錬という還元反応によって金属となる．金属材料は自然の形で放置すれば，いずれは腐食によって溶解あるいは酸化が進行してもとの酸化物の状態に戻り，土に還る（図 2・23）．つまり，金属製品が溶解して金属イオンを溶出し酸化物を形成する過程が腐食である．腐食は金属が酸化物のような化合物を形成したほうが安定なために起こるもので，金属製品は通常の環境でもいずれは腐食する運命にある．しかし，腐食の速度を小さくすることは可能である．実用耐食合金は，腐食をきわめて遅くすることに成功した合金といえる．表 2・2 に各金属の水素電極基準の標準電極電位（温度，イオン濃度が一定の場合には酸化還元電位と同一）を示す．この値は，金属の熱力学的に安定な度合いを示す．Au，Pt，Pd，Ir などではこの値が大きく酸化が自然に進行しにくいことがわかる．このような金属を**貴金属**とよび，それ以外の金属を**非貴金属**という．腐食の

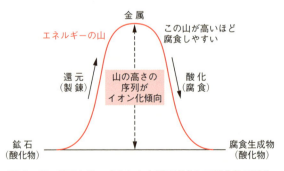

図 2・23　鉱石からつくられた金属は腐食して酸化物に戻る

表 2・2 水素電極基準の 25 ℃ での標準電極電位（酸化還元電位）

電極反応（酸化還元反応）	標準電極電位（酸化還元電位）(V vs. SHE)	実用上の貴な序列
$Au \rightleftharpoons Au^{3+} + 3e^-$	1.498	Rh
$Pt \rightleftharpoons Pt^{2+} + 2e^-$	1.18	Nb
$Ir \rightleftharpoons Ir^{3+} + 3e^-$	1.156	Ta
$Pd \rightleftharpoons Pd^{2+} + 2e^-$	0.951	Au
$Hg \rightleftharpoons Hg^{2+} + 2e^-$	0.854	Ir
$Os + 4H_2O \rightleftharpoons OsO_4 + 8H^+ + 8e^-$	0.838	Pt
$Ag \rightleftharpoons Ag^+ + e^-$	0.800	Ti
$Rh \rightleftharpoons Rh^{3+} + 3e^-$	0.758	Pd
$Cu \rightleftharpoons Cu^+ + e^-$	0.521	Ru
$Ru \rightleftharpoons Ru^{2+} + 2e^-$	0.455	Os
$Sn \rightleftharpoons Sn^{2+} + 2e^-$	−0.138	Hg
$Mo \rightleftharpoons Mo^{3+} + 3e^-$	−0.200	Ga
$Ni \rightleftharpoons Ni^{2+} + 2e^-$	−0.257	Zr
$Co \rightleftharpoons Co^{2+} + 2e^-$	−0.28	Ag
$In \rightleftharpoons In^{3+} + 3e^-$	−0.338	Sn
$Fe \rightleftharpoons Fe^{2+} + 2e^-$	−0.447	Cu
$Ga \rightleftharpoons Ga^{3+} + 3e^-$	−0.549	Be
$Ta \rightleftharpoons Ta^{3+} + 3e^-$	−0.6	Hf
$Cr \rightleftharpoons Cr^{3+} + 3e^-$	−0.744	Al
$Zn \rightleftharpoons Zn^{2+} + 2e^-$	−0.762	In
$Nb \rightleftharpoons Nb^{3+} + 3e^-$	−1.099	Cr
$V \rightleftharpoons V^{2+} + 2e^-$	−1.175	Fe
$Mn \rightleftharpoons Mn^{2+} + 2e^-$	−1.185	Ni
$Zr \rightleftharpoons Zr^{4+} + 4e^-$	−1.45	Co
$Hf \rightleftharpoons Hf^{4+} + 4e^-$	−1.55	Zn
$Al \rightleftharpoons Al^{3+} + 3e^-$	−1.662	Mo
$Ti \rightleftharpoons Ti^{2+} + 2e^-$	−1.630	V
$Be \rightleftharpoons Be^{2+} + 2e^-$	−1.847	Mg
$Mg \rightleftharpoons Mg^{2+} + 2e^-$	−2.372	Mn
$H_2 \rightleftharpoons 2H^+ + 2e^-$	0.00 （基準）	

定義からも明らかなように,腐食に伴って金属表面には酸化物のような腐食生成物ができる.バイオマテリアルで重要なのは**不動態皮膜**である.水溶液中で生成した皮膜の溶解度がきわめて小さく,孔がなく,密着性がよい場合には耐食性の高い不動態皮膜になる.Ti,Zr,Ta など,金属バイオマテリアルにとって重要な元素は,きわめて酸化しやすい(これらを**バルブ金属**という).そのため,緻密な酸化物皮膜(不動態皮膜)がその表面を覆って腐食の進行を抑制し,見かけ上は貴金属であるかのような性質を示す.したがって,実用上の酸化のしやすさは標準電極電位の序列とは異なり,その序列は入れ替わる.このように表面酸化物皮膜に覆われることで,見かけ上は化学的に安定になった状態を**不動態**(passivity)という.不動態皮膜は1〜5 nm ときわめて薄く透明であるため肉眼では見えない.一般に金属の不動態皮膜の形成速度はきわめて大きいので,皮膜はアモルファス(非晶質)になりやすい.アモルファス皮膜は結晶粒界がなく,その他の構造欠陥も少ないので耐食性が優れている.ステンレス鋼,Co-Cr 合金,Ti,Ti 基合金といった生体用金属材料の特徴は,通常の生体中において,その表面が不動態皮膜に覆われており,何らかの原因で破壊されてもただちに自己修復されることである(図2・24).ほかに,Ta,Pt 族合金などが不動態皮膜によって耐食性を発揮する.

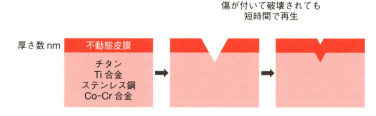

図 2・24　金属上に生成する不動態皮膜　　再生できるかどうかは pH が影響する.

セラミック材料は化学的に安定であるが,中性やアルカリ性でのガラスの溶解,フッ酸によるガラスの溶解が知られている.セラミックスを力学的に劣化させるおもな要因は,衝撃力や残留応力による内部き裂や表面の傷である(図2・11).内部き裂が徐々に増加し,これらがつながることで突然の破壊が起こる.表面の傷は,き裂発生の起点となりうる.

高分子の劣化は物理化学的に起こる.高分子は膨潤や溶解によって劣化する.熱エネルギー,化学反応によって共有結合が破断することもあり,それに伴って機械的健全性を損う.高分子は,長期間のあとに,結晶化,断片化などが起こり,低分子

量のものに変化していく．生体内では，水，イオン，酵素，炎症や感染による局所的なpHの変化などが原因となって加水分解が起こる．ペースメーカーリード線，人工心臓ポンプ，人工血管，人工弁などで機械的性質の劣化が起こり，破壊に到る例が報告されている．高分子はモノマーの重合によって形成されるが，重合は不完全であり高分子中にモノマーや低分子が残留している．また，高分子は，触媒，可塑材，安定剤，フィラーなどの添加物を含有している．これらは体液中で比較的容易に溶出する．特に常温で重合したポリマーは残留モノマーが数％から20％と多い．

2・2 高分子材料

2・2・1 バイオマテリアルとしてみた高分子材料

　バイオマテリアルとして使用される主要な材料は，金属，無機物（セラミックなど），高分子化合物の3種であり，なかでも高分子は水溶性のものから柔らかなゲル，丈夫な構造材料まで，実にさまざまなものがあり，広範囲に使用されている．これは，多様な分子設計が可能で，軽く，しなやかで力学的強度に優れる高分子材料の特徴によるものである．ここでは，バイオマテリアルとしての高分子材料の基礎を概説する．

　高分子は，**天然高分子**と**合成高分子**に大別される．天然高分子は生物から単離されるものであり，生分解性であるものが多く，一見，生体（人体）に使用するのに適しているように思われる．実際，合成高分子では出せない物性や生理活性をもつものも存在する一方で，1) 免疫原性をもつ可能性がある，2) オリジン（生物種や季節，年齢）によって物性にばらつきがある，3) 精製が容易でなくウイルスの混入などによる感染症の問題をもつ可能性がある，などのことを考慮する必要がある．一方，合成高分子は厳密な品質管理が可能であり，工業的な応用には適しているが，生体に対する長期的な影響が不明なものも多い．

2・2・2 天然高分子

　天然高分子とは，図2・25に示す生物内部に存在する有機小分子アミノ酸・ヌクレオチド・糖がそれぞれ重合してタンパク質・核酸・多糖などの巨大分子となったものをいう．

---

* 執筆担当：大矢裕一，平野義明（§2・2）

a. タンパク質とポリペプチド　天然高分子であるタンパク質，核酸および多糖のうち，タンパク質と核酸は，生体機能を考えるうえで特に重要な物質である．タンパク質は生体の構造を支える基本的な構成成分であるほか，酵素のように生体内の主要な機能の担い手にもなっている．ペプチドはタンパク質より分子量が小さく，ホルモンをはじめ生理活性を示すものが多い．アミノ酸自体も生理活性をもち，タンパク質・ペプチドの構成成分として重要である．

i) **アミノ酸・ペプチド**

アミノ酸は天然には20種類あり，分子中に不斉炭素原子をもつためD体，L体の光学異性体が存在するが，自然界においては例外を除きL体のみである．pHが中性付近では双性イオンとなるが，タンパク質中では側鎖にイオン性をもつアミノ酸がないかぎり電荷をもたない．ペプチドとは，複数のアミノ酸間のカルボキシ基とアミノ基の間で脱水縮合し，アミド結合（ペプチド結合）を形成したものをさす（§3・1・2も参照）．

ii) **ペプチド・タンパク質の高次構造**

タンパク質のアミノ酸配列は，セントラルドグマとよばれる遺伝情報の流れ（DNA→RNA→タンパク質）によって遺伝子DNAの配列に基づいて決定される．

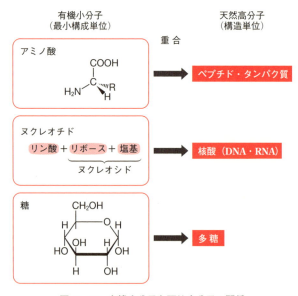

図2・25　有機小分子と天然高分子の関係

タンパク質が生合成されアミノ酸配列が決定すれば，親水性アミノ酸残基が外側に，疎水性アミノ酸残基が内側に位置し，エネルギー的に安定な球状や棒状に折りたたまれる（フォールディング）．ペプチド・タンパク質は，一次構造から四次構

表 2・3 タンパク質の高次構造

	特 徴	解析方法
一次構造	ペプチド鎖のアミノ酸の配列順序を示す．	質量分析（MS） プロテインシークエンサー エドマン分解
二次構造	αヘリックス，βシート，ターン構造など，立体構造の一部を担う特徴的な構造を示す（図2・26）．αヘリックスはらせん構造，βシートは伸びきったペプチド鎖であるβストランドが集まってできる平面構造である．逆平行βシートを形成する際に，ペプチド鎖の向きを反転させる構造がβターンである．	円二色性スペクトル（CD） 赤外吸収スペクトル（IR）
三次構造	一次構造および二次構造が決定すれば，タンパク質独自の立体構造を形成する．立体構造形成時には，ジスルフィド結合（S-S結合），水素結合，イオン結合などの作用によって安定化される．	核磁気共鳴スペクトル(NMR) X線結晶解析
四次構造	大きなタンパク質には，1本のペプチド鎖（サブユニット）ではなく，複数のペプチド鎖が集合して機能しているものある．このより集まった構造を示す．この際，1本のペプチド鎖だけでは機能を示さない．	核磁気共鳴スペクトル(NMR) X線結晶解析

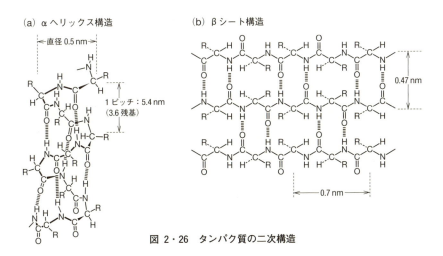

図 2・26 タンパク質の二次構造

造へと階層的に高次構造とよばれる構造をとる（§3・1・3aも参照）．一次構造から四次構造については，表2・3にまとめる．図2・26には代表的な二次構造であるαヘリックス構造およびβシート構造を示す．バイオマテリアル分野では，数残基のペプチド配列が認識素子として利用されるほか，βシート構造を用いて作製したヒドロゲルやナノファイバー構造体を組織再生用足場材料として利用する試みが行われている．

iii) タンパク質の機能

生理活性をもつタンパク質を一般的に機能性タンパク質とよぶ．その分類例を表2・4に示す．バイオマテリアル分野では，**コラーゲン**などの構造タンパク質や酵素がよく用いられる．特にコラーゲンは，真皮，骨，軟骨などを構成するタンパク

表2・4　各種の機能性タンパク質

分類	実例	作用あるいは機能
酵素	リボヌクレアーゼA トリプシン	リボ核酸加水分解 タンパク質加水分解
酵素阻害剤	血液マクログロブリン	トリプシン阻害
情報タンパク質	受容体タンパク質 ロドプシン	ホルモンなどの情報伝達 視覚タンパク質
ホルモン	成長ホルモン	動物成長促進
運搬タンパク質	ヘモグロビン	酸素運搬
防御タンパク質	抗体グロブリン フィブリノーゲン	免疫 血液凝固
毒素タンパク質	ボツリヌス毒素	細菌毒
収縮タンパク質	アクチン，ミオシン	筋肉の運動
構造タンパク質	コラーゲン エラスチン ケラチン	生体組織の構造形成 弾性組織の構成成分 毛髪の構成成分

質の一つで，多細胞動物の**細胞外マトリックス**（extracellular matrix, **ECM**）の主成分である．また，コラーゲンは体内で働くだけでなく，バイオマテリアルとして細胞培養基材など，さまざまな用途に利用されている．コラーゲンは三重らせん構造を形成しているが，加熱により変性して三重らせんが崩れた状態がゼラチンであり，化粧品，医薬品などに用いられている．

iv) ペプチドの合成方法

天然からはきわめて微量しか得られないペプチドやタンパク質であっても，アミ

ノ酸を出発物質としてペプチド合成を行うことにより，十分な量のペプチドを得ることができる．ペプチドの代表的な合成方法には**液相法**と**固相法**がある．

液相合成法は，ペプチド結合を形成する以外のアミノ (N) 末端あるいはカルボキシ (C) 末端および側鎖の官能基を保護基で保護した状態で，カルボジイミドなどの脱水縮合剤を用いて溶液中でペプチド結合を生成する方法である．部分的な脱保護と縮合を繰返し，目的の鎖長まで伸長後，すべての保護基を除去し目的のペプチドを得る．

固相合成法は，不溶性の高分子微粒子にアミノ酸を順次縮合させて，望みどおりの一次構造をもつペプチドをつくる方法である．アミノ酸の縮合・N 末端保護基の除去・未反応物の洗浄を繰返し行い，最後に樹脂から切り出し，脱保護反応を行えば，設計どおりのペプチドが得られる．この方法は，液相法に比べて量は少ないが，各段階における精製が容易であり，合成経験や技術がなくても簡便に合成できる．純度の高いペプチドを得るには最終段階で多種の不完全合成物を分離する精製過程が必要であるが，高速液体クロマトグラフィー (HPLC) の進歩により長鎖ペプチドが合成できるようになった．また，N 末端保護基に塩基性で脱保護が可能な 9-フルオレニルメチルオキシカルボニル (Fmoc) 基を用いることで全自動合成機による合成も可能となった．

近年では，遺伝子組換え手法でさまざまなタンパク質を人工的に作製することが可能である．遺伝子工学的手法により目的のタンパク質の遺伝子をコードした環状 DNA であるプラスミドを大腸菌に組込み，タンパク質を合成する．この手法では，天然のタンパク質のごく一部だけアミノ酸配列が異なる変異タンパク質や，異なる 2 種類のタンパク質を複合化したキメラタンパク質の合成も可能である．

b. 核　酸　核酸には**デオキシリボ核酸 (DNA)** と**リボ核酸 (RNA)** の二つがあり，DNA は遺伝情報の保持・伝達，RNA はタンパク質の生合成を司っている（§3・1・7 も参照）．DNA や RNA は相補的水素結合により，相補鎖を認識して二重らせんのような高次構造を形成する．このことを利用して，DNA をナノ構造材料として利用したり，RNA を分子認識素子（アプタマーとよばれる）として利用したりする試みも行われている．

i) 核酸の構造と機能

RNA は，図 2・27 に示すように 5 炭糖のリボースの 1′ 位にプリン塩基とピリミジン塩基が結合し，さらにリボースの 5′ 位にリン酸基が結合した化合物（ヌクレオチド）が，5′ 位のリン酸と 3′ 位のヒドロキシ基との間でホスホジエステル結合

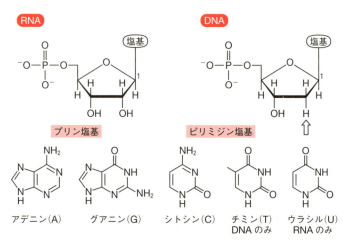

図 2・27 DNA と RNA の構造

した高分子である．一方，DNA は RNA の 2′ 位がデオキシ化されたデオキシリボースを骨格にもち RNA と同様にプリン塩基とピリミジン塩基をもつ．ただし，RNA でのウラシルは，DNA ではチミンとなっている．

ワトソンとクリックは，DNA は 2 本鎖からなり，**二重らせん構造**をとっていることを発見した．2 本鎖を形成するポリヌクレオチドは，逆平行に絡みあっており，その中で 2 本鎖のポリヌクレオチド鎖は相対する塩基間（アデニン(A)-チミン(T)，グアニン(G)-シトシン(C)）の相補的水素結合によって結びつけられ塩基対を形成している．

おもな RNA は，**メッセンジャー RNA（mRNA）**，**トランスファー RNA（tRNA）**，**リボソーム RNA（rRNA）**の 3 種類である．タンパク質の生合成の直接の設計図となる mRNA は，DNA 上の遺伝情報が転写されたものである．初期転写産物 RNA の鎖には，翻訳されてタンパク質となるコード領域（エキソン）と翻訳に不要な非コード領域（イントロン）がとびとびに含まれており，スプライシングという過程でエキソンだけがつなぎ合わされて成熟 mRNA となる．

mRNA 上のヌクレオチド 3 残基（コドン）と，そのコドンに対応するアミノ酸が結合した tRNA（アミノアシル tRNA）のループ構造部分に存在するアンチコドンとよばれるヌクレオチド 3 残基が，相補的水素結合を形成することにより，アミノ酸配列が決定される．タンパク質の生合成は，rRNA とタンパク質の複合体であ

るリボソーム内で行われる．ペプチジルトランスフェラーゼの働きによって，mRNA 上に並んだアミノアシル tRNA 間で，アミノ酸部分の受渡しが行われペプチド鎖が伸長する．

これら以外に，短い二本鎖の RNA（miRNA，siRNA）が細胞内の遺伝情報の発現を制御する役割をしていることがわかってきている．

ii) 核酸の性質

核酸は，塩基部分に基づく紫外線(UV)吸収を 260 nm 付近にもち，二重らせんを形成すると 1 本鎖状態よりも UV 吸収が減少する**淡色効果**を示す．DNA 二重らせんは，温度の上昇により塩基間の水素結合が切れて，最終的には 1 本鎖まで解離する．この温度を DNA の**融解温度**という．ゆっくりと温度を下げると再び二重らせん構造に戻る（**アニーリング**）．この DNA の温度による解離・再結合現象を用いて DNA を増幅する方法が**ポリメラーゼ連鎖反応（PCR）**である．

iii) DNA の増幅

ごく微量の DNA を用いて分析・解析・遺伝子治療などを行うためには，必要量まで増やす（増幅）必要があるが，PCR を用いれば人為的に DNA を増幅することができる．これは，4 種類のデオキシヌクレオチド 5′-三リン酸を基質に DNA ポリメラーゼを触媒に用いる方法である．系中に増幅したい領域の末端 20 残基ほどの DNA（プライマー）を過剰量加え，2 本鎖 DNA を熱変性させて 1 本鎖として冷却すると，1 本鎖 DNA にプライマーが結合する．これを超好熱菌由来の熱に耐性のある DNA ポリメラーゼを用いて相補鎖を合成する．このサイクルを連続的に行うことで，目的の量まで増やすことが可能である．PCR は現在全自動化されており，DNA の構造解析・人為的タンパク質合成・遺伝子診断・遺伝子治療などの分野で用いられている．

c. 多糖類 糖質は最も基本的なエネルギー源として重要であるばかりでなく，細胞や組織の構成成分でもある．一般に $C_m(H_2O)_n$ の実験式をもつもので炭水化物ともよばれ，アルデヒド基あるいはケト基をもった多価アルコールである．単糖が連なった多糖は，自然界に多量に存在する天然高分子である（§3・1・5 参照）．

i) 単糖

単糖のうちアルデヒド基をもつものを**アルドース**，ケト基をもつものを**ケトース**という．また構成炭素数に応じて，ヘキソース（6 炭糖），ペントース（5 炭糖），テトロース（4 炭糖）などという．アルドースでかつヘキソースであるものはアルドヘキソースとよばれ，グルコース（ブドウ糖）はこれに属する．アルドヘキソー

スは，4個の不斉炭素をもっており $2^4 = 16$ 個の光学異性体が存在する．グルコースは生物の最も基本的なエネルギー源である．動植物体に広く存在し，ヒトでは血液中に 70〜100 mg/100 mL 存在する．また，デンプン，セルロースおよび各種配糖体の構成成分として多量に存在する．

ii) **多 糖**

天然の糖の大部分は高分子量の多糖として存在する．多糖は単純多糖と複合多糖に分類されるが，前者は単糖のみがグルコシド結合をしたものであり，後者は糖質以外の成分（ペプチドなど）を含むものである．また，同一の単糖だけからなる多糖を**ホモ多糖**，構成単糖が 2 種類以上のものを**ヘテロ多糖**という．多糖の種類は多数あるが生理的機能によって表 2・5 のように分類される．バイオマテリアル分野では，セルロース，キチン・キトサン，ヒアルロン酸，アルギン酸，ヘパリンなどが用いられている（図 2・28）．

表 2・5 多糖の機能による分類

分 類	機 能	例
貯蔵多糖	エネルギー源として糖を貯蔵	デンプン，グリコーゲン
構造多糖	生体組織の形成および保護	セルロース，キチン，マンナン
粘質多糖	粘性や弾性の付与	ヒアルロン酸，アルギン酸，ヘパラン硫酸
特殊機能多糖	特異的機能の発現	ヘパリン

① **セルロース**： セルロースは，植物や細菌の細胞壁の主成分をなす構造多糖で，生物界で最も多量に存在する有機化合物である．D-グルコピラノースが β(1→4) 結合したきわめて安定な多糖である．セルロースはいったん溶解したあとに，再生繊維（レーヨン）として利用されている．透析用の中空糸などがこれにあたる．

② **キチン・キトサン**： キチンはカニ・エビなどの甲殻類の外骨格から抽出され，N-アセチル-D-グルコサミンが β(1→4) 結合した構造である．キトサンはキチンの脱アセチル化物であり，第一級アミノ基をもつ塩基性多糖である．バイオマテリアルとしてのキチン，キトサンは抗菌性や創傷治癒効果も報告されており，創傷治療シート，DDS 用担体として研究されてきた．

③ **ヒアルロン酸**： 動物の結締組織を構成する粘性多糖（ゲル状）で，N-アセチル-D-グルコサミンと D-グルクロン酸が交互にそれぞれ β(1→4)・β(1→3) 結合で

連なっている．眼科用材料や関節の治療などに用いられている．

④ **アルギン酸**：海藻から抽出され，β-D-マンヌロン酸と α-L-グルロン酸のブロックが交互に（1→4）結合した直鎖状の化合物である．歯科材料や食品添加物として広く利用されている．

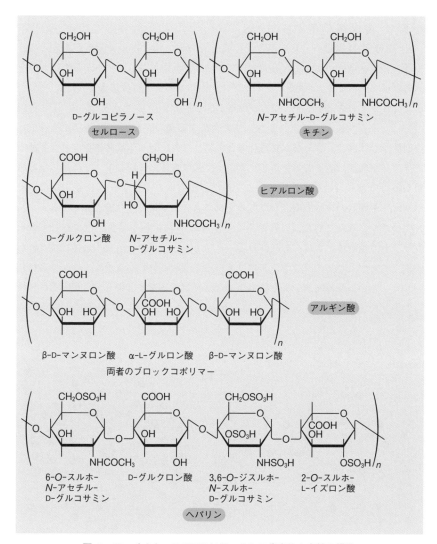

図 2・28　バイオマテリアルに用いられる代表的な多糖の構造

⑤ **ヘパリン**：糖鎖のアミノ基やヒドロキシ基の一部が硫酸化された多糖で，種々のタンパク質と相互作用して，抗血液凝固活性や細胞増殖因子の活性などのさまざまな機能をもつ．体外循環用のバイオマテリアル表面に固定化することで，抗血液凝固活性を誘導する．

2・2・3 合成高分子

a. 高分子の構造　合成高分子の構造と合成方法は密接な関連がある．高分子はモノマー単位が連なることでできているが，1種類のモノマーからなるものを**ホモポリマー**とよび，2種類以上のモノマーからなるものは**共重合体（コポリマー）**とよばれ，その構造を示すよび方がある（図2・15参照）．たとえば，A, B 2種類のモノマーを共重合して直鎖共重合体を合成する場合，A と B の並びにまったく法則性がなければ，**ランダム共重合体**とよぶ．これに対し**交互共重合体**とは2種のモノマーが交互に並ぶものをさし，**ブロック共重合体**とは同じモノマーからなる連鎖が多くできるものを意味している．A からなるホモポリマーと B からなるホモポリマーが両者の末端で結合したものを特に **AB ジブロック共重合体**とよぶ．

このほか，直鎖ではなく，A からなる主鎖に B 鎖の枝が結合したようなものを**グラフト共重合体**とよび，分岐高分子の一種である．グラフト共重合体は枝と幹が明確であるが，**ハイパーブランチポリマー**とよばれる分岐高分子は，枝がさらに枝分かれしている多分岐高分子をさす．また，**デンドリマー**は中心から規則的に分枝した構造をもつ樹状高分子のことで，単一の分子量をもつという特徴がある（図2・29）．

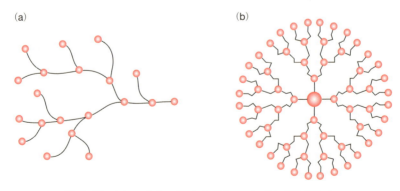

図 2・29　(a) ハイパーブランチポリマーと (b) デンドリマー

b. 高分子の合成　　高分子の合成手法は反応の進行の仕方により，**連鎖反応**と**逐次反応**に分類される．表2・6に代表的な高分子の合成方法の分類を，図2・30に合成の概念図を，また図2・31には代表的な合成高分子の構造を示す．

表 2・6　高分子合成方法の分類

反応進行の仕方による分類	反応の種類による分類	炭素以外の元素を主鎖に含むか	分解可能性	代表的な高分子
連鎖反応 （連鎖重合）	付加重合 開環重合	含まない 含　む	無 有	ポリエチレン ポリ乳酸
逐次反応 （逐次重合）	縮合重合 重付加	含　む 含　む	有 有	ナイロン66 ポリウレタン

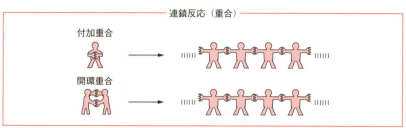

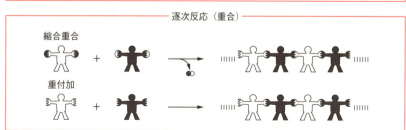

図 2・30　連鎖反応と逐次反応の違い

i）付加重合

付加重合は基本的に炭素-炭素二重結合を連鎖的に付加反応させることにより進行する連鎖重合の一種である．したがって，高分子主鎖は炭素-炭素結合からなり，生理的条件下ではごく少数の例外を除いて分解されないため，この方法で合成した高分子は一般に非生分解性となる．重合の方法はその活性種の種類から，**ラジカル重合，アニオン重合，カチオン重合**に分類される．このなかで工業的に最も頻繁に使用されている方法はラジカル重合である．付加重合するモノマーには，ビニル基

（CH₂=CH-）をもつものが多いので，重合方法をビニル重合，得られた高分子をビニルポリマーとよぶことが多いが，厳密にはビニル基ではない炭素-炭素二重結合をもつモノマー（メタクリル酸エステルなど）も付加重合によって高分子を与える．バイオマテリアルとして使用されるもので，付加重合で得られる代表的な高分子としては，ポリエチレン，ポリプロピレン，ポリメタクリル酸メチル（**PMMA**），ポリ（メタクリル酸 2-ヒドロキシエチル）（**PHEMA**），ポリ（**N**-イソプロピルアクリルアミド）（**PNIPAAm**），ポリビニルアルコール（**PVA**），ポリシアノアクリル酸エステルなどがあげられる．

付加重合の特徴として，共重合の容易さがあげられる．特にラジカル重合において，2種類のモノマーを同時に重合することにより容易にランダム共重合体を得ることができる．モノマー組成を連続的に変化させることによって，得られる高分子の性質を連続的に変化させることが可能である．ただし，両者の反応性が似ている

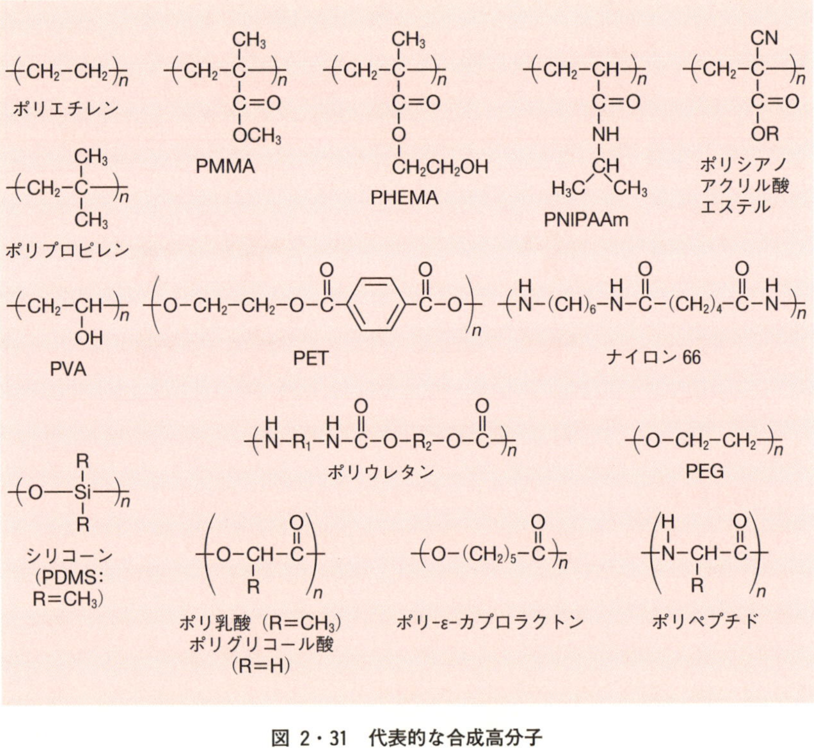

図 2・31　代表的な合成高分子

場合にはランダム共重合体となるが，反応性が異なる場合には，ランダムな配列にはならず，交互性の高い共重合体やブロック性の高い共重合体が生じるので注意が必要である．

ii) **縮合重合**

縮合重合（重縮合）は，二つの官能基から水などの小分子が脱離する縮合反応で重合が進行する逐次反応による合成方法である．パターンとしては2種類あり，同じ官能基を二つもつ二官能性モノマー（たとえばジオール）とそれと反応する二官能性モノマー（たとえばジカルボン酸）とを連続的に反応させる方法である．もう一つのパターンは1分子中に互いに反応する官能基をもつヘテロ二官能性化合物をモノマーとして縮合する方法である．前者の方法で合成される代表的な高分子は**ポリエチレンテレフタラート（PET）やナイロン66**である．後者の例としては，ポリ乳酸を直接重縮合で合成する例が知られている（一般的には後述する開環重合で合成される）．主鎖には必ずヘテロ原子（N, O など）を含み，加水分解する可能性をもっている．

PETやナイロン66は，工業的合成法が確立されており大量に生産されているが，一般的には縮合重合は，反応的に困難な要件を多く含んでいる．2種のモノマーで縮合重合する場合，高分子量の生成物を得るためには，厳密に両モノマーを等モル反応させ，反応率を著しく高め，小分子の脱離を十分に行わなければ，高分子量のポリマーを得ることはできない．また，一般に分子量分布は広くなる．このため，PETやナイロン類などを除けば，工業的な利用が進んでいるものは多くない．

iii) **重付加**

重付加は縮合重合と同じく逐次重合に分類される．最大の違いは，縮合重合では水などの小分子の脱離を伴うのに対し，重付加では小分子の脱離を伴わないことである．このため，逐次反応であっても比較的高分子量体を合成しやすい．重付加で得られる最も代表的な高分子は，二官能性イソシアナートとジオールから合成される**ポリウレタン**である．ポリウレタンは，バイオマテリアル領域においても長く人工心臓素材として利用されてきた（**セグメント化ポリウレタン**）実績をもっている．

iv) **開環重合**

開環重合は付加重合と同じく連鎖重合であり，環状のモノマーがつぎつぎと開いていくことによって重合が進行する．しかし，縮合重合と似た主鎖の高分子を与え，縮合重合の問題点を考慮する必要がないため，分解性高分子の合成方法として

は最もよく用いられている．代表例はポリ乳酸などのポリヒドロキシ酸（脂肪族ポリエステル）である．縮合重合や重付加でも，分解する可能性をもつ高分子を合成できるが，現実には，生理的条件下で分解する合成高分子としては，脂肪族ポリエステルと酵素分解性を示すポリペプチド以外にほとんどなく，これらが生分解性バイオマテリアル素材として最もよく利用されている．

合成ポリペプチドも開環重合で合成される．この場合には，アミノ酸由来のアミノ酸 N-カルボキシ無水物（NCA）がモノマーとなり，二酸化炭素を脱離しながら反応が進行する．単一のモノマーからなるポリペプチドのほか，2 種類以上のアミノ酸の共重合体も合成可能である．特定の配列をもったタンパク質とは異なり，単一のアミノ酸からなるホモポリペプチドは強い免疫原となる可能性は低いとされており，タンパク質分解酵素により分解を受けるため，ほかの高分子〔ポリエチレングリコール（PEG）など〕との共重合体として DDS 素材などに利用されている（第 6 章"薬物送達システム"参照）．

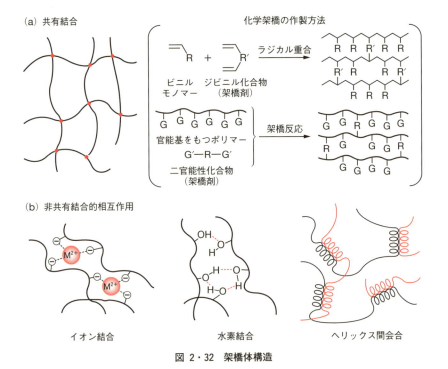

図 2・32　架橋体構造

2・2 高分子材料

c. 架橋体とゲル　高分子材料は，不溶化，安定性や力学的特性の向上などを意図して，しばしば架橋体として使用される．水溶性高分子が架橋体を形成し水を吸って膨潤したものが**ヒドロゲル**である（材料分野では**ハイドロゲル**ともいう）．架橋には，共有結合（化学架橋ゲル）と非共有結合的相互作用（物理ゲル）の両者がある（図 2・32）．共有結合による架橋体を合成するためには，付加重合の場合には，二官能性ビニルモノマー（ジビニル化合物）を少量混在させてラジカル重合を進行させればよい．付加重合以外で合成する高分子から架橋体を作製するには，反応性の側鎖官能基をもつ高分子（たとえば PVA）とその官能基と反応する二官能性以上の架橋剤（たとえば，ジカルボン酸）とを反応させることにより作製できる（図 2・32a）．一方，非共有結合的相互作用の例としては，疎水性相互作用や水素結合があげられる．ゼラチンやアガロースなど天然高分子でゲルを形成するものの多くはこうした非共有結合からなる物理ゲルである．

d. 物性とキャラクタリゼーション

ⅰ) 分子量

タンパク質や核酸などの天然高分子の分子量は均一である．一方，合成高分子は，一般に分子量がそろっておらず（分布がある），同一の組成はもつが分子量は異なる分子の混合物であり，そのため通常は平均分子量で表される．高分子の物性において，分子量は重要な因子である．

平均分子量の表し方は，**数平均分子量**（2・1）式，**重量平均分子量**（2・2）式，**粘度平均分子量**（2・3）式が一般的である．

$$\overline{M}_n = \frac{\sum N_i M_i}{\sum N_i} \quad (2・1)$$

$$\overline{M}_w = \frac{\sum N_i M_i^2}{\sum N_i M_i} \quad (2・2)$$

$$\overline{M}_v = \left(\frac{\sum N_i M_i^{\alpha+1}}{\sum N_i M_i} \right)^{1/\alpha} \quad (2・3)$$

N：分子数，M：分子量

表 2・7（次ページ）に分子量の測定方法と算出される分子量の種類をまとめた．

ⅱ) 熱的特性

物質は一般的に固体・液体・気体の三態をとることが知られているが，分子量の大きい高分子では気体状態をとることができない．気化するには膨大な熱エネル

ギーが必要となり,そのため気化する前に高分子の共有結合は破壊され,結果として熱分解されてしまう.

規則的な繰返し構造をもつ高分子は結晶構造をとりうる.この結晶構造が崩壊する温度が高分子の融点(T_m)である.結晶性を示す高分子であっても,一般には結晶領域と非晶領域の二相からなっており,結晶領域のサイズが均一ではないため,低分子とは異なり T_m に幅が現れる.結晶性の高い高分子は明確な T_m を示すが,非晶性高分子では観察されない.T_m は,高分子鎖の繰返し単位の分子構造や分子内コンホメーション,分子間力に依存する.

また,高分子では結晶性の有無にかかわらず**ガラス転移温度**(T_g)が観察される(§2・1・2参照).高分子に限らず液体状態にある物質をある条件下で冷却すると

表2・7 分子量の測定方法と特徴

測定法	平均の種類	分子量範囲	概　要
末端基定量(NMR)	数平均	$10^3 \sim 10^5$	一般に微量の末端基を正確に決定することは困難.NMRの精度に依存.
凝固点降下	数平均	< 3000	分子量の低い化合物に有効.
沸点上昇	数平均	< 3000	分子量の低い化合物に有効.
浸透圧	数平均	< 20000	浸透圧は,1分子鎖が溶媒に溶解している状態(無限希釈液)とするため,濃度無限小の極限に外挿して求める.
光散乱	重量平均	$10^4 \sim 10^7$	分子量以外に慣性自乗半径や第2ビリアル係数も求めることが可能である.
超遠心-沈降平衡	重量平均	$10^4 \sim 10^7$	大がかりな装置が必要.遠心力を利用し比重の違いを利用している.
粘　度	粘度平均	広い範囲	櫻田-Houwink-Mark の式から算出する.k および α は高分子-溶液固有の値である.古典的ではあるが簡便な方法.
サイズ排除クロマトグラフィー(SEC)	数平均 重量平均	広い範囲	簡便な方法.絶対的な分子量は測定できない.標準サンプルとの対比から算出.
質量分析	重量平均	広い範囲	MALDI-TOF-MS が有効で,天然高分子に適用されていたが合成高分子も測定可能になってきた.

過冷却液体となり**ガラス状態**になる．高分子におけるガラス状態とは，T_g 以下で高分子の微小な領域のセグメントの運動（ミクロブラウン運動）が凍結された状態をいう．一方，T_g 以上では高分子にはミクロブラウン運動のために分子鎖が激しく運動するため，弾性率が低下する．この状態を**ゴム状態**とよぶ．T_g には，高分子セグメントの置換基のかさ高さ，結晶化度，分子間相互作用，立体構造が影響する．T_g 近傍では，高分子の密度，比熱，屈折率，誘電率，弾性率などの温度依存性を示すグラフが屈曲する．

iii) **力学的特性**

高分子をバイオマテリアルとして用いる場合，最も重要な物理化学的性質は高分子の力学的特性である（§2・1・6 も参照）．

物体に外から力を加えて起こった変形が，力を取除くと完全にもとの状態に戻るような変形を**弾性変形**という．力を除いても変形が永久に残るような場合には**塑性変形**とよばれる．いずれの物体も応力の小さな範囲では伸び率は応力に比例するが，ある応力以上で比例しなくなる．この点を**比例限界**とよぶ．比例限界まではフックの法則が成立し，これを**弾性変形領域**とよぶ．比例限界を超え，弾性率が低下する点を**降伏点**とよぶ．これ以上の応力が作用した場合には，塑性変形が起こる．このような変形は，液体に力が作用したときに見られる粘性挙動と同じである．これらの性質は，**応力-ひずみ曲線**を測定することで確認できる（図 2・33）．

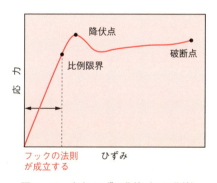

図 2・33　応力-ひずみ曲線（S-S 曲線）

ゴムは，特別な弾性（ゴム状弾性）を示す．高分子の伸びは，高分子鎖の結合角や結合距離の変化によって異なり，ゴムの場合は複雑に屈曲する高分子鎖の熱運動に起因する．ゴム状弾性を示す高分子は非結晶性で，高分子鎖の熱運動が比較的自

由である．また，高分子鎖間の架橋により分子鎖の滑りが妨げられている構造をしている．このような高分子では，各鎖は糸まり状構造をとっており，これを引伸ばすと結晶状態様の配列をとり，力を除くともとの糸まり状構造に戻る．このような弾性を**エントロピー弾性**（ゴム状弾性）という（図2・34）．

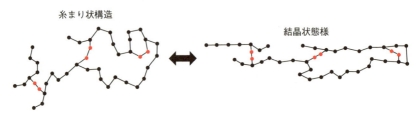

図2・34　エントロピー弾性（ゴム状弾性）の模式図

　高分子は，一般に結晶構造と非晶構造からなるが，主として結晶部分は弾性，非晶部分は粘性を示すため，通常の高分子に外力を与えると弾性と粘性が同時に現れる．これを**粘弾性**という．高分子の粘弾性を理解するためには，高分子に外力を加えその試料が時間とともに変形していく様子を観察する（クリープ測定）方法が一般的である．

　e. 高分子形状と成形方法　　高分子材料の形態として代表的なものには，繊維・プラスチック・ゴムがある．これらの特徴は，高分子の化学構造とそれに基づく集合体の構造が基本となっている．

　i) **繊　維**

　高分子は，分子鎖方向には共有結合によって強固につながっているが，分子鎖間では分子間力が働いているのみであり，強度に大きな異方性が存在する．そこで，温度を上げると分子間相互作用が弱くなり，この状態で延伸したり圧力をかけて小さな穴から押出したりすると，応力をかけた方向に分子鎖のすべり変形（§2・1・6b）が起こり，分子が配向して結晶化する．このように配向した結晶組織を**繊維構造**という．高分子が繊維として使用されるためには，極性基などをもち分子間力が強く，延伸などにより結晶性が高められており，分子量が十分大きく引張強度が高い，などの要件を満たしていることが必要である．

　天然の羊毛や絹は生体内で繊維化されているが，合成高分子は溶剤に溶解するか加熱溶融したのち，細いノズルから押出し，凝固あるいは固化させて繊維化する．この操作を**紡糸**とよぶ．紡糸の方法には，溶融紡糸，湿式紡糸，乾式紡糸などがあ

る．近年は，ナノファイバー（超極細繊維）の作製方法として，**エレクトロスピニング法**が開発・使用され，組織工学用の足場材料として研究が進められている（図2・35）．

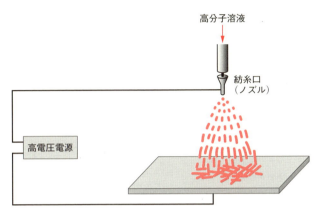

図 2・35 エレクトロスピニング法の模式図　高分子溶液に紡糸口で高電圧を印加し，ナノレベルの繊維を得る方法

ii) **膜**

高分子は，膜状に成形されてシートや袋として使用されるほか，種々の物質の分離にも使用することができる．バイオマテリアル分野では，腎臓の機能低下による人工透析技術や人工肺などに利用されている．分離する物質の大きさにより，種々の分離膜を選択する必要がある．分離の駆動力は濃度差や圧力差などが用いられ，比較的大きな物質は孔のサイズで，小さい物質は膜への溶解度や膜中への拡散速度の差によって分離する．図2・36に孔径と透過種と分離の際に使用する膜の種類との関係を示した．膜の種類は，膜を貫通する孔の有無により，多孔質膜と非多孔質膜に分類される．また，膜構造から**均一膜，非対称膜，複合膜**に分類される（図2・37）．

多孔質膜における気体の透過機構は，孔の半径 r と気体の平均自由行程 λ との相関によって決まる（図2・38）．孔径が十分大きいと（$r/\lambda > 5$），気体分子同士の衝突が気体と管壁との衝突よりも優勢で，ポアズイユ（Poiseuille）流（粘性流）が支配的になり，透過速度は粘度に逆比例するだけで，分離はできない．一方，孔径が小さくなると（$r/\lambda < 1$），気体分子同士の衝突より管壁との衝突が優先的に起

こり，クヌーセン（Knudsen）流が支配的になる．クヌーセン流における膜透過速度は気体分子の分子量の平方根に逆比例するため，分子量が異なる気体分子の濃縮・選択的透過が可能となる．非多孔質膜における気体分離は，膜への気体の溶解度と膜内の拡散速度の差によって決定される．気体分離に使用される材質は，多孔質膜としてはゼオライトが，非多孔質膜としてはポリジメチルシロキサン（PDMS）系（シリコーン系）高分子が酸素富化膜として有名である．

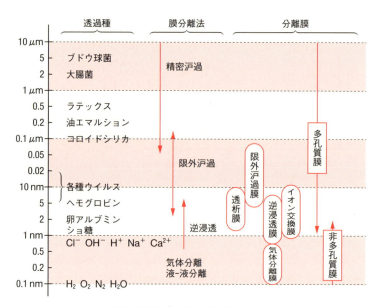

図 2・36　孔径と透過種と分離の際に使用する分離膜の種類

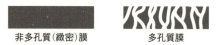

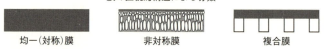

図 2・37　分離膜の構造〔石原一彦ほか 著，"バイオマテリアルサイエンス"，p. 111，東京化学同人（2003）より〕

溶液系の膜分離の方法には，透析膜，精密沪過膜，限外沪過膜，逆浸透膜，イオン交換膜などがあり，おもに透過物の物理的サイズによって分離される（図2・36）．透析とは，膜の両側の濃度差を駆動力とし，サイズの異なる溶質間を分離するもので，膜の両側には圧力は加えない．バイオマテリアル分野では，血液浄化のための透析が該当する．人工透析の場合は，透析効率を上げるために中空糸膜を束ねたモジュールである血液浄化器（人工透析器，ダイアライザー）が使用されている（第4章"バイオセパレーション"，§5・4・1"血液透析"参照）．

一方，溶媒を主として浸透させ，力学的エネルギーを使用して分離する方法は，精密沪過膜・限外沪過膜・逆浸透膜法である（図2・36）．なかでも逆浸透膜は，海水の淡水化や超純水の製造などに利用され，イオンなどの小さい分子を特異的に除去できる．

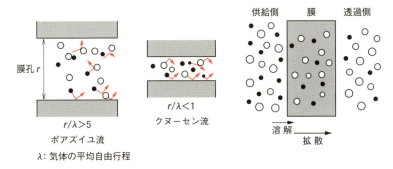

図2・38　気体の膜透過機構〔石原一彦ほか著，"バイオマテリアルサイエンス"，p. 113, 東京化学同人（2003）より〕

iii) 微粒子

微粒子とは，非常に微細な粉末・粒状の物質といえる．微粒子の作製方法は，トップダウン方式とボトムアップ方式の二つのアプローチに分けることができる．高分子微粒子の場合は，ボトムアップ方式でさまざまな微粒子がデザインできるのが特徴である．その存在形態により，不溶性微粒子と可溶性（親水コロイド状）微粒子に分けられる（§2・6参照）．

不溶性微粒子は水に溶けない高分子の微小な塊であり，水に分散して用いる場合であっても，多くの場合，静置しておけば時間とともにあるいは遠心することで容易に沈降する．大きさは数百 nm～数十 μm が一般的である．不溶性微粒子は乳化

重合や水と油（有機溶媒）の相分離（エマルション形成）により作製する．DDSを目的として，薬物を微粒子に内包する場合，疎水性（親油性）薬物はエマルション法で作製する際に高分子と混合することで容易に内包できる（o/w エマルション）．親水性薬物を内包する場合には，water in oil in water（w/o/w）ダブルエマルション法が用いられる．図 2・39 に o/w エマルションおよび w/o/w ダブルエマルション法を用いた微粒子の作製方法を示す．

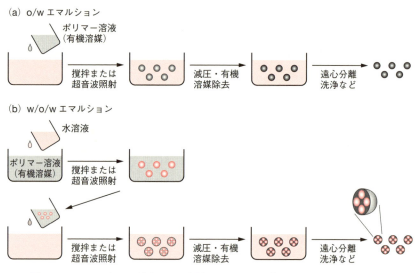

図 2・39　エマルション法を用いた微粒子の作製方法〔石原一彦ほか著，"バイオマテリアルサイエンス", p. 107, 東京化学同人 (2003) より〕

一方，可溶性微粒子は，表面に十分な水和層をもち，放置しても比較的長時間沈降しない．可溶性微粒子の代表的な例としては，リポソーム，ポリマーミセル，ナノゲル，ポリマーソームなどがあげられる．これらは，分子・高分子そのものがもつ自己組織化能によって粒子を形成していることが大きな特徴である．粒径は通常，数十 nm～数百 nm と小さく，血中を循環するのに適しているため，特に DDS 担体として利用されている．

iv) 成形方法

プラスチックは一般に熱可塑性樹脂と熱硬化性樹脂とに大別される．前者は加熱により流動性をもち，冷却により固化するという可逆的性質を利用し，加熱して型

に押込むなどして形を与え，そのまま冷却して成形する．一方，後者は，加熱によってわずかには流動性をもつが，その後の架橋反応によって固化する樹脂であり，その際に成形される．硬化反応は一般的に非可逆的であり，一度硬化すれば加熱しても流動せず耐熱性に優れている．これらプラスチックの基本的な成形加工法を表2・8にまとめる．

表 2・8 代表的なプラスチックの成形加工法

方 法	熱可塑性樹脂	熱硬化性樹脂	概 要
圧縮成形	○	◎	高分子を金型に入れ加熱し，圧力を加えて軟化流動させ，型の細部まで充填し固化するか冷却して取出す．
トランスファー成形	○	◎	予熱室で材料を加熱軟化させた後に，ノズルから金型へ圧入し硬化させる．
キャスト成形	○	◎	液体材料を型に流し込んで室温または加熱固化させる．
射出成形	◎	×	シリンダー内で加熱可塑化しピストンによって金型へ射出し冷却固化させて取出す．立体的成形が可能．
押出成形	◎	×	加熱炉で熱可塑性樹脂を軟化させ，これをスクリューで押出して連続的に成形品を得る．
カレンダー成形	◎	×	加熱したロールの間に熱可塑性樹脂を通して平らなフィルムやシート状の材料を作製する．

◎適 ○可能 ×不適

2・2・4 バイオマテリアルとして使用される高分子 (図2・31参照)

a. ポリエチレン　一般にポリエチレンは，エチレンガスを高温高圧でラジカル重合して得られる．この場合，連鎖移動（重合反応点が高分子主鎖に転移する）が起こり，分岐の多い高分子が得られる．これがポリ袋などに使われている汎用プラスチックとしてのポリエチレンであり，分岐構造のため結晶性が低く，透明で柔らかくよく伸びる．これに対し，チーグラ–ナッタ触媒などの特殊な金属触媒を用いると，枝分かれのない直鎖状の非常に分子量の高い（数百万）ポリエチレンが合成できる．これを**超高分子量ポリエチレン**（ultra high molecular weight polyethylene, **UHMWPE**）とよぶ．UHMWPE は力学的強度が高く，摩擦係数が小さく，耐摩耗性に優れるので，人工股関節の臼蓋部に使用されている（応用例は§5・2・1を参照）．

b. メタクリル酸エステル系，アクリル酸エステル系ポリマー　　メタクリル酸エステル系およびアクリル酸エステテル系のポリマーは比較的重合反応性が高く，側鎖をエステルやアミドの形にすることで，さまざまに異なる物性を示す材料を容易に調製できる．ポリメタクリル酸メチル（PMMA）は高い透明性と力学的強度をもち，有機ガラスともよばれている．バイオマテリアルとしての用途も，透明性や力学的強度を活かして，眼内レンズやコンタクトレンズ（ハード），歯科用コンポジットレジンや骨セメントなど多岐にわたる．一方，ソフトコンタクトレンズには，同じメタクリル酸エステル系のポリ（メタクリル酸2-ヒドロキシエチル）（PHEMA）が使用されている（応用例は§5・7を参照）．

　ポリ（N-イソプロピルアクリルアミド）（PNIPAAm）は，温度に応答して高温側で不溶となる**下限臨界溶液温度**（lower critical solution temperature，**LCST**）を示す．このため，温度に応答して薬物を放出するゲル素材として古くから研究されてきた．最近では，PNIPAAm をグラフト化した培養皿を用いると，加温すると細胞がシート状に回収されることが見いだされ，作製した細胞シートの再生医療への利用が進められている（§7・6参照）．

　ポリシアノアクリル酸エステルは瞬間接着剤として広く使用されているが，体内での接着剤としても使用されている．これは，モノマーであるシアノアクリル酸エステルが水の存在により重合（アニオン重合）するためである．主鎖が炭素-炭素結合であるにもかかわらず，例外的に生体内で分解する．分解により毒性のあるホルムアルデヒドが生成するが，使用量が微量であるために問題になることは少ない．

c. ポリエチレンテレフタラート　　ポリエチレンテレフタラート（PET）はエチレングリコールとテレフタル酸の脱水重縮合によって合成され，清涼飲料水ボトルや繊維化して衣服などに使用されている．中〜大口径の人工血管として，PET 繊維からなる織物が使用されている．織物で作製したチューブの隙間から血液が漏れるため，人工血管を移植する人の血液と接触させ，血栓を生成させ，目詰まりさせてから使用する．PET は特に血液適合性が優れているわけではないが，この血栓部分が偽内膜として働き，それ以上は血栓が生じないため，人工血管として使用できる．主鎖にエステル結合を含むが，脂肪族ポリエステルのように生理的条件下で分解することはない．

d. ポリウレタン　　ポリウレタンは重付加で合成される．バイオマテリアルとして利用されてきたものは，ハードセグメントとよばれる比較的剛直なユニット

と，ソフトセグメントとよばれる柔軟なユニットから成り立っており，特にセグメント化ポリウレタンとよばれている．構造中にエーテル結合やウレア結合も含んでいるため，厳密にはポリエーテルウレタンウレアとよぶのが正しい．化学架橋しなくても柔軟性に富むエラストマーの性質を示し，比較的高い血液適合性を示すため，人工心臓，血液ポンプ，カテーテルなど血液と接触し柔軟性が望まれる部位に使用されている．

e. ポリエチレングリコール　ポリエチレングリコール（PEG）は，水にも有機溶媒にも溶解し，免疫原性を示さないため，DDS，バイオマテリアル領域で最も頻繁に利用されている高分子の一つである．一般的には，エチレンオキシドの開環重合により合成され，ポリエチレンオキシド（PEO）ともよばれる．高い親水性と生体適合性から，ポリマーミセルや温度応答型インジェクタブルポリマー（IP）の親水性セグメントとして用いられている．また，外来タンパク質に PEG を結合させると免疫原性が減少し，血中寿命が長くなるため，薬剤として PEG 修飾タンパク質が数多く研究されており，PEG 化インターフェロンなど実用化されたものもある．

f. ポリヒドロキシ酸類　ポリ乳酸，ポリグリコール酸，ポリカプロラクトンなどのポリヒドロキシ酸は生分解性高分子の代表例である．環状脂肪族エステル（ラクトン）の開環重合によって合成される．主鎖のエステル結合は体内や自然環境下で，自然加水分解するため，分解性プラスチックとして利用される．分解生成物が代謝可能な有機酸であるため，吸収性の縫合糸や骨固定剤として使用されている．また，ポリ乳酸とポリグリコール酸の共重合体（PLGA）微粒子にホルモン剤を内包したリュープリンはいち早く実用化された徐放型 DDS 製剤であり，前立腺がんの治療薬などとして長い使用実績がある．このほか，ポリヒドロキシ酸は，高分子ミセルやナノゲルを形成する両親媒性高分子の疎水部や温度応答型 IP の疎水性セグメントとして使用されるなど，使用範囲は多岐にわたっている．

g. シリコーン　シリコーンは Si-O 結合を主鎖とするポリマーの総称であるが，多くはポリジメチルシロキサン（PDMS）である．架橋構造をもつ場合には，シリコーンゴムとなる．非常に柔軟で，生体内で無害で安定である性質を利用して，豊胸材などの軟組織埋込み材やカテーテルとして利用されている．合成方法としては，金属ケイ素と塩化メチルから得られるオルガノクロロシランを加水分解すると，中間体を経て脱水縮合によりシリコーンが生成する．このとき，三官能性のメチルトリクロロシランを系中に添加すると架橋体が得られる．

2・3 無機材料

2・3・1 セラミックバイオマテリアルの分類

　セラミックスは，広義には熱処理過程を経て合成した非金属の無機質固体である．この範ちゅうには，非晶質のガラスや，ガラスの再加熱処理により得られる結晶化ガラス，多結晶焼結体や単結晶が含まれる．セラミックスはそれ単独で使われるだけでなく，コーティングや複合材料のフィラー粒子として用いられる場合もある．セラミックバイオマテリアルは，骨組織の修復を主体に発展してきた．そのためバイオマテリアルとしてのセラミックスは生体骨に埋植されたときの挙動によってつぎの3種に大別されている．

- 生体不活性セラミックス
- 生体活性セラミックス
- 生体吸収性セラミックス

　一般に，人工材料を生体内に埋植した場合，生体はこれを異物と認識して生体外に排除しようとする．骨の欠損を修復するために充塡材を埋植した場合も，充塡材は線維性被膜によるカプセル化を受ける．**生体不活性セラミックス**は，生体内において化学的に安定で，骨欠損部に埋植された際に形成される線維性被膜が薄く，機

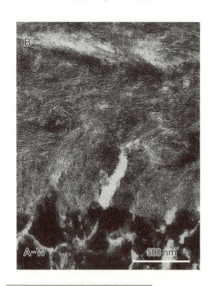

図2・40　生体活性セラミックス（具体的には結晶化ガラスA-W（図中のA-W）と生体骨（図中のB）の結合の様子〔M. Neoほか，*J. Biomed. Mater. Res.*, **26**, 1419（1992）より一部改変して転載〕

＊　執筆担当：大槻主税，川下将一（§2・3）

械的投錨効果での固定が可能な材料である．ところがセラミックスのなかには，線維性被膜の介在なしに，骨組織と出会い強固な結合をつくる性質（骨結合性）を示すものがある．骨結合性を示すセラミックスは，特異な生理学的活性を誘引する材料に位置づけられ，**生体活性セラミックス**とよばれている．図2・40[1)]に代表的な例として生体活性な結晶化ガラス A-W（§2・3・3c 参照）が線維性被膜の介在なしに骨組織に結合している界面を透過型電子顕微鏡（TEM）で観察した結果を示す．骨結合性を示す材料は，材料と骨組織に隙間を生じることなく結合するので，長期に安定した固定を得るために有益である．骨結合性を示すセラミックスのなかには，しだいに分解・吸収される材料もある．この材料も生体活性セラミックスの範ちゅうに入るが，生体内で吸収される特徴をもつ場合は，**生体吸収性セラミックス**に分類される．

臨床に用いられているセラミックバイオマテリアルの例を表2・9にまとめた．

表 2・9 臨床に用いられているセラミックバイオマテリアル

用　途	用いられているセラミック材料
骨充塡	ヒドロキシアパタイト，リン酸三カルシウム，リン酸カルシウムペースト，生体活性ガラス，生体活性結晶化ガラス
関節修復	アルミナ，ジルコニア，金属へのヒドロキシアパタイトコーティング
歯冠修復	ジルコニア
歯槽骨修復	ヒドロキシアパタイト
歯科用陶材	正長石や石英を主成分とするセラミックス
耳部インプラント	アルミナ，生体活性ガラス，ヒドロキシアパタイト，生体活性コンポジット
固定具	生体活性コンポジット
経皮デバイス	ヒドロキシアパタイト，生体活性ガラス，パイロライトカーボンコーティング
人工心臓弁	パイロライトカーボンコーティング

セラミックスを用いたバイオマテリアルでよく知られたものは，人工骨や人工歯といった硬組織修復用材料である．硬組織の修復に利用されてきたセラミックスの発展の歴史を表2・10に簡単にまとめた．1960年代末にアルミナ（酸化アルミニウム，Al_2O_3）製バイオマテリアルが開発され，それ以降大きく発展している．アルミナセラミックスを用いたバイオマテリアル開発は，アルミナの高い機械的強度と化学的安定性を利用したものが主流であった．

1970年代以降は，骨と直接結合するセラミックスが広く研究された．これは，L. L. Hench らによる Bioglass®（バイオガラス®）の発明を発端としている[2]．Bioglass® は，Na_2O-CaO-SiO_2-P_2O_5 系のガラスである．同じ時期に，リン酸カルシウム系セラミックスを用いた人工骨の開発も進められた．ヒトの骨組織は，リン酸とカルシウムを大量に含む．骨の組成を模擬したセラミックスが，リン酸カルシウム系人工骨である．

表 2・10 硬組織の修復に利用されているセラミックスの発展の歴史

年代	分類		
	生体不活性セラミックス	生体活性セラミックス	生体吸収性セラミックス
1960	アルミナ		
1970		Bioglass® ヒドロキシアパタイト	リン酸三カルシウム
1980	ジルコニア	結晶化ガラス A-W	リン酸カルシウムセメント

2・3・2 セラミックスの合成法

セラミックスが示す機械的性質，物理化学的性質，生理学的性質は，材料を構成する物質の組成や相とともに，粒子の形状や気孔の形態や量により異なってくる．それらは，セラミックスを合成する際の製造法に大きく依存している．ここでは，典型的なセラミックスの製造法として，ガラス，結晶化ガラスおよび多結晶焼結体の合成について概略を述べる．

a. ガラス ガラスを調製する手法として広く知られているのは，融液を冷却するプロセスである．このプロセスでは，原料粉末を高温で加熱して液体（融液）にしたのち，急冷固化する．熱力学的には，融液が冷却されて融点を下まわると，結晶として原子が規則配列する傾向にあるが，融点以下でも結晶化せずに過冷却液体を経て，液体状態を反映した不規則な原子配列のまま固体となったものがガラスである．過冷却液体からガラスに移行する境界温度は**ガラス転移温度**（§2・1・2参照）とよばれる．ガラスは構成原子がランダムに結合して三次元的に広がった網目構造から成る．ガラスの構成成分となる各種酸化物は網目形成能に基づき以下のように分類されている．

1) 網目形成酸化物：単独で三次元網目を形成しうる酸化物．SiO_2，B_2O_3，P_2O_5，GeO_2 などがある．

2) 網目修飾酸化物：単独で網目を形成することはないが，網目形成酸化物のつくる網目に入ることができ，ガラスの融点や粘度の低下により溶融しやすくするなどガラス全体の性質に影響を及ぼす酸化物．アルカリ金属あるいはアルカリ土類金属の酸化物などがある．

3) 中間酸化物：単独では網目を形成しにくいものの，網目形成酸化物の一部を置換して網目を構成するとともに，網目修飾酸化物の役割も担う酸化物．ZnO，Al_2O_3，TiO_2，ZrO_2 などがある．

b. 結晶化ガラス ガラスは非晶質構造をとっている準安定な固体である．ガラスを，ガラス転移温度と融点の間の過冷却液体の温度領域で再加熱すると，ガラス中の原子の熱運動が促進され結晶が析出する．熱処理の過程を適切にコントロールすれば，ガラスマトリックス相中に微細な結晶が分散したセラミックスが得られる．これを結晶化ガラスとよぶ．結晶化させることでガラスの機械的特性を高めることや，切削加工性を付与できる．

c. 多結晶焼結体 原料の結晶粉末を成形体としたあとに，融点以下の加熱処理（焼成）により緻密化したものが多結晶焼結体である．成形体では粒子同士の隙間に存在する気孔は互いに連結している．加熱処理によって，融点以下であっても物質移動が起こり，粒子の接触部分にネック（くびれ状の結合部）が形成される．さらに，温度上昇に伴いネックを介して原子の拡散や粒子内での原子の拡散が進行しながら，粒成長が起こり，しだいに気孔が消失する．これら一連の過程が**焼結**である．緻密な焼結体を得やすい原料粉末には，つぎの要件が求められる．

1) 原料粉末の粒径ができるだけ小さいこと
2) 粒子の形状が球状に近いこと
3) 粒径が均一であること
4) 粒子の凝集が少ないこと
5) 粒成長が速すぎないこと

粒子間に液相を形成して焼結を容易にするために焼結助剤とよばれる物質が添加されることもある．焼結しにくい原料粉末の焼結や製品の機械的強度を高める目的で，加圧焼結も行われる．

2・3・3 セラミックバイオマテリアルの種類と物性

セラミックスは，機械的強度の高さとともに骨組織に対する親和性が高い性質を利用した応用が主体となってきた．セラミックスをバイオマテリアルとして利用す

る際に，一般的に要求される性質を表2・11にまとめた．生体内に埋植される材料では，生体への毒性が小さいことが第一義となり，その前提において，望みの機械的特性や操作性といった機能の発揮が求められる．表2・12には，おもなセラミックバイオマテリアルの機械的性質を骨のそれと比較してまとめた．セラミックバイオマテリアルにはそれらが用いられる部位での周囲の組織との親和性とともに，機械的特性が調和することが求められる．さらに，製造過程や臨床の現場で成形・加工などが容易であることも，きわめて重要な性質である．

表 2・11 医用材料に求められる基本的性質

求められる性質
① 必要とする機能を有すること
② 生体に対して適切な安全性を有すること
③ 滅菌可能であること
④ 求められる耐用年数の間，安全に使用できること
⑤ 使用目的に合った材料と生体組織の界面が形成されること

表 2・12 代表的な医療用セラミックスと骨の機械的性質の比較

材 料	強さ[†1]/MPa	弾性率/GPa	破壊靱性値/MPa m$^{1/2}$
アルミナ	4250	400	5
正方晶ジルコニア[†2]	2000	150	7
ヒドロキシアパタイト	600〜900	86〜110	1.0
生体活性ガラス	42	35	
結晶化ガラス A-W	1060	118	2.0
緻密(皮質)骨	100〜230	7〜30	2〜12
海綿骨	2〜12	0.05〜0.5	

†1 生体活性ガラスは曲げ強度を示し，それ以外の材料ならびに緻密骨および海綿骨については圧縮強度を示す．
†2 $3Y_2O_3\text{-}97ZrO_2$ mol%

a. アルミナ　アルミナ（酸化アルミニウム，Al_2O_3）にはいくつかの多形（組成は同じで結晶構造が異なる物質）が知られている．臨床に用いられるのは硬度に優れたα型である．ほかの多形のアルミナであっても1200°C以上の加熱処理によりα型に変化する．多結晶のアルミナ焼結体は，原料粉末を加圧成形後1600〜1800°Cにて焼成して製造される．焼結過程における粒成長を抑制し，緻密な焼結

2・3 無機材料

体を得るために少量の酸化マグネシウム（MgO）などが添加される．アルミナの機械的特性の支配因子としては，密度，粒径ならびに純度があげられる．一般に，高純度，高密度で微細な結晶粒径の焼結体ほど高強度を示すことが知られている．

アルミナセラミックスは，機械的強度および硬度に優れるだけでなく，耐腐食性にも優れるので，生体内に長期間埋入されても，化学的変化を起こさない．さらに，アルミナの表面は親水性に富む．したがって，人工関節の臼蓋（ライナー）と骨頭にアルミナセラミックスを用いれば，ライナーと骨頭の表面は長期間にわたって平滑に保たれ，人工関節の緩みの原因となる摩耗屑の生成を少なく抑えることができる．ライナーをポリエチレンとし，骨頭のみをアルミナとした人工関節でも，摩耗屑の生成は少なく抑えられるため，現在臨床では，ポリエチレンライナー/アルミナ骨頭の組合わせの人工股関節が広く用いられている（図 2・41，§5・2・1 も参照）．人工股関節の骨頭に用いられているアルミナの平均結晶粒径および曲げ強度の一例は，1.3 μm および 600 MPa である．

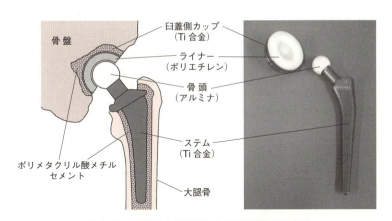

図 2・41 アルミナを使用した人工股関節の模式図

b. ジルコニア 医用分野において，ジルコニア（酸化ジルコニウム，ZrO_2）はアルミナと同様に生体不活性セラミックスに分類される材料であり，人工股関節や人工膝関節の摺動部に用いられている．純粋なジルコニアは，温度により三つの異なる結晶相をとる．すなわち，常温から 1100 ℃ 付近までは**単斜晶**，1100 ℃ から 2370 ℃ 付近までは**正方晶**，2370 ℃ 以上では**立方晶**が安定相である．一般に，緻密なセラミック焼結体を作製するには，1000 ℃ を超える高温で焼成する必要が

あるが，上述のようにジルコニアでは，1100℃で単斜晶から正方晶への相転移が起こり，これが急激な（約4.6％もの）体積減少をもたらし，き裂が生じるため，緻密な焼結体を得ることができない．そこで，少量（数％）の酸化イットリウム（Y_2O_3）などを添加し，常温では本来不安定な正方晶ジルコニアを準安定化させた，正方晶ジルコニア多結晶体が人工関節の摺動面に用いられる．正方晶ジルコニア多結晶体のほかに，立方晶と正方晶の二相からなる部分安定化ジルコニアが知られている．正方晶ジルコニア多結晶体や部分安定化ジルコニア多結晶体では，破壊が始まり焼結体内部に割れ（クラック）が走った場合に，それが室温準安定な正方晶ジルコニア相粒子に到達すると，その衝撃で正方晶ジルコニアが室温安定な単斜晶ジルコニアに転移（transition）し，そのときの大きな体積増加が割れを埋め戻す効果を発揮する（図2・42）．正方晶ジルコニアや部分安定化ジルコニアの多結晶体の高い靭性値はこのように説明されており，これが**転移強化**である．

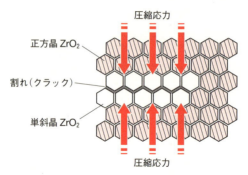

図2・42 ジルコニアの応力誘起相転移によるき裂進展抑制の模式図

　正方晶ジルコニアは，生体内のように水の多い環境では応力を受けなくとも単斜晶ジルコニアに転移してしまい，その強度の低下（低温劣化）が起こりやすい．この低温劣化を抑制するために，人工関節には，ジルコニアの平均結晶粒径を0.4μm以下に抑えたものが用いられる．人工股関節の骨頭に用いられているジルコニアの平均結晶粒径および曲げ強度の一例は，0.2μmおよび1400MPaである．ジルコニアの硬度はアルミナのそれよりも低いので，ジルコニア製の骨頭はポリエチレン製の臼蓋と組合わせて用いられる．さらに，アルミナの低い強度を改善した材料としてアルミナ-ジルコニア系複合材料も人工関節用に開発されている．

c. 生体活性ガラス・生体活性結晶化ガラス　生体活性セラミックスとして最初に見いだされた材料として知られる Bioglass® は Na_2O-CaO-SiO_2-P_2O_5 系のガラスである．Bioglass® は，人工的に合成した無機材料であっても生体の組織に対して特異な生理学的活性を示すことを明らかにしただけでなく，無機ガラスでも骨結合性を獲得できることを示した点で重要な意味をもっている．無機ガラスには，組成の連続的な変化や微量成分の導入が可能で，均質な材料が得やすい利点がある．

骨の無機成分であるヒドロキシアパタイトとはまったく異なる組成と微構造をもつガラスであっても骨結合性が発現するのは，材料が骨欠損部に埋植されたあとに，体液との化学反応により材料表面がヒドロキシアパタイトの薄膜で覆われるためであることがわかっている．材料と骨が結合する際に，新生骨は材料表面を伝導するように再生するため，生体活性セラミックスが骨と結合する性質は**骨伝導性**とよばれている．

Bioglass® の曲げ強度は，42 MPa と，他の骨修復用セラミックスのそれよりも低いが，短期間に骨と結合することが知られている．Bioglass® は，バルク状で人工中耳骨や顎底維持埋入材として，また顆粒状で歯周埋入材として用いられる．このガラスの場合には，アパタイト層とガラスの界面に機械的強度に劣るシリカ（SiO_2）ゲル層が比較的厚く（数十 μm）形成される．そのため，骨との結合強度も小さくなってしまう．

骨と結合する結晶化ガラスとして 1982 年に提案された材料に，ガラスマトリックス中にオキシフルオロアパタイト（$Ca_{10}(PO_4)_6(O, F_2)$）とウォラストナイト（$CaSiO_3$）の微結晶を析出させた結晶化ガラスがある．この人工骨は，**結晶化ガラス A-W** とよばれ，ヒトの緻密（皮質）骨よりも高い機械的強度をもち，しかも優れた骨結合性を示す．この結晶化ガラスは，日本で発明された人工骨として 1991 年から 2000 年にかけて Cerabone® A-W の商品名で，バルク状の人工椎体や骨スペーサーとして，また顆粒状や多孔状で顎骨などの補填材として利用され，6 万人以上の患者に用いられた．

d. ヒドロキシアパタイト　ヒトの骨は無機物質のヒドロキシアパタイト〔ハイドロキシアパタイトや水酸アパタイトともよぶ．化学量論組成は $Ca_{10}(PO_4)_6(OH)_2$〕と有機物質のコラーゲン線維からなっている．ヒドロキシアパタイトの焼結体は代表的な生体活性セラミックスである．ヒドロキシアパタイトの粉末を人工的に合成し，それを焼結して得られる多結晶焼結体は，骨欠損部に埋植されると周囲の骨と強固に結合して一体化する．ヒドロキシアパタイト粉末を合成する方法としては，

乾式合成，湿式合成，水熱合成などがある．

　ヒドロキシアパタイトのセラミックスは，骨の構成成分以外の成分を含まず，有害なイオンを溶出する心配がないので，整形外科をはじめ口腔外科，脳神経外科，耳鼻咽喉科などの分野で幅広く臨床使用されている．臨床現場において，ヒドロキシアパタイトはバルク状（緻密体），多孔状および顆粒状で用いられる．ヒドロキシアパタイトの緻密体は，耳小骨や各種骨スペーサーなどとして用いられている．その圧縮強さは，600～735 MPa 程度である．ヒドロキシアパタイト多孔体は，骨スペーサーや頭蓋プレートなどとして臨床応用されている．日本で実用化されているヒドロキシアパタイト多孔体の気孔径および気孔率は，それぞれ 0.5～500 μm および 15～80％ときわめて広範囲にわたり，その結果，その圧縮強さも 8～250 MPa とさまざまである．

　ヒドロキシアパタイトの骨結合性を利用して，Ti 合金製人工関節ステム材へのコーティングが広く行われている．たとえば，フレーム溶射により約 20 μm の厚みのヒドロキシアパタイトをコーティングした人工股関節が国内で臨床使用されている．コーティングされたヒドロキシアパタイト層は，術後早期に骨を人工股関節表面に伝導し，初期固定を向上させる役割を果たす．コーティングの方法としては，ヒト血漿の無機イオン組成を模倣して作製された水溶液（擬似体液）を用いるバイオミメティックなプロセスも提案されている．擬似体液中で基板上に生成したヒドロキシアパタイト膜を図2・43に示す．水溶液を用いたプロセスであれば，生体骨に類似したヒドロキシアパタイトを容易に被覆できる．さらに水溶液に各種イオンを添加してヒドロキシアパタイト結晶を成長させることで，ヒドロキシアパタイトの組成や構造を制御することや，薬剤を含有したヒドロキシアパタイト層も被

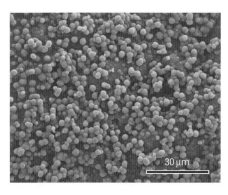

図 2・43　擬似体液中で基板上に生成したヒドロキシアパタイト膜

覆可能で新たな薬理機能を付与することもできる．

　ヒドロキシアパタイトなどの生体活性セラミックスは，優れた骨結合能を示すが，骨に比べて柔軟性に劣る（高い弾性率を示す）．高分子材料は，骨よりも柔軟性に富む（低い弾性率を示す）ので，生体活性セラミックスと高分子との複合材料は骨に近い機械的性質と骨結合性を示す材料となる．1981年にポリエチレンマトリックス中にヒドロキシアパタイトの微粒子を分散させた複合材料が提案され，その弾性率は生体骨のそれに近い．この複合材料は，耳小骨などとして英国で実用化されている．

e. リン酸三カルシウム　　リン酸三カルシウム（$Ca_3(PO_4)_2$, TCP）には，低温から β, α, $\bar{\alpha}$ の三つの相がある．これらのリン酸三カルシウムのうち，骨補塡材および骨ペーストとして臨床応用されているものは β 相と α 相である．リン酸三カルシウムを乾式合成で得るには，リン酸水素カルシウム（$CaHPO_4$）と炭酸カルシウム（$CaCO_3$），あるいはピロリン酸カルシウム（$Ca_2P_2O_7$）と炭酸カルシウムを Ca/P 比が化学量論値である 1.50 になるように混合して焼成する．1000 °C 程度で焼成すると β-リン酸三カルシウムが，1250 °C 程度で焼成して急冷すると α-リン酸三カルシウムが得られる．

　骨は，骨芽細胞と破骨細胞による代謝で常に再生・再構築（リモデリング）が行われている．リモデリングの過程で吸収される材料は，より自家骨に近い機能をもつ人工骨といえる．ヒドロキシアパタイトの緻密な焼結体が骨伝導性を示すことから，ヒドロキシアパタイト表面において骨芽細胞は問題なく機能すると考えられる．しかし，ヒドロキシアパタイトの緻密な焼結体は，破骨細胞による分解をほとんど受けない．これに対して，β-リン酸三カルシウムは，骨欠損部に埋入されると，線維性被膜をつくらず，周囲の骨と直接接し，さらに表面からしだいに骨に置き換えられていく生体吸収性を示す[3]．これには，生体環境下おける β-リン酸三カルシウムそのものの溶解度がヒドロキシアパタイトよりも高いことに加え，細胞による β-リン酸三カルシウムの生物学的吸収も寄与しているといわれている．

　β-リン酸三カルシウム緻密体の圧縮強さおよび曲げ強度は 460～690 MPa および 150～200 MPa であり，ヒドロキシアパタイト緻密体のそれらと同程度である．一方，国内で実用化されている β-リン酸三カルシウム多孔体については，その気孔径および気孔率は，それぞれ 100～400 μm および 60～75 % である．β-リン酸三カルシウム多孔体は，良性骨腫瘍切除や骨折による骨欠損部の補塡，あるいは自家骨採取部の補塡などにブロック状や顆粒状で臨床応用されている．さらに骨の再生医

療を支援する足場（スキャフォールド）の素材としても注目されている．ヒドロキシアパタイトと β-リン酸三カルシウムを複合化したバイフェイズ（二相）セラミックスも臨床応用されている．生体吸収性を示すセラミックスを複合化することで，埋入後にセラミックス表面の β-リン酸三カルシウムが新生骨に置換され，鋸刃状で強固な骨結合面を形成する．

f. 自己硬化性材料　手術室で粉末と液体を混ぜ合わせると，数分間流動性を示し，これを骨欠損部に注入すると，そこで固まり，周囲の骨と自然に結合する自己硬化性生体活性セラミックス（生体活性ペースト）は，大きな切開手術を経ることなく，どんな形状の骨欠損部にも骨補填材を満たすことができるので，有用である．

この種の自己硬化性材料としては，α-リン酸三カルシウム，リン酸四カルシウム（$Ca_4(PO_4)_2O$），リン酸水素カルシウム，ヒドロキシアパタイトおよびリン酸マグネシウムからなるセラミック粉末に，コンドロイチン硫酸ナトリウム，コハク酸二ナトリウム無水物および亜硫酸水素ナトリウムの水溶液を混ぜ合わせたものがある．この混合物は，ペースト状や粘土状となり，37℃の条件下で混和後約10分程度から硬化し始める．硬化はヒドロキシアパタイトの生成に伴って進行し，硬化物の圧縮強さは1日目に47〜55 MPa，3日目で70〜85 MPa になる．リン酸カルシウム系ペーストは，骨粗しょう症により骨折した骨の補強材，骨腫瘍切除や人工関節置換の際の骨補填材などに用いられている．

g. がんの局所放射線治療用材料　がんを治療する一般的な方法として，患部を手術により切除する外科的療法が行われている．しかし，患部を切除してしまうと，その機能を回復できない器官も多い．また，がんを外科的手術により完全に切除できない場合もある．そのため，患部を切除することなく，がん細胞だけを死滅させ，その後に正常組織の再生を期待できる治療法，すなわち低侵襲で器官の機能を温存できる療法の発達が望まれている．化学療法，免疫学的療法，放射線療法，温熱療法などは，その可能性をもつ方法である．セラミックスの機能を低侵襲機能温存治療に用いた例として，がんの局所放射線治療がある．

がんの局所放射線治療のために世界で最初に実用化された材料は，Y_2O_3-Al_2O_3-SiO_2 系ガラスの微小球である．これに熱中性子線を照射するとガラス中の ^{89}Y は ^{90}Y に変化し，半減期 64.1 時間の β 線放射体となる．このガラス微小球を肝臓に注入すると，β 線放射体として，がんを局部的に放射線照射できる（図 2・44）．β 線は生体組織を 2.5 mm 程度しか通らないので，隣接する正常組織まで放射線照射す

ることがない．このガラス微小球（TheraSphere®）は，製造承認認可を得て，すでに米国，カナダ，ドイツ，シンガポールおよび南アフリカなどにおいて，手術不可能な肝臓がんの治療のために実用化されている．

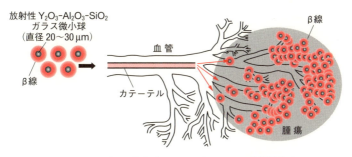

図 2・44　ガラス微小球による深部がん局所放射線治療

2・3・4　分析解析法

セラミックスバイオマテリアルの性質は，化学組成，結晶構造，非晶質，結晶サイズ，結晶形態，結晶配向性，気孔構造によって変化する．ここでは，セラミックスの解析手法として頻繁に利用されている手法として，X線回折法，赤外分光法，ラマン分光法，電子顕微鏡，X線光電子分光法を取上げる．また，多孔体の構造解析についても述べる．一般にセラミックバイオマテリアルの微構造のキャラクタリゼーションには，これらの手法をいくつか組合わせることが多い．

a. X 線回折法　X線回折法を用いれば，セラミックスのバルク状試料や粉末状試料の結晶構造，単位格子の格子定数，結晶相などの情報が得られる．結晶性物質にX線（特性X線）が照射されると，結晶格子面で反射し，互いに干渉し合い，ブラッグの回折条件を満たす方向のみ回折線の強度が増大し，それ以外は打消しあって観測されない．

波長 λ の単色X線を照射して回折角度 θ を観測すれば，ブラッグの回折条件（$2d \sin\theta = n\lambda$）から，面間隔 d が求められる．一つの物質の数個の d とそれに対応する回折線の相対強度を観測し，既知物質のX線回折図と比較することにより，その物質を同定することができる．ガラスや非晶質試料の場合では，X線散乱に由来する不明瞭な回折図形（ハローパターン）を与えるので，非晶質であることを証明する手段として用いられる．図2・45に測定例として，代表的な生体活性セラミックスであるヒドロキシアパタイトのX線回折図形を示す．

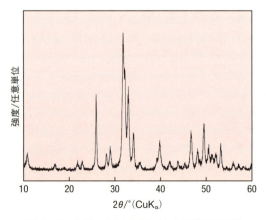

図 2・45　ヒドロキシアパタイトのX線回折図形

b. 赤外分光法・ラマン分光法　セラミックバイオマテリアルのバルク状試料あるいは粉末状試料の分子構造を調べるために，赤外分光法やラマン分光法が用いられる．分子はそれぞれ分子構造に基づく固有の振動をもっている．そのような分子に波長を連続的に変化させながら赤外線を照射すると，分子の固有振動と同じ周波数の赤外線が吸収されて，分子構造に応じたスペクトルが観測される．このスペクトルから分子構造を解析することを赤外分光法という．図2・46に臭化カリウム（KBr）錠剤法によって測定したヒドロキシアパタイトのフーリエ変換赤外分光スペクトルを示す．ラマン分光法は，おもに可視光を照射して赤外分光法と相補的

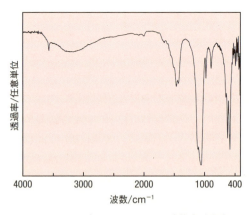

図 2・46　ヒドロキシアパタイトのフーリエ変換赤外分光スペクトル

な振動スペクトルを得る測定手法であり，同様の構造情報を与える．

c. 電子顕微鏡 電子顕微鏡は電子線を光源とし，磁界型レンズを用いて結像する．透過型電子顕微鏡と，表面形状観察に便利な走査型電子顕微鏡が利用される．電子ビームを照射された試料部からは，各種の電磁波が生じ，そのいずれかを取出して結像させるかにより，二次電子像，反射電子像，透過電子像，起電力像，ルミネッセンス像，X線像，オージェ電子像などを観測できる．

走査型電子顕微鏡では，直径数 nm に絞った電子ビームで試料上を走査しつつ，ビームが通過する際，試料の各点から生じる種々の情報を電気的に検出し，二次元的に走査して画像を取出す．

透過型電子顕微鏡では，試料（粒子）の大きさと形状がわかるので，晶癖，粒度分布，表面構造，凝集の度合が明らかになる．電子線回折図形からは非晶質ならハローパターンが，単結晶なら二次元点配列の格子状パターンが，多結晶からはデバイ-シェラー（Debye-Scherrer）リングとよばれる同心円状のパターンが得られる．結晶性の場合には結晶面間隔を決定できる．さらに，結晶の格子欠陥，転位と，それらの種類，方向などを観測できる．

これらに付随してエネルギー分散型X線分光器や電子線エネルギー分析器を設けることで，電子顕微鏡像として観察される試料の組成を解析できる．

d. X線光電子分光法 X線光電子分光法は，表面からの深さ 0.5〜5 nm までのセラミックスの化学組成，化学結合状態，原子の酸化状態，電子構造を調べるための重要な手法の一つである．内殻準位の結合エネルギーは原子の置かれた化学的構造環境の違いによって，異なる化学シフトを示すことが知られている．この化学シフトから原子の電荷や化学結合状態に関する情報を得ることができる．

e. 多孔体の構造解析 組織工学分野の発展に伴い，セラミックスからなる組織工学用スキャフォールドの開発が盛んに進められている．骨置換材料の開発には，細胞の接着性や増殖・分化を促進・支援する働きだけでなく，生体吸収性を高めるための高い比表面積，骨内成長を促進して強固に結合する高い気孔率，血管侵入を促す連通孔が要求される．スキャフォールドでは三次元的な多孔構造を調べることが重要である．ガス吸着法および水銀圧入法では，それぞれ 0.1〜100 nm および 7 nm〜400 μm の範囲の細孔構造（細孔径分布，細孔容積，細孔比表面積，平均細孔径，気孔率など）を調べることができる．マイクロフォーカスX線コンピュータートモグラフィーは，セラミックスや骨などの三次元構造を非破壊で可視化し，シンクロトロンX線源を用いれば約 1 μm の分解能で多孔質構造（連通孔，密封気

孔）の三次元構造イメージを得ることができ，数値計算によって気孔率を求めることができる．

参考文献（§2・3）
1) M. Neo ほか, *J. Biomed. Mater. Res.*, **26**, 1419（1992）.
2) L. L. Hench ほか, *J. Biomed. Mater. Res. Symp.*, **2**, 117（1972）.
3) S. Kotani ほか, *J. Biomed. Mater. Res.*, **25**, 1303（1991）.
4) 石原一彦ほか 編, "バイオマテリアルの基礎", 日本医学館（2010）.
5) "Bioceramics and their clinical applications", edited by T. Kokubo, Woodhead Publishing Limited and CRC Press LLC（2008）.
6) "An Introduction to Bioceramics, 2nd Edition", edited by L. L. Hench, Imperial College Press（2013）.

2・4 金属材料

2・4・1 種類と用途

　金属バイオマテリアルは，1）力学的信頼性の高さ（高強度，高延性，耐疲労特性，耐摩耗性，剛性率の可変性），2）広範囲の力学的・化学的・生物学的特性をもつ材料の存在，3）金属種，合金組成によって生体親和性を制御可能，4）超弾性，形状記憶特性，導電性，磁性などの機能性を利用可能，などの理由から大量に利用されている．各国の承認を受けて利用されている金属種は世界的に類似しており（表 2・13），生体内に埋入される金属バイオマテリアルとしては，ステンレス鋼，Ti および Ti 基合金，Co 基合金，Ni-Ti 系金属間化合物，Ta ほかがあり，整形外科，循環器外科・内科，耳鼻科，歯科，一般外科など広く医療分野で利用されている．

　ステンレス鋼は，一時的な適用を中心とした骨・関節医療用デバイス，Co 基合金は摺動部を中心とした人工関節など，Ti および Ti 基合金は半永久的に人体に埋入するための骨・関節医療用デバイス，さらにはペースメーカーなど，Ni-Ti 合金は特徴的な超弾性や形状記憶特性を活かすことができる歯科矯正用ワイヤーや血管内ステントなどとして用いられている[1]．

　歯科では補綴物としてアマルガム（Hg-Ag-Sn-Cu）や Au 基合金など使用され

＊ 執筆担当：中野貴由（§2・4）

る金属バイオマテリアルの種類がさらに広がる（表2・14）．Agは高濃度では生体毒性を示すが，細菌，ウイルス，藻類，菌類などの増殖や成長を抑制し，バイオフィルムの形成を防ぐ作用をもつことから注目すべき金属元素である[2]．

MgやMg基合金は，生体内でアノード反応により溶解する金属バイオマテリアルとして期待され，血管用ステントや骨代替材料として開発が進んでいる．Mgは，Ca（1.5 mass%，0.31 at.%），K（0.4 mass%，0.06 at.%），Na（0.2 mass%，0.3 at.%）

表 2・13　医療用デバイスとして適用もしくは開発されている金属バイオマテリアルとそのおもな用途

金属材料の種類	おもな用途
ステンレス鋼	**整形外科**: 脊椎固定器具，脊椎スペーサー，骨折固定材，人工関節 **循環器外科・内科**: 血管内ステント，ガイドワイヤー，脳動脈瘤クリップ **歯科**: インレー，クラウン，クラスプ，ブリッジ，義歯床，矯正用ワイヤー，磁性アタッチメント **一般外科**: 手術器具，注射針，カテーテル
Tiおよび Ti基合金	**整形外科**: 脊椎固定器具，脊椎スペーサー，骨折固定材，人工関節 **循環器外科・内科**: 人工心臓，心臓ペースメーカー，人工弁，脳動脈瘤クリップ **歯科**: インレー，クラウン，クラスプ，ブリッジ，義歯床，フィクスチャー，矯正用ワイヤー **一般外科**: 手術器具
Co基合金 （Co-Cr合金を含む）	**整形外科**: 骨折固定材，人工関節 **循環器外科・内科**: 血管内ステント，脳動脈瘤クリップ **歯科**: インレー，クラウン，クラスプ，ブリッジ，義歯床，矯正用ワイヤー **一般外科**: カテーテル
Ni-Ti合金	**循環器外科・内科**: 血管内ステント **歯科**: 矯正用ワイヤー **一般外科**: カテーテル
Ta	**整形外科**: 人工関節 **循環器外科・内科**: 血管内ステント
Auおよび Au基合金	**歯科**: 充填材，インレー，クラウン，クラスプ，ブリッジ，義歯床，矯正用ワイヤー，ろう材 **一般外科**: カテーテル
Ag基合金	**歯科**: 充填材，インレー，クラウン，クラスプ，ブリッジ，義歯床，ろう材
Ptおよび Pt基合金	**循環器外科・内科**: 電極，血管塞栓用ワイヤー **一般外科**: カテーテル
Mg合金	**整形外科**: 骨折固定材（生分解性）

についで生体内に多く存在する金属元素であり，その生体内での濃度は 0.1 mass%（0.1 at.%）と高いことから，溶解性の金属バイオマテリアルとして注目されている．その適用は，同様に溶解性機能を利用した研究が進んでいる Fe に比べて，生体外へ排出されやすいことから有利であるといえる．Mg は，筋肉の収縮，神経伝達機能，生理機能，骨代謝や関連する骨強度と深くかかわっており，Ca とバランスを保ちながら，機能性を発揮する重要な金属元素でもある．

表 2・14　歯科で使用される金属材料

合金種	組成（mass%）
Hg-Ag-Sn-Cu 合金（アマルガム）	Hg-(22-32)Ag-14Sn-8Cu
Au 基合金	Au-(7-18)Cu-(10-26)Ag-(1-10)Pd-(5-25)Pt-(0-19)Ir-(1-2)Ni
ステンレス鋼	Fe-(8-30)Cr-(8-25)Ni-(0.1-0.2)C
Co-Cr-Ni-Mo 合金	Co-20Cr-16Fe-15Ni-7Mo-2Mn-0.15C-0.04Be
CP-Ti	Ti
($\alpha+\beta$) 型 Ti 合金	Ti-(5-7)Al-(3-5)V
β 型 Ti 合金	Ti-(10-12)Mo-(5-7)Zr-(3-5)Sn
Ni-Ti 合金	Ni-(45-51)Ti-(5-6)Cu-(0.2-0.5)Cr-(0-3)Co
Ti-Nb 合金	Ti-(40-50)Nb
Ti-Ta-Nb/Zr/Sn 合金	Ti-(25-35)Ta-(5-25)Nb
Ti-Zr 合金	Ti-10Zr-5Nb-5Ta
Ni-Ta 合金	Ni-(30-50)Ta

　ここでは，金属バイオマテリアルとして特に多く利用される，ステンレス鋼，Ti もしくは Ti 基合金，Co 基合金に絞って以下に解説する．国際的な工業規格設定機関である ASTM に規格化されているそれぞれの材料組成については，表 2・15 に示す[3]．

a. ステンレス鋼　　ステンレス鋼は，文字どおり "錆び（stain）にくい（less）" 鋼であり，表面に形成される Cr が濃縮し結合水を含む厚さ数 nm の**不動態皮膜**により耐食性を高めている．生体内環境はきわめて過酷な腐食環境であることから 20 世紀にはステンレス鋼がインプラント材料として多用された．現在の人工股関節の原型とされる Charnley 式の低摩耗人工股関節（§5・2・1 参照）は，ステンレス鋼と高分子ソケットとの組合わせであった．

　ステンレス鋼は，Fe をベースとし，Cr を添加することで耐食性を高め，Ni を添加させ組織や結晶構造を変化させることで力学特性を制御している．組織によっ

て，フェライト系（α），オーステナイト系（γ），マルテンサイト系（M）に分類され，それぞれ体心立方構造相，面心立方構造相，面心立方構造に近いマルテンサイト相を特徴とする．さらに，フェライト系（α）とオーステナイト系（γ）が混合した2相混合系や析出硬化系に分類され，析出硬化系ステンレス鋼ではCu過剰相やNi-Al系金属間化合物の析出をマルテンサイト相の経由により促進することで，適度な強度と延性を両立する．ここで**マルテンサイト**相とは，急冷により熱エネルギーの助けなしに安定相に近い形に無拡散で結晶構造が変化すること（相変態）を意味する．

こうしたフェライト系（α），オーステナイト系（γ），マルテンサイト系（M）の出現は，シェフラー（Schaeffler）図（図2・47）により高温からの急冷組織として表される．Fe中のCr，Mo，W，Si，V，Nbなどはフェライト相（α）を安定化

表2・15 インプラント用途に用いられるステンレス鋼，TiおよびTi基合金，Co基合金（ASTM）

ステンレス鋼（mass%）		Ti および Ti 基合金（mass%）		Co 基合金（mass%）	
F138-13a F139-12 F1350-08 F2257-14	Fe-18Cr-14Ni-2.5Mo	F67-13	Commercially pure (CP)，α型 1～4種 (Grade 1～4)	F75-12（鋳造材）	Co-28Cr-6Mo
F745-07	Fe-18Cr-12.5Ni-2.5Mo（鋳造材）（2012年に撤回）	F1108-14（鋳造材） F1472-14	Ti-6Al-4V，α+β型	F1537-11 F799-11	Co-28Cr-6Mo Alloy 1：低C材 Alloy 2：高C材 Alloy 3：分散強化材
F1314-13ae1	Fe-22Cr-13Ni-5Mn-2.5Mo	F136-13	Ti-6Al-4V ELI，α+β型	F90-14 F1091-12	Co-20Cr-15W-10Ni
F1586-13e1	Fe-21Cr-10Ni-3Mn-2.5Mo	F1295-11	Ti-6Al-7Nb，α+β型	F562-13 F688-14 F961-14	Co-35Ni-20Cr-10Mo
F2229-12	Fe-23Mn-21Cr-1Mo(-1N)	F2146-13	Ti-3Al-2.5V，α+β型	F1058-08	40Co-20Cr-16Fe-15Ni-7Mo
F2581-12	Fe-11Mn-17Cr-3Mo(-0.5N)	F1713-08 (2013)	Ti-13Nb-13Zr，near β型		
		F1813-13	Ti-12Mo-6Zr-2Fe，β型		
		F2066-11	Ti-15Mo，β型		
		F2063-12	Ni-(54.5-57)Ti		

し，Ni，Co，Mn，N，C などはオーステナイト相（γ）を安定化することから，それぞれその安定度合いを換算して Cr 当量（図 2・47 の横軸），Ni 当量（図 2・47 の縦軸）とし，組織の安定領域を表すきわめて重要な図である．ステンレス鋼は，比較的安価で，加工性に優れ，流通量も多いといった優位性から，インプラントとして用いる以外に，メス，ハサミ，鉗子，ピンセット，ドリルなどの手術器具に用いられる．ただし，骨インプラントとしては骨組織との直接接触（オッセオインテグレーション）が得られず，わずかではあるものの Ni，Cr などの溶出がみられることから，短期的な埋入に限定して適用されることが多くなっている．さらに，インプラントとして使用されるステンレス鋼としては，316L 型（Fe-18Cr-14Ni-2.5Mo）オーステナイト系ステンレス鋼が，塩化物環境下での耐食性や強度－延性バランスの観点から限定的に利用されている．一方で，Ni の毒性を避けるために，Ni 元素を同じくフェライト相（α）安定化元素である N で置換した，Ni フリーのステンレス鋼の開発も行われている．

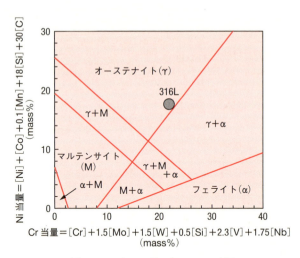

図 2・47 シェフラー（Schaeffler）図

b. Ti および Ti 基合金　Ti および Ti 基合金は，密度が 4.4 g/cm³ 程度とステンレス鋼や Co-Cr 合金（同じく >8 g/cm³）に比べ軽量である．優れた力学特性（表 2・16），高耐食性，そして低磁性により MRI アーチファクトが抑制できるなどの特徴がある．ただし，Ti もしくは Ti 基合金が多用される最大の利点はオッセオインテグレーション（osseointegration）にあり，生体骨組織と直接接触し，荷

重伝達を可能とすることから，人工関節や骨プレートなどの生体骨と直接接触する部位に多用されている．生体内では TiO_2 を基本組成とした緻密で密着性の高い不動態皮膜が表面層として形成されることから，耐食性が高く，骨の無機成分であるアパタイト形成能が高いことも利点である．

一方で電子構造やそれに基づく原子配列や塑性変形モードにより，本質的に耐摩耗性が低く摺動部にはほとんど用いられない．同時に難加工性材料であることから成形・加工法には工夫を要する．

Ti および Ti 基合金は相構成や組織によって力学特性が大きく変化することから，

表 2・16 整形外科用インプラントとしての各種 Ti 基合金の力学特性
（比較としてステンレス鋼と Co 基合金の参考値を掲載）

合金種	ヤング率（縦弾性係数）(GPa)	0.2％耐力 (MPa)	引張強度 (MPa)	伸び (％)
α 型 Ti				
CP-Ti（グレード 1）	115	170	240	24
CP-Ti（グレード 2）	115	280	340	20
CP-Ti（グレード 3）	115	380	450	18
CP-Ti（グレード 4）	115	480	550	15
α+β 型 Ti 基合金				
Ti-6Al-4V	110	860	930	10〜15
Ti-6Al-7Nb	105	795	860	10
Ti-5Al-2.5Fe	110	820	900	6
Ti-3Al-2.5V	100	585	690	15
β 型 Ti 基合金				
Ti-13Nb-13Zr	79〜84	840〜910	970〜1040	10〜16
Ti-12Mo-6Zr-2Fe (TMZF)	74〜85	1000〜1060	1060〜1100	18〜22
Ti-15Mo	78	655	800	22
Ti-15Mo-5Zr-3Al	75〜88	870〜970	880〜980	17〜20
Ti-15Mo-2.8Nb-0.2Si-0.26O	83	950〜990	980〜1000	16〜18
Ti-16Nb-10Hf	81	730〜740	850	10
Ti-(10-80)Nb	65〜93	760〜930	900〜1030	—
Ti-35.5Nb-7.3Zr-5.7Ta (TNZT)	55〜66	800	830	20
Ti-(70-80)Ta	80〜100	350〜600	600〜650	10〜25
Ti-Ta-Nb/Zr/Sn	40〜100	400〜900	700〜1000	17〜26
Ti-Zr-Nb-Ta	46〜58	—	650〜1000	5〜15
ステンレス鋼と Co 基合金				
316L	200	200〜700	500〜1350	10〜40
Co 基合金	240	500〜1500	900〜1800	10〜50

添加元素，組成，熱処理などにより力学特性を制御する．純 Ti の安定相（平衡相）は，低温相として知られる α 相と高温相として知られる β 相であり，それぞれ六方最密充塡構造と体心立方構造である．前者は結晶構造の異方性が強いことから，合金化や酸素濃度などの不純物濃度の増加によって高強度化することを特徴とするのに対し，後者は伸びや絞りなどの延性に優れる．そのため，Ti および Ti 基合金は α 型，α+β 型，β 型に大別されるが，§2・4・2 で後述するように，準安定相を含む相安定性が力学特性とも深くかかわっている．純 Ti の高温相である β 相を低温にて安定化するためには，体心立方構造を示す合金元素の添加が有効であり，V，Mo，Nb，Ta，Fe，Cr などが代表的な元素である．

表 2・16 に示すように α 型組織ではグレード 1 から 2，3，4 の順で O，Fe などの不純物濃度が上昇するため，固溶体硬化により強度が上昇するが，延性は低下する．グレード 1 よりさらに O，N，H，Fe などの不純物濃度の低い ELI（extra low interstitial）材もしばしば使われる．強度が必要な場合には固溶体強化され，β 相が少量存在することで延性をも発揮する α+β 型組織の Ti-6Al-4V 合金が多用されている．さらに V の細胞毒性から，V を除いた Ti-6Al-7Nb や Ti-5Al-2.5Fe なども金属バイオマテリアルとして開発されている．

β 型 Ti 合金は高延性を特徴とし，特に α 相の組成に近い near β 型合金（後述の図 2・49 を参照）は β 相の安定性が低いことから低弾性率を示す．

c. Co 基合金　Co は高温では γ 相，低温では ε 相が安定であり，それぞれ面心立方構造と六方最密充塡構造を示す．金属バイオマテリアルとしては，Co を Cr や Mo で合金化した Co 基合金が高強度，耐腐食性，耐摩耗性を発揮することから特に摺動面に多く用いられる．古くに開発された材料で，ステンレス鋼と同様に Cr 酸化物をベースとする不動態皮膜により耐食性が向上し，炭素が多く含まれる場合には炭化物によって，炭素量が少ない場合でも**積層欠陥エネルギー（SFE）**に依存した ε 相の存在によって強化される．SFE とは，原子層の積み重なりに乱れが生じる際に形成される二次元欠陥（**積層欠陥**，stacking fault，SF）の形成に必要なエネルギーのことである．面心立方構造である γ 相が 3 層周期であるのに対し，2 層周期の ε 相（六方最密充塡構造）が導入された際と同様な原子配列であることから，SFE が低いほど積層欠陥や ε 相が形成しやすい．そのため SFE を低下させる Cr，Mo，W，Si などの合金元素は ε 相を安定化し，SFE を増加させる Fe，Mn，Ni，C などの元素は γ 相を安定化する．

高強度，優れた耐摩耗性から Ti や Ti 基合金を補う材料として利用されるととも

に，近年ではN添加によるγ相の安定化や無毒化，さらにC添加による複数種類の炭化物導入による新しいタイプのCo基合金の開発が進められている[3]．

2・4・2 製造プロセスと準安定相

金属バイオマテリアルに限らず金属材料を製造する際には，製造プロセスに依存してその相構成や組織が変化し，結果として材料の力学的・化学的・生物学的特性に影響を与える．平衡状態においても，加工熱処理を行うことで組織が変化したり，高温からの急冷凝固プロセスもしくは高温安定相からの急冷によって本来の安定相とは異なる**準安定相**が形成される．準安定相は安定相に比べ自由エネルギーが高く，長時間その状態に放置した場合には，平衡相へと変化するため熱力学的には不安定である．しかし，一度形成されると室温付近では半永久的に存在しうる場合も多い．条件が整ったうえで急冷した場合には，原子が長範囲にわたって三次元的に規則配列する結晶化に至らず，液相状態にその原子配列がきわめて近いアモルファス相を形成することさえある．§2・4・1で述べたマルテンサイト相は典型的な準安定相であり，典型的な金属バイオマテリアルであるステンレス鋼，Ti基合金，Co基合金のγ/ε変態でも出現する．平衡相の組織制御とともに，こうした準安定相を用いることは金属バイオマテリアルの機能制御のうえできわめて重要である．

a. 回復・再結晶・結晶粒の粗大化

加工熱処理は金属材料の組織制御を行う際に一般的に行われるプロセスである．比較的低温で加工した金属材料が加工硬化された状況から加熱により軟化し，同時に組織が変化する現象は，図2・48に示すように，回復・再結晶・結晶粒の粗大化の3段階に分けることができる．回復・再結晶は加工により導入された点欠陥や転位などの格子欠陥の消滅を駆動力とするものである．

1) 第1段階は回復過程であり，光学顕微鏡的な組織の変化はほとんど認められず点欠陥の消滅や転位の短距離での再配列が起こる．この段階では点欠陥の消滅による電気抵抗の低下が認められるが硬さの低下はわずかである．一般に加工硬化によって強化された材料は疲労時には転位の再配列によってしばしば疲労破壊に至ることから，加工硬化に基づく金属バイオマテリアルの高強度化は意味をなさない．

2) 第2段階は，再結晶過程であり，融点の半分以上の温度に加熱すると転位や内部ひずみの少ない結晶粒が形成されるため，結晶粒は微細化される．この際，結晶粒界が転位運動の障害となることから，一般に平均結晶粒径の1/2乗に反比例して，強度は変化する〔**ホールペッチ(Hall-Petch)の法則**〕．つまり結晶粒が微細

化するほど強度は上昇する．加工度が大きく，熱処理温度が低いほど結晶粒は微細化する．

3) 第3段階は結晶粒の粗大化過程であり，粗大化により強度が著しく低下する．粗大化の駆動力は結晶粒界のエネルギーの低下であり，粒界移動のための律速条件に応じて熱処理時間の 1/2〜1/3 乗に比例して結晶粒の粗大化が進行する．

体温付近で使用される金属バイオマテリアルにおいては，再結晶の段階での結晶粒の微細化により強度-延性バランスのとれた材料となる．

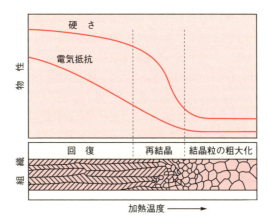

図 2・48　加工熱処理による金属材料の組織，物性変化

b. 準安定相の形成　準安定相は，液相もしくは高温からの比較的速い速度で冷却されることで，熱力学的に安定な平衡相に到達する前に凍結される非平衡相のことである．ほとんどの金属バイオマテリアルでは強化相として準安定相を利用している．

図 2・49 には，一例として低温で α 相（六方最密充填構造）が安定な純 Ti に対し，β 相（体心立方構造）安定化元素を添加し，相安定性を変化させた場合の，準安定相としてのマルテンサイト相〔α′（六方晶系），α″（斜方晶系）〕の出現領域を示す．このマルテンサイト相が出現する温度を Ms 点という．Ms 点を高温から低温へと急冷（焼き入れ）にて通過した場合には，準安定相としての α′ もしくは α″ マルテンサイト相が形成される．準安定 β 相は平衡状態では α+β 型の 2 相組織であるが，β 変態点以上の温度から急冷した場合には，マルテンサイト相や α 相は形

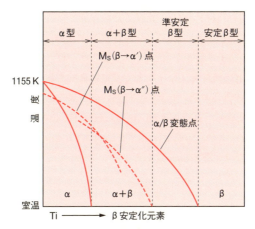

図 2・49 β 安定化元素濃度に対応した Ti 基合金の分類と準安定相の生成

成されず準安定な β 単相になる．こうした準安定 β 型 Ti 相からは，焼き入れ，時効（一定の温度で一定時間熱処理すること），応力の負荷により ω 相が生成する．それぞれ非熱的 ω 相，熱的 ω 相，応力誘起 ω 相と区別されるが，濃度のわずかな違いは生じるもののすべて六方晶系である．こうした，Ti 基合金に現れる準安定相は，強度，延性，弾性率に影響を及ぼすことから，金属バイオマテリアルを設計するうえできわめて重要な役割を担う．さらに，準安定 β 相はそもそも α 相を安定相とする組成であることから原子間結合が不安定であり，α/β の相変態を担う $\{110\}\langle110\rangle$ せん断弾性率をはじめとする合金そのものの弾性率が低い．その結果として，図 2・52 の $\langle100\rangle$ で示したような低弾性率を示し，骨への**応力遮蔽**を低減することを可能とする．ここで，応力遮蔽とは骨のヤング率（10〜30 GPa）に比べ，金属インプラントの弾性率が高いことから，インプラントを平行埋入した場合に生体骨中の応力感受細胞である骨細胞（osteocyte）が正常な応力を感知できず，骨量，骨密度，骨質の劣化を呈するものである．

c. アモルファス（非晶質）合金　アモルファスは，平衡相に至ることなく液体に近い動径分布関数に基づき原子が配列する準安定相であり，最大強度が高く，比較的低弾性で，高耐食性を示すものも多いことから金属バイオマテリアルとして期待されている．なかでもガラス転移温度と結晶化温度との温度差が数 10 °C と大きい金属ガラスは，金属の過冷却液体状態で凝固することなく非晶質化した固

相状態であり，室温で液相状態を安定性の高い状態で保持している準安定相と考えることができる．アモルファスは，1）冷却速度が速い，2）合金構成成分数が多い，3）成分元素の原子半径差が大きい，4）混合熱が負であり金属間化合物を安定につくりやすいなどの条件を満たすことで安定に形成されやすい．こうした条件を満たし，さらに生体毒性の低い元素から構成されるアモルファスの開発は困難であり，生体毒性成分を含む Ti-Ni-Cu-Sn 合金，Ti-Ni-Pd-Cu-Sn 合金，Ti-Ni-Cu-Sn-Be-Zr 合金，Ti-Zr-Pd-Cu-Sn-Ta 合金，Ti-Zr-Pd-Cu-Sn-Nb 合金などが開発されてきたが[4]，近年では生体毒性元素を含まない Ti-25Nb-16Zr-8Si 合金アモルファス相などが発見されている[5]．

2・4・3 加工・成形

a. 加工・成形技術　金属バイオマテリアルを含む金属材料そのものの加工・成形技術は，鋳造，塑性加工，溶接，切削加工，構造組立，粉末焼結，付加製造（additive manufacturing, AM）などに分けられる．金属バイオマテリアルにおいては，§2・4・2 で述べた加工熱処理による組織制御・力学特性の制御が重要である一方で，サイズや形状が画一的でない生体組織に適合させた成形が重要になる．特に鋳型を用いた溶融金属の鋳造・凝固や塑性加工，切削，最近では金属粉末を出発材料とした AM の適用も行われるようになってきた．

図2・50には2007年に ASTM で規定された7種類の AM 法のうちの粉末床溶融法のプロセスを模式的に示すとともに，患者の大腿骨近位内腔にフィットさせた AM 法で作製された人工股関節を示す．電子ビームもしくはレーザービームを熱源とし，三次元形状を表現する STL（stereo lithography）データから原料金属粉末（この場合，Ti-6Al-4V）を用いて繰返し局所の溶融/凝固を繰返すことで，要求する形状と金属組織を示すインプラントの製造が可能になる．凝固時の熱流方向の制御により，組織の等方化，異方化をも制御することが可能である．AM 法で造形された造形体は，高温・静水圧下で処理する高温静水圧加圧（hot isostatic pressing, HIP）により空孔や空隙を除去し，疲労強度を高めることが多い．

非切削法としての塑性加工法は従来から広く用いられる成形法であるが，大きくは鍛造加工，圧延加工，押出加工，引抜加工，板材成形加工などに分類される．1）鍛造加工は型と型の間で金属材料に圧縮加工を加え，目的の形状とする加工法，2）圧延加工は金属材料を回転するロール間に通して塑性変形する加工法，3）押出加工は金属材料の3軸方向から圧力を加えコンテナの開口部から高圧で材料を流出

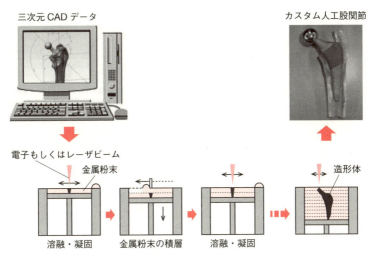

図 2・50　AM 法の一種である粉末床溶融法 (powder bed fusion) の模式図

させ断面積や形状を変化させて長さを延ばす加工法，4) 引抜加工は金属材料をダイスに通して引張力を与え，引抜いてダイス形状と同一断面の線，棒，管に仕上げる加工法，5) 板材成形加工は板材の成形を行う方法であり，せん断加工，曲げ加工，深しぼり加工，張出し加工，フランジ加工などにさらに分類され，塑性変形を伴いつつ必要とする形状を与える[6].

b. 多孔質化　金属バイオマテリアルは，軽量化，組織侵入促進，嵌合性向上，低弾性化，細胞の増殖・分化促進，細胞外基質形成のための最適環境の提供などの目的でしばしば多孔質化して利用される．多孔質金属はさまざまな方法で作製することが可能であり，表 2・17 には，多孔質金属を製造するための方法や原理，その特徴について代表的なものを示す．多孔質形状は，広義には網目状のメッシュやプラズマスプレー法によりバルク表面を多孔質化したものも含まれ，その手法はさまざまである．金属の溶融・凝固現象を利用するかどうか，溶融する場合でも材料全体を溶融するか/部分溶融するかでその製造法は分類される．さらに，水素化チタンに代表される発泡剤や気孔形成のためのスペーサーなどの原材料以外の固体材料を使用する場合と，アルゴンや水素といった気体を用いる場合，さらには何も使用しない場合に分けられる．こうして形成された多孔質体の気孔は，連結性の有無により開気孔と閉気孔に分類され，生体内で多孔質体内部まで細胞を遊走・浸入

表 2・17 多孔質金属を製造するための代表的な方法,原理,特徴

方法	原理	特徴	溶融(●)／非溶融(○)
積層造形法	AM法の一種であり,三次元CADデータに基づき金属粉末から設計どおりに多孔体を付加製造.	気孔径は現状数100μmオーダーであるが,任意形状の多孔体を形成可.連続的に気孔率を変化させることも可.	●／○
発泡溶融法	粘性を増した金属溶湯中に水素化チタンなどの発泡剤を添加,強撹拌,強制空冷.	90%超の高気孔率の発泡体の作製可.	●
ガス膨張法	金属粉末に不活性ガスを導入し,加圧焼結.	幅広い合金種の多孔質金属の作製可.ポア径数10～数100μm.	●／○
プリカーサー法（粉末成形発泡法）	金属粉末と発泡剤を混合固化したプリカーサーを加熱発泡.	種々の合金へ適用可能で鋳型内での発泡により複雑形状品可能.	○
燃焼合成法	2種類以上の混合粉末の反応によって化合物や複合材料を生成.	短時間プロセス	●／○
スペーサー法	金属粉末とスペーサー粉末を混合し,プレス成形後に焼結.	スペーサーにより構造制御が容易.気孔の傾斜化材料作製可.μmオーダーの気孔径が可能.	●
連続帯溶融法	水素などのガスを固溶させた溶融金属を一方向性凝固.	一方向指向性孔の導入.ガス圧,凝固速度により気孔形態を制御可.	○
プラズマスプレー法	プラズマを用いて金属粉末を高温溶射,バルク体表面に溶着.	バルクに溶射することで表面に気孔形成可能.インプラントの表面凹凸形成のために広く利用.	●／○

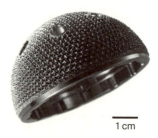

1 cm

図 2・51 AM法により作製された臼蓋側カップ
〔画像提供: 帝人ナカシマメディカル(株)〕

させたい場合には開気孔は必須である．さらに，先に述べた AM 法の高分解能化によって，目的とする三次元多孔質体を人工的に高精度で作製可能となっており，すでに人工股関節の臼蓋側カップなどに応用されている（図2・51）．

2・4・4 機能・物性

金属バイオマテリアルの機能や物性は，金属材料の電子構造，結晶構造，格子欠陥，結晶方位，ミクロ・マクロ組織などによって大きく変化する．とりわけ，結晶粒同士の結晶方位差に起因する結晶粒界の有無により，多結晶体と単結晶体に分けられ，材料の機能や物性とも深くかかわる．通常利用される金属バイオマテリアルは多結晶体であり，凝固時の核生成・成長により生み出され，結晶粒のサイズや方位分布の制御によって力学特性などを調整できる．一方で単結晶体にすることで，材料そのものの基本特性を理解できると同時に，たとえば応力遮蔽を抑制するためのインプラントを開発することも可能となる．

β 型 Ti 合金は多結晶体においても比較的低い弾性率を示す．ただし，その合金の弾性率は総価電子数 e と総原子数 a の比（e/a）と密接に関係しており，この値が 4 に近づくにつれて，多結晶弾性率が低下し，結晶方位に依存した弾性率を示すようになる．つまり，（2・4）式を用いると，単結晶体において最小の縦弾性係数を示す〈１００〉方向のヤング率（E_{100}）を算出することができる．

$$E_{100} = \frac{9}{(1/B) + (3/c')} = \frac{(c_{11} - c_{12})(c_{11} + 2c_{12})}{c_{11} + c_{12}} \quad (2 \cdot 4)$$

ここで，B, c', c_{11}, c_{12} などは種々の弾性定数を表し，立方晶系では，c_{11}, c_{12}, c_{44} が独立成分となる．

図 2・52a には，ISO（国際標準化機構）により薬事認可された Ti-15Mo-5Zr-3Al 合金単結晶におけるヤング率（縦弾性係数）の方位依存性を示す[7]．弾性率が最小値を示す E_{100} では，緻密骨の 10〜30 GPa に近い，44.4 GPa までヤング率が低減する．β 型 Ti 合金単結晶体において最もヤング率が低い値を示す E_{100} と最も高い値を示す E_{111} の比は，（2・5）式で表され，さらに c' は（2・6）式のように e/a に依存するため，e/a の減少に伴って E_{100}/E_{111} の比は増加する．

$$\frac{E_{111}}{E_{100}} = \left\{1 + \frac{3}{(1/B) + (3/c')}\left(\frac{1}{c_{44}} - \frac{1}{c'}\right)\right\}^{-1} \quad (2 \cdot 5)$$

$$c' = 1.391(e/a - 2)^{3.34} \text{ (GPa)} \quad (2 \cdot 6)$$

すなわち低い e/a を示す Ti-15Mo-5Zr-3Al 合金単結晶は荷重軸を制御することで生体緻密骨程度の低いヤング率から約 120 GPa までヤング率を変化させることも可能である。たとえば，〈１００〉方向を，長管骨の最大主応力方向である骨長軸に沿わせた単結晶ボーンプレート（図 2・52 b）では，骨への応力遮蔽の低減が見込まれ，こうした単結晶ボーンプレートは，抜去不要なインプラントとして今後臨床応用が期待される．

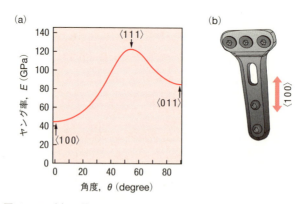

図 2・52 (a) β 型 Ti-15Mo-5Zr-3Al 合金単結晶におけるヤング率（縦弾性係数）の方位依存性と，(b) それを活かした低弾性率単結晶ボーンプレートの可能性

2・4・5 評 価 法

生体内環境は部位や組織により表 2・18 に示すようにさまざまであり（§3・1も参照），金属バイオマテリアルを適用する場合には，その環境に見合った評価を考える必要がある．なぜなら金属バイオマテリアルは，時にはきわめて過酷な力学的・化学的・生物学的環境下で機能しなければならないためである．たとえば，生体組織は力学的環境に限った場合でも，部位に応じた力学機能を発揮するための仕組みがもともと備わっている．一方で，生体組織と金属インプラントとでは力学特性が大きく異なる結果，生体内環境においてインプラント自体は異物として認識される場合があることから，周囲の生体組織へ与える影響を最小限にとどめなければならない．そのために力学的安全性や生物学的安全性，さらには素材ならびに製品における評価が必要となる．各種安全性を評価するには，試験実施適正基準（good laboratory practice, GLP) に基づく試験が,実施されなければならない.

a. 生体内もしくは生体内を模擬した環境下での力学特性の評価法　生体内環境下で使用される金属バイオマテリアルは,大気中に比べ,力学特性の劣化が著しい.使用目的や部位によって力学的環境が大きく異なり,さらに,実際の金属インプラントは複雑な形状や動作をするものが多いため,力学特性を評価する場合にはさまざまな困難が生じる.現状では ISO, JIS, ASTM により標準化を図ることで,力学試験に関する統一的な評価法が定められているが,新材料の開発や製法の発展とともにその整備をさらに進めていく必要がある.

表 2・18　生体内における種々の環境

環　境	数　値	生体内部位
力学的応力 (MPa)	0～4 0～40 0.2～1 0～2×10^{-2} 1～10 40 400	海綿骨 緻密骨 動脈壁 心筋 関節内靭帯 骨格筋(最大) 腱(最大)
pH	1.0 4.5～6.0 6.8 7.0 7.15～7.35	胃内容物 尿 細胞内 細胞間 血液
P_{O_2} (mmHg)	2～40 40 100	細胞間 静脈血 動脈血

金属バイオマテリアルの力学特性を評価するにはおおむね3段階のアプローチがある.

1) *in vitro* 材料試験は,工業材料を試験する場合と同様に試験片の形状特性を除外可能な単純形状(たとえば,円柱,角柱など)とし,材料特性のみを評価する.引張試験,圧縮試験,曲げ試験,疲労試験,摩耗試験などがある.
2) *in vitro* 製品試験は,製品の実物,もしくは部品に対する試験で,臨床応用のための認可を得るためには不可欠である.
3) *in vivo* 移植試験は,動物実験を主とした生体内での埋埴試験であり,*in vitro* 試験が生体内環境を完全に模擬することが困難であることから,生体内環境下

での材料と生体組織との相互作用を評価可能とする試験である．ただし，動物愛護の観点から，動物愛護管理法のもと，3R（Refinement, Reduction, Replacement）の遵守は必須である．

b. 引張試験法　金属材料の力学特性は引張試験により評価される場合が多く，§2・1・6で詳述したように，"弾性変形"と"塑性変形"に分類し評価される．同じ金属材料であっても，原子間ポテンシャルに依存して弾性率は異なり，たとえばCo基合金に比べ，β型Ti基合金ではその値は著しく低い（表2・16参照）．金属材料は適度な強度（降伏応力や最大応力）と伸びを示すことから，靱性が高く，荷重下で使用されるインプラントとして適している．

c. 疲労・フレッティング疲労試験　金属材料の生体内での破損はほとんどの場合，疲労が関与するものである．疲労は基本的には転位運動による疲労変形組織の形成とそれに基づくき裂の発生，き裂の伝播により分類される．転位運動は降伏（マクロ降伏）応力よりはるかに小さい値でも生じることから，降伏応力の半分以下のきわめて低い繰返し応力下にて破断に至る場合もしばしばである．生体内ではさらに腐食や，摩耗の一種である**フレッティング**（fretting）の影響が加わり，実際には，大気中よりもはるかに低い繰返し寿命を示す．

フレッティングとは，材料間で微小振幅にて繰返し運動することを意味し，接触面では摩耗現象を伴うと同時に繰返し摩擦応力が発生する．こうしたフレッティング摩耗の発生部分が疲労破壊の発生源となる場合があり，こうした破壊を**フレッティング疲労破壊**という．フレッティング疲労試験は，試験片に一軸の繰返し荷重を印加すると同時に一定の押付け力を加える．フレッティング疲労条件は，製品や使用部位によって異なり，生体内ではフレッティング疲労に腐食が加わることで，き裂伝播に影響を与える．インプラント製品そのものの耐久性試験法については，JIS，ISOやASTMなどで規定されていることから参照されたい．

d. 摩耗試験法　摩耗は，凝着摩耗，アブレシブ（abrasive）摩耗，腐食摩耗，疲労摩耗に分類され，固体，粉体などとの摩擦による機械的作用などによって，材料がその表面から逐次離脱していく現象と定義される．摩耗の解析項目としては，摩耗減量，摩擦面の傷や変質，摩耗粉のサイズ，相手摩耗面に対する金属の移着膜形成などがあげられる．生体内での関節摺動部の摩耗では，塑性変形，疲労，クリープなどが複雑に絡み合っており，表面状態，摩擦速度，荷重状態，潤滑剤，雰囲気などによって強い影響を受けることから，標準化が困難である．人工関節の開発には，最終的には，関節シミュレーター試験（図2・53）が必要となるが，試験

片レベルでの試験法は，ASTM F732, ISO 6474, JIS T0303 などで規定されている．

JIS T0303 は，人工関節用材料のピンオンディスク（pin on disk）法による摩耗試験方法が規定されている．ピンオンディスク法は円板試験片にピン試験片を一定荷重で押付けて摺動させる試験法であり，試験片は掘り起こしによる摩耗を防ぐためにピン側に柔らかい材料を用いる．装置はディスク側だけを回転させ，ピン側から荷重を加える．

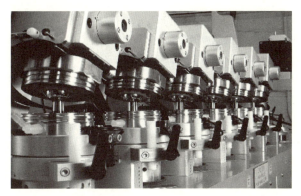

図 2・53 人工関節用関節シミュレーター（画像提供：AMTI 社）

e. 耐食性評価法　金属材料の腐食は，金属が電子を放出するアノード反応と，放出された電子を受け取るカソード反応とが起こる電気化学反応であることから，耐食性は電気化学測定により評価できる．腐食系に対して，外部から電位あるいは電流を印加することで分極し，その応答から耐食性をはじめとするさまざまな情報を得る手法が分極試験である．そのほかにも，腐食挙動を評価する試験法としては，Tafel 外挿法，分極抵抗法，電気化学インピーダンス法，定電位分極法などがある．さらに，電気化学的手法以外のおもな耐食性評価法として，材料を疑似体液中に浸漬後，溶液中に溶出した金属イオンの濃度を測定することで，腐食速度を決定する溶出試験などさまざまな手法がある．

参 考 文 献（§2・4）
1) 石原一彦ほか編，"バイオマテリアルの基礎"，日本医学館（2010）．
2) Q. Chen and G. A. Thouas, *Mater. Sci. Eng.*, **R 87**, 21 (2015).
3) 吉川秀樹ほか編，"未来型人工関節を目指して——その歴史から将来展望まで"，日本医学館（2013）．

4) 塙 隆夫 編，"医療用金属材料概論"，日本金属学会（2010）．
5) M. Calin ほか，*Mater. Sci. Eng.*, **C 33**, 875 (2013)．
6) 加藤健三，"金属塑性加工学"，丸善（1971）．
7) 成島尚之，中野貴由 編，"バイオマテリアル研究の最前線"，日本金属学会（2014）．

2・5 複 合 材 料

2・5・1 複合化の効果

　形状，材質の異なった複数の構成素材（基材）を合体させるか，複数の相を形成させることによって素材単独あるいは素材の単なる混合ではもち合わせなかった特性・機能を発現する材料を作製することを**複合化**といい，このようにして作製された材料を**複合材料**という[1,2]．構成素材間にはマクロスケールで区別できる境界（層）が存在しており，単一の相から構成される合金や化合物は複合材料には含まれない．骨は生体アパタイトとコラーゲン線維の複合材料であることはよく知られている．鉄筋コンクリートや繊維強化プラスチックス（fiber reinforced plastics, FRP）などわれわれの身のまわりでも複合材料の例には事欠かない．

2・5・2 複合材料の製造プロセスと特性

　複合材料の製造プロセスには固相法，液相法，気相法，*in situ* 製造法などがある[3]．複合化におけるパラメーターを図 2・54 に模式的に示す[1]．構成素材（マトリックス材と強化材）の相，組成や空間的な配置に加えて，素材間の密着強度や反応，物質移動（拡散）などの相互作用を制御することで複合体の機能・特性を発現

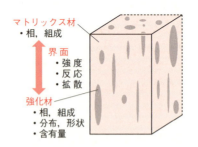

図 2・54　複合化におけるパラメーター

＊ 執筆担当：成島尚之（§2・5）

させる．図 2・55 は延性材料と脆性材料から構成される複合材料の応力-ひずみ曲線を模式的に示したものであるが[3]，構成素材の相を変化させることで強度や伸びの制御が可能である．加えて，複合材料には異方性が存在する．図 2・56 に示す素材 A および素材 B からなる複合材料のヤング率を考える．X 方向および Y 方向に応力を作用させた際の弾性率を E_X および E_Y とすれば，それらは（2・7）式および（2・8）式で表される．

$$E_X = V_B E_B + (1 - V_B) E_A \qquad (2・7)$$

$$1/E_Y = V_B/E_B + (1 - V_B)/E_A \qquad (2・8)$$

ここで，E_A および E_B は素材 A および素材 B の弾性率，V_B は素材 B の体積分率である．（2・7）式は複合則として知られる．（2・8）式はロイス則（Reuss estimate）であり，二相複合系のヤング率の下限値を与える[4]．強化材の体積分率ばかりでなく，その形状や分布が複合材料の力学特性に影響することが示唆される．

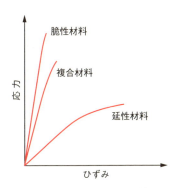

図 2・55　複合材料の応力-ひずみ曲線

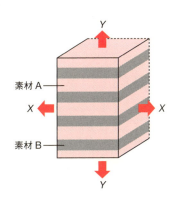

図 2・56　複合材料の異方性

2・5・3　医療における複合材料

図 2・57 に医療用複合材料の例を示す．医療応用において複合化は強化，耐食性・耐摩耗性向上，生体組織との結合性の向上などをおもな目的としており，マトリックス種（金属基，セラミックス基や高分子基など）や強化材形状（粒子強化，短繊維強化，連続繊維強化など）による分類が可能である．製造プロセスの面からは複数の材料を混合する方法と材料の表面に別の材料を被覆する方法に分類することができる[2]．材料表面の改質は§3・2・4～6 で述べられているので，本節ではおもに複数の素材を組合わせた複合材料をいくつか説明する．

コンポジットレジンは義歯・義歯床用材料や成形歯冠修復用材料として使用されており，基本的に基材としてのモノマー，強化材としてのフィラー，硬化反応を開始させる重合開始剤・促進剤，操作時間を維持するための重合抑制剤，カップリング剤などから構成されている[5]．モノマーにはビスフェノール A とメタクリル酸グリシジルを付加反応させた Bis-GMA などが，フィラーにはシリカやバリウムガラスなどの粒子が用いられる．重合反応を開始させる手法により化学重合型と光重合型に大別できる．コンポジットレジンはアクリル樹脂と比較してより歯質に近いとされる[5]．

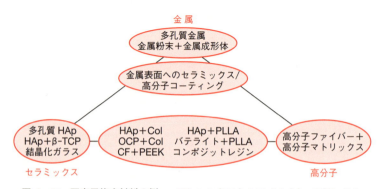

図 2・57 医療用複合材料の例　　HAp: ヒドロキシアパタイト　TCP: リン酸三カルシウム　Col: コラーゲン　OCP: リン酸八カルシウム　CF: 炭素繊維　PEEK: ポリエーテルエーテルケトン　PLLA: ポリ L 乳酸

吸収性骨接合材としてポリ L 乳酸（PLLA）とヒドロキシアパタイトからなる複合材料が使用されている[6]．平均粒径 3～5 μm の非仮焼・非焼成のヒドロキシアパタイト粒子が PLLA マトリックスに 30 mass％ または 40 mass％ 含有されており，PLLA の結晶化温度域での鍛造により作製される．これは皮質骨程度の高い強度を骨癒合に必要な期間保持し，その後に生体骨と全置換されるという特性をもっており，整形外科，形成外科，口腔外科などの分野において生体吸収性のピン，スクリュー，プレート，メッシュなどとして利用されている[6]．

骨を模倣したアパタイトとコラーゲン線維の複合体が開発されている[7]．ウェットプロセスにおける合成条件を最適化した自己組織化により，骨に近い構造・組成を達成している．骨と同様にコラーゲン線維に沿ってアパタイト c 軸が配向している．生体内において吸収され，骨と置換することが報告されている[7]．

上記の例のほかにも，PEEK（ポリエーテルエーテルケトン）と炭素繊維との複合体，シロキサン含有バテライト粒子とPLLAの複合体，OCP（リン酸八カルシウム）とコラーゲンの複合体などのセラミックス-高分子系複合材料に加えて，高分子ファイバーと高分子マトリックスの組合わせ，空隙を異相とする多孔質Tiや多孔質ヒドロキシアパタイト，同じセラミックスであるガラス相と結晶質相を複合させた結晶化ガラス，ヒドロキシアパタイトとβ-TCP（リン酸三カルシウム）の組合わせ，金属粉末を含有した金属成形体なども有力な医療用複合材料である．さらに，細胞や生体骨と人工材料との組合わせも広い意味で複合材料と考えることができる．

参考文献（§2・5）

1) 岡本秀穂 著，"複合化の世界"，裳華房（2006）．
2) 山室隆夫，大西啓靖 編，"整形外科医用材料マニュアル"，金原出版（1992）．
3) 西田義則 著，"金属基複合材料入門"，コロナ社（2001）．
4) 邉 吾一，石川隆司 編著，"先進複合材料工学"，培風館（2005）．
5) 長谷川二郎 監修，"明解歯科理工学"，p. 117，学建書院（1993）．
6) 敷波保夫，"バイオマテリアル——生体材料"，**26**，122（2008）．
7) M. Kikuchi ほか，*Biomaterials*，**22**，1705（2001）．

2・6 医療に役立つ微粒子

2・6・1 微 粒 子

マイクロオーダーからナノオーダーの微小な粒子は，薬物を運ぶキャリヤーや免疫診断，バイオセンシングなどさまざまな用途で利用されている．これらは，材質そのものだけでなく，サイズや表面を制御することにより，物性を大きく変化させることができる．そのため，医療におけるさまざまなニーズに沿った材料をデザインすることが可能である．本節ではおもにコロイド状態の微粒子について，その成り立ちと機能，応用について記述する．

2・6・2 コロイド粒子とその利点

コロイドとは，本来溶解することがない溶質が溶媒中に微小な粒子の状態となって均一に分散している状態を意味する．微粒子を医療に役立てるためにこの性質を

---

* 執筆担当：堀口諭吉，長崎幸夫（§2・6）

活かした応用が研究されており，その利点はおもに下記のようにあげられる．a) 不溶性物質の可溶化，b) 複数機能の創り込みによる高機能化，c) サイズ効果による諸物性の利用，d) マイクロ・ナノ反応場として利用．

a. 不溶性物質の可溶化　水に不溶で生体内への送達が著しく困難な薬剤などに対して微粒子化の技術が利用されている．このような薬剤は，たとえば，リン脂質から構成されるリポソームに可溶化させることにより脂溶性の薬剤を包含した製剤設計が可能である．アムビゾームは水に溶けにくい抗生物質，アンホテリシンBをリポソーム内に包含させた製剤であり，現在使用実績のあるリポソーム製剤である．

b. 複数機能の創り込みによる高機能化　キャリヤーとして薬物を内包するだけでなく，プローブ，リガンドなどの役割をもつ分子を一つにまとめることで，同時に複数の機能をもつ高性能な微粒子を設計することが可能である．たとえば，薬物を腫瘍に運ぶ標的指向化（ターゲティング）機能と，腫瘍近傍で低下したpHによって粒子が崩壊する機能を融合したナノ粒子は，高度なDDSとして開発が進められている．

c. サイズ効果による諸物性の利用　これは微粒子そのものの特性を活かした利用法である．たとえば，金属のナノ粒子は表面プラズモン共鳴とよばれる特定の波長の光を吸収する現象が起こるため，これをセンシングプローブや免疫診断素子として利用することができる．

d. マイクロ・ナノ反応場としての利用　これは微粒子を反応場とする利用法である．たとえば，酵素を封入した微粒子は，安定な酵素工学媒体に利用することができるのみならず，酵素を薬物として利用する新しい治療法を創出することが可能である．また，微粒子表面を用いた細胞の培養への展開など，多岐にわたる応用が期待されている．

以上のように，コロイド状態にある微粒子を活用することで，バルクの材料や低分子化合物では見られない新たな機能を発現させることができる．微粒子の分野は，バイオマテリアルとして欠かすことができない研究領域である．

2・6・3　微粒子の調製とその利用

微粒子の調製法はそのサイズと材質によってさまざま報告されているため，その方法と利用について具体的にいくつか例をあげながら紹介する（図2・58）．

a. エマルション　エマルションとは，混和性のない2液間において，一方

2・6 医療に役立つ微粒子

	エマルション	リポソーム	高分子ミセル	金属ナノ粒子
模式図	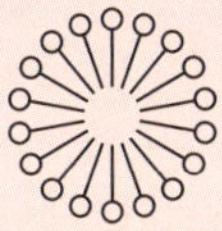	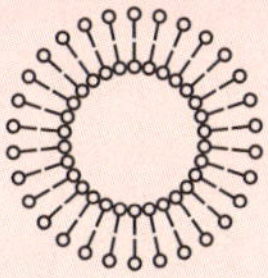	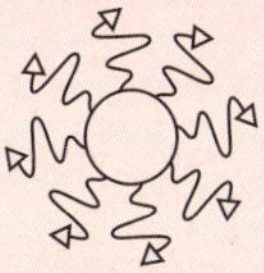	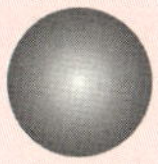
特徴・利用	両親媒性分子を用いたナノ・マイクロオーダーの粒子．製剤，化粧品，食品など多岐にわたる．	脂質二分子膜で形成されるナノ・マイクロオーダーの粒子．製剤，DDSへの利用．	疎水性コア，親水性鎖部位，最外殻部位で構成されるナノ粒子．人工高分子による緻密な設計を施した薬剤．	金属イオン還元などで作製される金属結晶のナノ粒子．表面プラズモン共鳴をセンシングプローブ，DDSなどとして利用．

図 2・58 おもな微粒子の種類と特徴

が微小液滴としてもう一方の液中に分散している状態をさし，2液を混合して超音波などを与えることにより調製することができる．しかしながら調製された微粒子は，すぐに表面張力により液滴同士が融合し再び2層へと分離してしまうため，界面活性剤や乳化剤といった両親媒性の分子を共存させることによりこれを抑止し，コロイド状態を保つことができる．水に溶けない薬剤をあらかじめ油中に溶解し，エマルション法を用いることで水中に分散させると同時に安定に内包することができ，製剤として利用されているほか，食品や化粧品などにも利用されており，われわれの生活にもかかわりの深い微粒子である．

b. リポソーム　　細胞膜は，リン脂質とよばれる両親媒性の分子が隙間なく並んだ二重の層を形成している．人工的に脂質二分子膜の微粒子を調製したものをリポソームとよび，エマルションと同様に薬剤の封入が可能であるほか，脂質二分子膜に機能性分子を付与することも可能である．そのため，リポソームを用いた製剤は，DDSとしての応用研究が活発である．リポソームの調製には静置水和法や，ボルテックスミキサーで分散させる方法，超音波を用いる方法などさまざまあるが，手法により得られるリポソームのサイズや，単層膜・多層膜といった構造に違いがあるため，多孔膜による粒径調節など用途にあった調製法を選択する必要がある．

c. 高分子ミセル　　DDSに応用するための緻密に設計された微粒子を調製するためには，上述した低分子会合体に加えて，人工高分子によるナノ粒子の作製が利用されている．親水性セグメントと疎水性セグメントをつなぎ合わせた両親媒性ブロック共重合体は，水中で高分子ミセルを形成する．低分子のミセルと異なり，高分子は自己組織化に伴い絡み合いが起こるため，血中のような高度希釈下におい

ても安定性が高く，このため毒性が低い．ブロック共重合体は，おもにミセルを形成するコア部に内包される疎水鎖部位と，生体適合性が高く血中に長時間滞留することを可能にする親水性の部位，そしてターゲット能をもつ最外殻の末端部位を利用することができる．疎水性コア部には薬剤を内包できる分子設計を施すほか，直接高分子に薬剤を担持させることもできる．また，コアの形成の際に疎水性相互作用以外にも，ポリカチオンとポリアニオンによるポリイオンコンプレックス（静電的に結合した複合体）を形成させ，エントロピー利得を利用した強固なポリイオンコンプレックスミセルを得ることができる．そのほか，キレートやスルファニル基などによる架橋ミセルなども報告されている．

c. 金属ナノ粒子　プローブとして表面プラズモン共鳴などを利用する金属ナノ粒子は，金属イオンの還元により作製される．たとえば，金ナノ粒子は塩化金酸を還元することにより調製することができ，抗体と複合化した金ナノ粒子は，妊娠検査や糖尿病検査などにおいて，肉眼では観察することができない抗体の結合を可視化する役割を担っている．また，液相レーザーアブレーションなどによりバルク金属からナノ粒子を作製する方法もある．一般的に金属ナノ粒子は，表面に吸着している分散剤による静電反発によって水中で分散しているため，イオン強度の強い生体環境下で利用する場合には，分散性を維持するための表面の改良が必要である．特に生体適合性の高いポリエチレングリコールをブラシ状に固定する方法などが広く用いられている．

d. その他の粒子　免疫診断で利用する高分子微小粒子は，おもに液中で分散重合させることにより調製する．たとえば，ポリスチレンを素材とする微粒子は，基材としての役割があり，抗体修飾や細胞培養など用途に応じてさまざまなサイズのものが使用されている．ラテックス凝集免疫比濁法（LIA）は，ポリスチレンの微小粒子に抗体を修飾したものである．このナノ粒子は，抗原存在下において粒子同士が結合し凝集し，光散乱強度（濁度）が増すため，濁度の変化を測定することで，μg/mL オーダーから ng/mL オーダー程度の標的分子を検出することができる．また，さまざまなサイズが制御されたシリカやヒドロキシアパタイト粒子なども広くバイオマテリアル媒体として利用されており，生体適合性の高い粒子として有用である．最近ではアブレーション法やアーク放電法を利用したボロンやナノカーボン，ダイヤモンドライクカーボンなど，さまざまな材質の粒子が作製され，医療領域での利用が検討されている．また，デンドリマーなどの分岐高分子もナノ素材の一つとして期待される．

2・7 ヒドロゲル・インテリジェントヒドロゲル

ヒドロゲル（hydrogel，ハイドロゲルともよぶ）は架橋点をもった高分子網目が水を含んで膨潤した三次元材料である（図2・59）．水和しながら水に不溶であるため，溶液と固体両方の物性をもち，液体と固体の中間に属する状態をとる物質である．多面性をもった物質であるから，さまざまな物理的・化学的な特性が現れ，生体組織のような柔軟さをもつソフトマテリアル，また外界とのエネルギー・物質輸送，伝達，交換が可能な開放系マテリアルとして位置づけられている[1]．すでに材料として実用化されているものには，ソフトコンタクトレンズや，高吸水性樹脂などがあげられる．

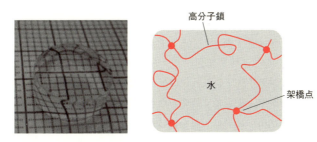

図 2・59 ヒドロゲルの写真と模式図

天然物，合成高分子のいずれも架橋すればヒドロゲルとなる．架橋点としては，共有結合のほかに，イオン結合，配位結合，疎水性相互作用などの分子間相互作用が用いられる[2]．一般的に合成高分子のヒドロゲルは，ビニルモノマーとジビニルモノマー（架橋剤）のラジカル重合によって得られる[3]．ゲルの基本的な物性は，モノマーの化学的性質に大きく依存するが，ジビニルモノマーの量を制御することでも，用途に合わせた膨潤度や弾性率を制御可能である．また，高分子同士の反応によっても高分子網目を形成でき，水溶性線形高分子を二官能性の低分子で架橋する方法でも網目を作製できる．したがって，多糖類（アルギン酸，ヒアルロン酸，キトサンなど）やポリペプチド（ゼラチン，コラーゲン，エラスチン様ペプチドなど）などの天然由来高分子を架橋したヒドロゲルは，細胞足場材料などとして研究が進められている．一般的に，天然由来高分子に対する分解酵素が生体内に存在す

---

* 執筆担当：麻生隆浩，明石 満（§2・7）

る場合が多いので，酵素分解型の生体吸収性材料として期待されている[4]．

ヒドロゲルを評価する際にほかの材料と比較して特徴的なのは，膨潤度と弾性率である．膨潤度は高分子網目がどの程度水を含んでいるかを表す指標であり，ヒドロゲルに特徴的な物性値である．また，近年，細胞表面の弾性率の違いによって幹細胞の分化が変わることが報告されており[5]，弾性率を制御および評価することはヒドロゲルのバイオマテリアル応用にきわめて重要であることが知られてきている．たとえば，従来ヒドロゲルは柔らかくて脆い性質であったが，近年では高強度ゲル材料（ダブルネットワークゲル）[6]などが報告されており，軟骨再生[7]に利用されている．

高分子のなかでも温度，光，pH，電場などの外部刺激に応答して，その物性を劇的に変化させる高分子を**刺激応答性高分子**（インテリジェントポリマー）とよぶ．水溶性の刺激応答性高分子を架橋したヒドロゲルは，線形高分子の物性に由来した刺激応答性を示す．すなわち，それ自体で環境変化を認識（センシング），判断し（プロセッシング），体積変化（アクチュエイティング）などの物性変化を起こすことから，**インテリジェントヒドロゲル**とよばれる．これら，インテリジェントヒドロゲルのなかで，最も多く研究がなされているポリ（N-イソプロピルアクリルアミド）（PNIPAAm）ヒドロゲルを例に述べる．PNIPAAm は 32 °C の下限臨界溶液温度（LCST）を境にして，可逆的に低温では水に溶解し，高温では水に不溶化する[8]．したがって，PNIPAAm ヒドロゲルは，低温では水に膨潤するのに対して，高温では水の放出に伴い収縮する．この可逆的な体積相転移とよばれる膨潤収縮を利用した薬物放出担体や人工筋肉などへの応用が期待されている（図 2・60）．

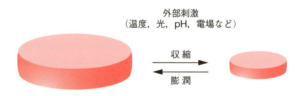

図 2・60　ヒドロゲルの体積相転移現象

たとえば，Z. Hu らは PNIPAAm ゲルに非刺激応答性のポリアクリルアミドゲルを複合させた構造体を作製した[9]．このゲルは温度応答性の PNIPAAm ゲルのみが温度上昇に伴い収縮するため，水中で湾曲して物をつかむことに成功している．薬物放出担体としてインテリジェントヒドロゲルを用いる際は，大きく分けて二つの

方法がある．一つは，外部刺激に応答した薬物放出速度の促進である．一般的にヒドロゲルに薬物を内包させて放出する際，ヒドロゲルからの自由拡散による放出が考えられる．インテリジェントヒドロゲルを用いれば，ヒドロゲルに内包した薬物を水の放出とともに素早く放出することができる．すなわち，ゲルの収縮を利用したスクイージング（squeezing）効果（絞り出し効果）による急速な薬物放出が報告されている[10]．二つめは，PNIPAAm 表面に形成されるスキン層を利用した薬物の放出抑制である．PNIPAAm ゲルを LCST 以上の水中に浸漬すると，ゲル最外層がただちに脱水和して疎水的になるため，水を通さない疎水的なスキン層とよばれる層が形成される．低温ではヒドロゲル中の薬物は拡散によりゲル外に放出されるのに対して，温度が上昇するとスキン層によって薬物の放出が停止することがわかった[11]．さらに，スキン層を形成する温度応答性高分子とグルコース認識部位をもつフェニルボロン酸を組合わせることで，グルコースに応答してインスリンを放出するインテリジェントヒドロゲルを片岡一則らは報告している[12]．このように，バイオマテリアルとしてのヒドロゲルは，生体に類似の含水材料としてのみでなく，さまざまな化学機能を盛込んだスマートマテリアルとして注目されている．

参考文献（§2・7）

1) 山内愛造 著，長田義人・梶原莞爾 編，"ゲルハンドブック 第1版"，第1編 第1章 第1節 ゲルとは——序論にかえて，p.4，NTS（1997）．
2) 川口春馬 編，"基礎高分子科学 第1版"，§5・6 ゲルの構造と物性，p.275，東京化学同人（2006）．
3) 明石 満，山元和哉 著，蒲池幹治，遠藤 剛 監修，"ラジカル重合ハンドブック 第1版"，第4編 第2章 第12節 ポリマーゲル，p.655，NTS（1999）．
4) 石原一彦ほか 著，"バイオマテリアルサイエンス"，§2・8・1 天然ポリマー，p.55，東京化学同人（2003）．
5) A. J. Engler ほか，*Cell*, **126**, 677 (2006).
6) J. P. Gong ほか，*Adv. Mater.*, **15**, 1155 (2003).
7) K. Yasuda ほか，*Macromol. BioSci.*, **9**, 307 (2009).
8) H. G. Schild, *Progress in Polymer Science*, **17**, 163 (1992).
9) Z. Hu ほか，*Science*, **269**, 525 (1995).
10) A. S. Hoffman ほか，*J. Controlled Release*, **4**, 213 (1986).
11) R. Yoshida ほか，*J. Biomater. Sci. Polym. Edn.*, **6**, 585 (1994).
12) K. Kataoka ほか，*J. Am. Chem. Soc.*, **120**, 12694 (1998).

マテリアルと生体組織との反応

　バイオマテリアルが生体内で置かれる状況は用途によってさまざまであり，そこでの力学的・化学的・生物学的環境は常に同じわけではない．本章では，生体側要素と材料側要素についてそれぞれ基本事項を整理したのち，両者の間で起こる複雑な生体反応について述べる．

3・1　生体側要素

3・1・1　体　　液

　水は成人体重の約 65% を占める．胎児では体重の約 90% であり，歳とともに割合は減少し，老人では 60% 以下である．体内の物質の多くは水溶液の形で存在し，その化学反応は水中で進む．したがって，マテリアルと生体組織の相互作用を理解するうえで体内の水（体液）の特性を知ることは重要である．水分子は極性をもつため，互いに**水素結合**で結ばれているので，水の比熱や熱伝導性と気化熱も大きい．これらの特性は体温調節の点で好都合である．

　a. 体液の区分と組成　　体の中の水は，細胞の中にある**細胞内液**と，細胞の外にある**細胞外液**からなる．細胞内液は体重の約 45% を占め，細胞外液は約 20% を占める．細胞外液はさらに**組織間液** 15%，**血漿** 4% および**細胞浸出液** 1% からなる（図 3・1）．細胞浸出液の代表的なものは脳脊髄液，眼房水，関節の滑液などである．

　細胞内液と細胞外液の組成は異なっている．細胞外液は組成が海水によく似ており，そのおもな陽イオン（cation）はナトリウムイオン Na^+ で，おもな陰イオン

　＊　執筆担当：田畑泰彦（§3・1）

(anion) は重炭酸イオン HCO_3^- と塩素イオン Cl^- である．これに対して細胞内液のおもな陽イオンはカリウムイオン K^+ で，おもな陰イオンはリン酸イオンとタンパク質イオンである．細胞の内外でこのように電解質の組成が著しく異なるのは，細胞膜が電解質を隔離し，さらに電解質の移動を調節しているためである（§3・1・9b "細胞膜" を参照）．

b. 体液の交流　　図3・1に模式的に示したように，体液は体の各区画の間で常に交流している．細胞外液には複数の交流があり，消化管と血漿との間，血漿と組織間液との間，さらに組織間液と細胞内液との交流もある．

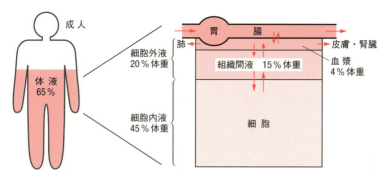

図 3・1　体液区画とその交流を示す模型図（J. L. Gamble, "Chemical Anatomy of Extracellular Fluid", 6th ed., Harvard Univ Press（1960）を参考に作成）

消化液の1日の分泌量は8Lを超す（唾液1.5L，胃液2.5L，胆汁0.7L，膵液0.7L，腸液3L）．そのほとんどは腸管壁から再吸収される．糞便として排出される水分量は1日で100mL程度である．血漿と組織間液の交流においては，水は毛細血管壁を通して自由にすばやく拡散するため，血液中の水溶性物質はすみやかに組織間液に移行して平衡に達する．液を毛細血管の中から外へ押し出す力が**血圧**（毛細血管の内圧）である．毛細血管の内圧は場所によって異なり，動脈側で35mmHgほどである．

一方，毛細血管の中に存在する血漿タンパク質によって，血圧とは逆に水を血管内に吸込む**膠質浸透圧**（oncotic pressure）が生じる．血漿タンパク質（アルブミンがその主役）の膠質浸透圧は約25mmHgである．したがって，毛細血管の動脈側では，内圧35mmHgと膠質浸透圧25mmHgの差，すなわち10mmHgが駆動力となって水は毛細血管内から組織間液へと流出する．一方，毛細血管の静脈側では，内圧が低下して15mmHgほどである．したがって圧勾配は逆転して，−10

mmHg となり,静脈側では逆に組織間液から毛細血管内に水が吸込まれる(図3・2).このような血漿と組織間液との圧力差により体液が交換される原則を**スターリング(Starling)の微循環の原理**という.この原理による水分の交換量は大きく,血漿の全水量がほぼ1分以内に全身の毛細血管床に出入する.この原理の乱れが体液分布の異常,浮腫などの原因となる.

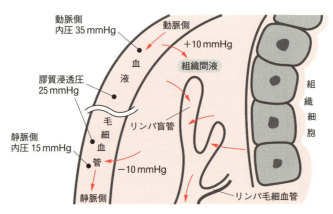

図 3・2 微循環の原理とリンパの生成

組織間液と細胞内液との水分の交流は両者の浸透圧の差によって決まる.組織細胞は必要物質を取入れ,不要物質を排出しているので,その結果,細胞内外に浸透圧差が生じて水の出入りが起こるのである.一方で,細胞外液の浸透圧をほぼ一定に保つ機構も存在するため,体の全水量はほぼ一定に保たれている.これについては,つぎに述べる.

c. 体液量の調節　生体では激しい水分の出入りがあるにもかかわらず,その水分量はほぼ一定に保たれている.これは,一方では体からの水分の喪失量を調節するとともに,他方では絶えず適当量の水分の摂取をはかる調節機構が働いているからである.前者はおもに腎臓による尿量の調節であり,後者は口渇による飲水量の調節である.水が欠乏すると口に乾きを覚え,口渇が現れる.

1日に成人が摂取する水分量(mL/日)は,食物(800),飲料(1500),代謝水(300)の合計2600であり,排出量(mL/日)は腎臓から(1500),皮膚から(700),肺から(300),糞便中(100)の合計2600である.水の排出のうち皮膚と肺からほぼ1000 mLの水が不感蒸泄(皮膚または粘膜から水蒸気が蒸散すること)によっ

て失われる．また，体内で生じた不要物質を排出するために尿量も1日最低400〜500 mL を必要とする．体内の水分平衡が正常に保たれるためには，原則として水の摂取量と排出量とは同じでなければならない．体内で物質酸化によってつくられる代謝水は 300 mL にすぎないので，失われた水分は再び飲食物で補う必要がある．

体液量の調節がうまくいかないと**脱水**と**浮腫**が生じる．脱水は，水分の欠乏による**一次性脱水**と，塩分の欠乏による**二次性脱水**の二つに分けられる．水が欠乏すると激しい口渇と衰弱感が現れ，脱水が進むと循環障害が現れ始める．体重の約 15% に相当する水を失うと，しだいに生命の危険にさらされる．塩分が欠乏すると，細胞外液の浸透圧が低下する．そこで浸透圧を正常に戻すために尿中に水が排泄され，そのために体液量が減少して脱水が進む．その結果，頭痛，筋力の低下，血圧下降によるめまいや冷汗などの症状が出るが，一次性脱水と違って口渇を伴わないのが特徴である．

組織間隙に体液が異常に蓄積した状態を浮腫という．そのおもな原因は微循環の原理の乱れである．すなわち血圧の変化と膠質浸透圧の変化である．心不全によるうっ血，静脈血流やリンパ流の障害により血圧は変化する．膠質浸透圧低下の原因は，腎疾患によるタンパク尿や栄養失調である．炎症に伴って毛細血管の透過性が亢進するために生じる浮腫もある．

3・1・2 アミノ酸，ペプチド

a. アミノ酸の構造と性質

α-アミノ酸は，同じ炭素原子（α-炭素，図3・3）に第一級アミノ基(-NH$_2$)とカルボキシ基(-COOH)が結合した構造をもつ．プロリンだけは第二級アミノ基（-NH-）をもっている．20種類の標準アミノ酸は側鎖（R基）の構造が異なる（p.98 の表3・1参照）．

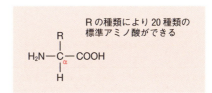

図3・3 α-アミノ酸の一般構造

アミノ酸のアミノ基とカルボキシ基は周辺の pH によって解離する．アミノ酸の α-カルボキシ基の pK（表3・1では pK_1）はほとんどが 2.2 程度で，α-アミノ基の pK（pK_2）は 9.4 程度である．生理的 pH（〜7.4）ではアミノ基はプロトン化し，

表 3・1 タンパク質に含まれる標準アミノ酸の構造，略号および解離基の pK 値

名 称 3 文字表記 1 文字表記	構造式[†1]	残基 質量[†2]	タンパク 質中の平 均含量 (%)[†3]	pK_1[†4] α-COOH	pK_2[†4] α-NH$_3^+$	pK_R[†4] 側 鎖
グリシン Gly G		57.0	7.2	2.35	9.78	
アラニン Ala A		71.1	7.8	2.35	9.87	
バリン Val V		99.1	6.6	2.29	9.74	
ロイシン Leu L		113.2	9.1	2.33	9.74	
イソロイシン Ile I		113.2	5.3	2.32	9.76	
メチオニン Met M		131.2	2.2	2.13	9.28	
プロリン Pro P		97.1	5.2	1.95	10.64	
フェニルアラニン Phe F		147.2	3.9	2.20	9.31	
トリプトファン Trp W		186.2	1.4	2.46	9.41	
セリン Ser S		87.1	6.8	2.19	9.21	

†1 構造は pH 7.0 におけるイオン型で示す．グリシン以外の $C_α$ 原子および＊印をつけた原子はキラル中心で，構造をフィッシャー投影式で示す．
†2 残基質量は中性型の値とする．遊離アミノ酸の分子質量を求めるには H_2O の分子質量 18.0 D を加える．側鎖だけの質量を求めるにはペプチド部分の値，56.0 D を引く．
†3 重複しないよう選んだタンパクの合計 300,688 残基から計算．データは R. F. Doolittle, "Predictions of Protein Structure and the Principle of Protein Conformation", ed. By G. D. Fasman, Plenum Press (1989).

表 3・1 つづき

名称 3文字表記 1文字表記	構造式[†1]	残基質量[†2]	タンパク質中の平均含量(%)[†3]	pK_1[†4] α-COOH	pK_2[†4] α-NH_3^+	pK_R[†4] 側鎖
トレオニン Thr T		101.1	5.9	2.09	9.10	
アスパラギン[†5] Asn N		114.1	4.3	2.14	8.72	
グルタミン[†5] Gln Q		128.1	4.3	2.14	8.72	
チロシン Tyr Y		163.2	3.2	2.20	9.21	10.46 (フェノール基)
システイン Cys C		103.1	1.9	1.92	10.70	8.37 (-SH基)
リシン Lys K		128.2	5.9	2.16	9.06	10.54 (ε-NH_3^+)
アルギニン Arg R		156.2	5.1	1.82	8.99	12.48 (グアニジウム基)
ヒスチジン[†6] His H		137.1	2.3	1.80	9.33	6.04 (イミダゾール基)
アスパラギン酸[†5] Asp D		115.1	5.3	1.99	9.90	3.90 (β-COOH)
グルタミン酸[†5] Glu E		129.1	6.3	2.10	9.47	4.07 (γ-COOH)

[†4] 出典:R. M. C. Dawson, D. C. Elliott, W. H. Elliot, K. M. Jones, "Data for Biochemical Research (3rd Ed.)", p. 1〜131, Oxford Science Publications (1986).
[†5] アスパラギンかアスパラギン酸の区別ができないときは3文字表記ではAsx, 1文字表記ではB, グルタミンかグルタミン酸の区別ができないときは3文字表記ではGlx, 1文字表記ではZ. 標準アミノ酸以外のアミノ酸は1文字表記ではXで表す.
[†6] ヒスチジンのpK_Rは7.0に近いのでpH 7.0では中性型とプロトン化型の両方がある.

カルボキシ基は共役塩基型（解離型）である（図3・4）．このようにアミノ酸は酸としても塩基としても働く．このようにアミノ酸は，正負両方の解離基をもち，**両性イオン**または**双極イオン化合物**とよばれる．ほかのイオン性化合物と同様，極性溶媒によく溶ける．アミノ酸の側鎖のイオン化しうる基の pK 値（pK_R）を表3・1に示した．側鎖のイオンとしての性質は，遊離アミノ酸でもタンパク質分子中にあってもその物理的，化学的性質に影響する．

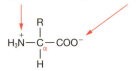

図3・4 両性イオン型のアミノ酸

b. ペプチド結合　アミノ酸は脱水縮合によりアミド（CO-NH）結合を形成して高分子（ポリマー）となる（図3・5）．2個，3個，数個，また多数個のアミノ酸が結合した物質をそれぞれジペプチド，トリペプチド，オリゴペプチド，ポリペプチドという．ペプチドに組込まれた個々のアミノ酸（単量体あるいはモノマー単位）を**アミノ酸残基**という．個々のアミノ酸は頭と尾の両方でペプチド結合をつ

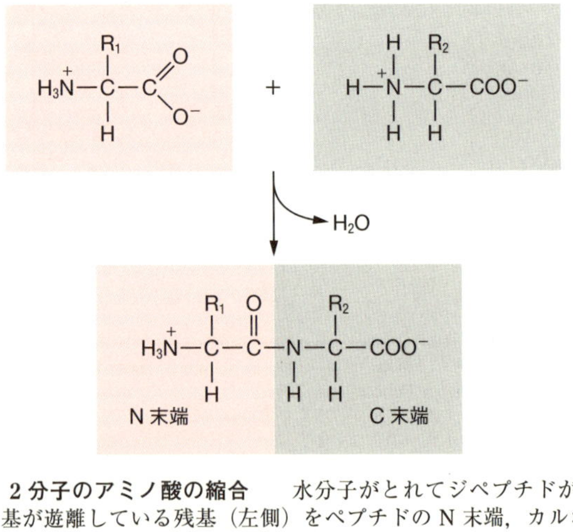

図3・5 2分子のアミノ酸の縮合　水分子がとれてジペプチドができる．アミノ基が遊離している残基（左側）をペプチドのN末端，カルボキシ基が遊離している残基（右側）をC末端という．

くるが枝分かれはなく，ポリペプチドは直鎖状ポリマーである．しかし，両端のアミノ酸残基はペプチド結合が一つだけであり，遊離のアミノ基が残る末端を**アミノ末端**（N 末端），カルボキシ基が残る末端を**カルボキシ末端**（C 末端）という．

α-アミノ酸には二つの解離基（酸-塩基の基），側鎖にも解離基があれば合計三つの解離基がある．低い pH では酸性基も塩基性基も完全にプロトン化しており陽イオン型である（$^+H_3NCH_2COOH$）．

グリシンの解離基二つの pK 値は大きく離れているため，グリシンの滴定曲線には**ヘンダーソン・ハッセルバルヒ**（Henderson-Hasselbalch）**の式**がよく当てはまる．

$$\mathrm{pH} = \mathrm{p}K + \log \frac{[A^-]}{[HA]} \qquad (3 \cdot 1)$$

2 段階を示す滴定曲線のおのおのの中点が二つのイオン化基の pK 値を与える．pH 2.35 ではグリシンの陽イオン型（$^+H_3NCH_2COOH$）と両性イオン型（$^+H_3NCH_2COO^-$）の濃度が等しく，pH 9.78 では両性イオン型と陰イオン型（$H_2NCH_2COO^-$）の濃度が等しい．アミノ酸は水溶液中で両基とも電荷のない形（H_2NCH_2COOH）になることはない．

分子の電荷がゼロになる点を等電点（pI）というが，α-アミノ酸にヘンダーソン・ハッセルバルヒ式を当てはめると，等電点は次の式で表される．

$$\mathrm{p}I = \frac{1}{2}(\mathrm{p}K_i + \mathrm{p}K_j) \qquad (3 \cdot 2)$$

K_i と K_j は両性イオン型の pK 値を中においた場合の二つの基の解離定数である．グリシンのようなモノアミノ，モノカルボン酸やグルタミン酸では K_i, K_j は K_1, K_2 になる．しかし，アスパラギン酸やグルタミン酸では K_i, K_j は K_1, K_R となり，アルギニン，ヒスチジン，リシンでは K_R, K_2 になる．

c. アミノ酸の立体化学　　グリシンを除くすべてのアミノ酸は光学活性である．光学活性分子は非対称であり，分子は自分の鏡像と重ね合わせることができない．この性質を**キラル**（chiral，ギリシャ語の手（*cheir*）に由来）であるという．一つの炭素に四つの異なる基が結合している場合にこの現象が起こる．この炭素原子を不斉中心または**キラル中心**という．グリシンは C_α 炭素に二つの H 原子が結合しているために鏡像と重ね合わせることができ，光学活性ではない．キラル中心があり自分の鏡像と重ね合わせられない分子は，互いに**鏡像異性体**（エナンチオマー）という．鏡像異性体同士は物理的にも化学的にもほとんど同じ性質だが，対称性だ

けは異なるため,光学活性をもつ別の分子と反応させたときには,そのふるまいや反応性に差が生じる.

d. 非標準アミノ酸(特殊アミノ酸) 生体系には20種の標準アミノ酸だけではなく,"非標準アミノ酸"も存在し,タンパク質やペプチド中に含まれる.また,いろいろな生物活性をもつアミノ酸もある.核酸(DNA)によってつくられるのは,20種の標準アミノ酸(p.98,表3・1)だけである.これらの標準アミノ酸は,ほとんどがポリペプチド鎖が合成されてからアミノ酸残基が特異的に修飾されて生じる.

アミノ酸の修飾には,ヒドロキシ化,メチル化,アセチル化,カルボキシ化,リン酸化など,小さな官能基がアミノ酸側鎖に付加するだけの単純なものもある.脂質やオリゴ糖が,ある種タンパク質の特定残基に結合するものもあり,ポリペプチドのN末端遊離アミノ基やC末端遊離カルボキシ基が化学修飾されるものもある.こうしたアミノ酸修飾は,タンパク質の働きに重要な役割を果たすことが多い.

D-アミノ酸は細菌の細胞壁ペプチドに多く含まれる.D-アミノ酸を含むポリペプチドはペプチダーゼ(ペプチド結合を加水分解する酵素)で分解されにくくなる.D-アミノ酸は細菌が生産するペプチド性抗生物質などの成分としても存在する.体内にも病態に関係しているD-アミノ酸があることがわかっている.

細胞の正常な合成や分解の過程でいろいろな化学的変化を受けたアミノ酸や関連化合物はさまざまな生理活性をもち,**生理活性アミノ酸**とよばれている.多くの生物でアミノ基の形で窒素の輸送,エネルギー供給,あるいは細胞間の化学メッセンジャーなどの作用をもつ.たとえばグリシン,γ-アミノ酸(GABA,グルタミン酸が脱炭酸されたもの),ドーパミン(チロシンの誘導体)は神経細胞から放出され,隣接細胞の行動に変化を起こさせる.ヒスタミン(ヒスチジンの脱炭酸産物)はアレルギー反応を局所で強く仲介する.チロキシン(チロシンの誘導体)は甲状腺ホルモンの一種である.

3・1・3 タンパク質

a. タンパク質の構造 タンパク質とはアミノ酸がペプチド結合でつながったものである.アミノ酸の直鎖状配列をタンパク質の**一次構造**とよぶ.タンパク質の立体構造は,つぎの三つの階層に分けて考える.1)**二次構造**とはポリペプチド主鎖原子の局所的な空間配置である.この場合,側鎖のコンホメーションは無視する.2)**三次構造**はポリペプチド全体の三次元構造である.3)多くのタンパク質は

サブユニットという二つ以上のポリペプチド鎖から成る．タンパク質の**四次構造**とはサブユニットの空間配置である（図3・6）．

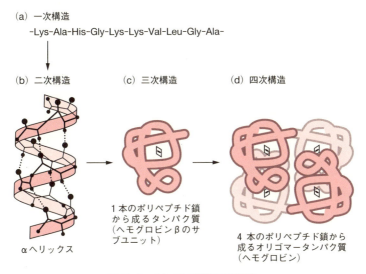

図3・6 タンパク質構造の階層性

タンパク質の二次構造には，**ヘリックス**，**シート**，およびターンなどのポリペプチド鎖の規則的な折りたたみがある．αヘリックス（図3・6b）は右巻きである．αヘリックスは3.6残基で1回転，そのピッチ（1回転で軸方向に進む距離）は5.4Åである．タンパク質中のαヘリックスは平均約12残基からなるが，これはらせん3回転分，長さ約18Åにあたる．αヘリックスでは主鎖のn番目の残基であるペプチドC=Oと，$(n+4)$番目の残基のペプチドN-Hとが，らせん軸方向に水素結合をつくる．その結果，N⋯O間の距離が2.8Åの強い水素結合ができる．アミノ酸残基の側鎖は，らせんの外側に突き出し，側鎖同士も側鎖と主鎖もぶつからない．ヘリックスの内部では，各原子がファンデルワールス相互作用により接触し，きっちりと充塡されている．

βシートもポリペプチド主鎖間での水素結合によって形成された構造である．αヘリックスではポリペプチドの同一のセグメント内で水素結合ができるのに対し，βシートでは隣り合う鎖の間に水素結合ができる．βシートには2種類ある（図3・7）．逆平行βシートでは水素結合する2本の隣接鎖は逆向きに，平行βシートで

は水素結合を形成する2本の隣接鎖は同方向に並んでいる.

ケラチン,絹フィブロイン,およびコラーゲンなどは線維状タンパク質であるが,多くのタンパク質は球状である.一般にタンパク質分子内にはαヘリックス,βシート,そのほかの構造単位によるさまざまな規則的二次構造がみられるが,タンパク質構造の相当部分は不規則である.ポリペプチド鎖の連続する残基のねじれ角が同じ値でないとき,このセグメントをコイルとよぶ.しかし,この状態は水溶液中で変性した(完全にほどけた)タンパク質の状態をさすランダムコイルとは異なっている.天然状態の(折りたたまれた)タンパク質では,非繰返し構造も,αヘリックスやβシートに劣らず秩序をもっている.

αヘリックスやβシートなどの規則的二次構造は,急激に方向を曲げるペプチドでつながることが多い.この逆ターンやβベンド(逆平行βシートストランドをつぎつぎにつなぐため,こうよぶ)などがあるが,ほとんどタンパク質の分子表面に限られる.

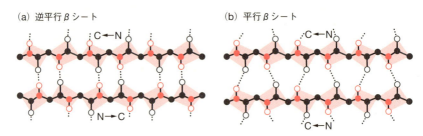

図 3・7 構造への鍵：βシート　点線はポリペプチド鎖間の水素結合を示す.
側鎖は省く.

b. 生物作用をもつタンパク質　タンパク質がとりうるさまざまな構造ゆえに各種の生物作用が生まれる.抗体,補体,血液凝固系,炎症性タンパク質の作用について述べる.

i) 抗 体

ほかの生きものからの攻撃に対抗する生体防御反応の一つが**免疫**である.免疫は二つのタイプに区別される.細胞性免疫はリンパ球などによる防御反応であり,体液性免疫はリンパ球が産生する抗体とよばれる膨大な種類の免疫グロブリンタンパク質群による反応である.抗体はBリンパ球(B細胞,成人では骨髄で成熟する細胞)によってつくられる.

抗体は抗原とよばれる体外成分あるいは体内成分と特異的に相互作用する免疫グ

ロブリンである.免疫グロブリンは多様な一群のタンパク質である.すべての免疫グロブリンは,少なくとも四つのサブユニットから成る.二つの分子量約 23000 の軽鎖(L鎖)と二つの分子量約 53000〜75000 の重鎖(H鎖)である.これらのサブユニットがジスルフィド結合と非共有結合によって,Y字形の対称な分子 $(LH)_2$ をつくっている(図3・8).重鎖のタイプとサブユニット構造の違いによって,免疫グロブリンは五つのクラスに分けられる(表3・2).IgM は抗原に応答して最初に分泌される免疫グロブリンで,微生物に対して最も効果的に働く.IgG は最も一般的な免疫グロブリンで,血中,細胞外液の両方に均等に分布する.IgA はおもに腸管に存在し,病原体の侵入を防ぐ.IgE は,通常は血中に微量存在するが,寄生虫を防ぎアレルギー反応にかかわるらしい.IgD も血中に微量存在するが機能はわからない.抗体分子は,Y字形の先端部分(可変領域)のL鎖とH鎖のアミノ酸配列の違いにより多くの抗原を特異的に認識する.ファンデルワールス力,疎水性相互作用,水素結合,イオン対などの相互作用で抗体は抗原に結合する.解離定数は $10^{-4} \sim 10^{-10}$ M で,酵素・基質結合の親和性と同程度またはもっと強い.抗原抗体

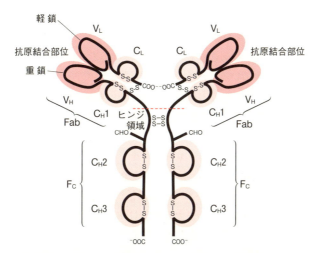

図 3・8 構造への鍵: ヒト免疫グロブリン G (IgG) の模式図 2本の軽鎖は可変領域 (V_L) と不変領域 (C_L) 各1個から成り,2本の重鎖は可変領域 (V_H) 1個と不変領域 (C_H1, C_H2, C_H3) 3個からなる.各領域にはジスルフィド結合が一つずつあり,また各軽鎖と重鎖および重鎖同士はジスルフィドで結合している.IgG をタンパク質分解酵素パパインで処理するとヒンジ領域で切断され(----部位),2個の Fab フラグメントと1個の Fc フラグメントになる.CHO は糖鎖を示す.

複合体の特異性と強さは，抗原と抗体の表面がいかに精密に相補的であるかに依存する．抗体が研究上有用な ELISA 試薬になるのはこのためでもある．

表 3・2　ヒト免疫グロブリンのクラス

クラス	重鎖	軽鎖	サブユニット構造	分子質量 (kDa)
IgA	α	κ, λ	$(\alpha_2\kappa_2)_n J^{\dagger 1}, (\alpha_2\lambda_2)_n J$	360〜720
IgD	σ	κ, λ	$\sigma_2\kappa_2, \sigma_2\lambda_2$	160
IgE	ε	κ, λ	$\varepsilon_2\kappa_2, \varepsilon_2\lambda_2$	190
IgG$^{\dagger 2}$	γ	κ, λ	$\gamma_2\kappa_2, \gamma_2\lambda_2$	150
IgM	μ	κ, λ	$(\mu_2\kappa_2)_n J, (\mu_2\lambda_2)_n J$	950

†1 $n=1, 2$ あるいは 3
†2 IgG は γ 鎖の違いにより，四つのサブクラス，IgG1, IgG2, IgG3, IgG4 に分けられる．

ii) 補　体

補体は体液性免疫のなかでは最も重要な機構であり，抗体により識別された異物や病原体と結合して細胞の免疫機構を活性化させたり病原体の破壊を行ったりする．抗体と協同して機能することから補体とよばれる．

補体を構成する約 20 種類のタンパク質のうち，6 種類がセリンプロテアーゼであり，それ以外に 7 種類の制御因子，インヒビター，数種の細胞膜制御因子，補体受容体が明らかになっている．補体の活性化経路を構成するのは 13 種類のタンパク質である（表 3・3）．このうち血漿中の含量が最も多いのは C3 で，1.3 mg/mL が含まれる．その活性化機序に，抗体依存性の古典経路と非依存性の第二経路とがある（補体の活性化経路の概要は p.195 の図 3・60 を参照）．

補体系は，それ自体のもつ細胞崩壊機能以外にもさまざまなレベルで免疫応答に関与している．免疫細胞には CR1, 2, 3 の 3 種類の受容体が知られており，C3b により物質の細胞内取込みが促進される．補体活性化過程で放出される C3a, C4a, C5a（アナフィラトキシン）は，白血球の活性化と走化作用を促す．細胞のアナフィラトキシン受容体に結合して血管透過亢進，平滑筋収縮，白血球遊走を行うほか，肥満細胞，好塩基球よりヒスタミン放出を促す．C5b は，補体の最終反応である膜侵襲複合体（MAC）の形成を開始し，細胞を崩壊する．MAC は，C5b を起点とする数種類の補体成分の複合体であり，細胞膜に孔をあけることで細胞を殺す．

iii) 血液凝固タンパク質

血漿中には約 20 種類の血液凝固タンパク質が含まれている（表 3・4）．これら

表 3・3 補体の分類と機能

成分名	血清含量 (μg/mL)	分子量 (kDa)	ポリペプチド鎖数	機能
C1q	80	462	18	免疫複合体への結合
C1r	50	83	1(×2)	C1s 活性化プロテアーゼ
C1s	50	83(×2)	1	C4 活性化プロテアーゼ
C4	600	205	3	C2 の活性化
C2	20	102	1	C3 活性化プロテアーゼ
C3	1300	185	2	C5 の活性化
C5	70	190	2	C6 の活性化
C6	64	120	1	C7 の活性化
C7	56	110	1	C8 の活性化
C8	55	150	3	C9 の活性化
C9	59	71	1	膜侵襲複合体形成
D (C3Pase)	1	24	1	B 活性化プロテアーゼ
B (C3PA)	210	92	1	C3 活性化プロテアーゼ
P (プロパージン)	25	210	4	第二経路の正の調節
H (β1H)	450	150	1	C3B, Bb の解離失活
I (C3b・C4bINA)	35	88	2	C3b, C4b の分解, プロテアーゼ
C3bINA コファクター	300	450(×2)	6(×2)	Bb の解離失活, C3b 不活化
C4bP	100	540	7+1	I の補酵素
C1INH	200	110	1	セリンプロテアーゼ活性の抑制
DAF	—	70	1	膜障害制御
C3NeF	—	150	4	IgG, C3 コンベルターゼ安定化

のタンパク質が順序よく活性化されて**血液凝固**が完成する．血管の内皮細胞がはがれると血液が直接コラーゲンと接触することとなり，生じたトロンビンによりフィブリノーゲン（I 因子）がフィブリンに変換され，これが線維状のフィブリン塊を形成し，血液凝固をひき起こす．この反応では，選択性の高い六つの限定加水分解酵素（セリンプロテアーゼ）がカスケード的に活性化されることによりトロンビンを生じる．血液内成分のみにより活性化されるプロセスは内因系とよばれ，最終的にはフィブリンを生じる．組織由来のⅢ因子に起因するプロセスは外因系とよばれる．

　凝固系の活性化は同時にフィブリン塊を分解する線溶系と血管透過亢進をひき起こすブラジキニン放出酵素（プレカリクレイン）も活性化する．並行して進みすぎた凝固反応を抑制するフィードバック回路がトロンビン自体により活性化される．トロンビンは血小板の凝集，放出反応を活性化する（凝固反応の詳細は§3・3・5 を参照）．

表 3・4 血液凝固系タンパク質の分類と機能

成分名	略号	血清含量 (mg/dL)	分子量 (kDa) ヒト	分子量 (kDa) ウシ	ポリペプチド鎖数	機能
フィブリノーゲン	I	200～400	340		3×2	ゲル形成
プロトロンビン	II	15～20	72		1	セリンプロテアーゼ
スチュアート因子	X	5～10	56	55	1	セリンプロテアーゼ
クリスマス因子	IX	3～5	56	55	1	セリンプロテアーゼ
プロコンバーチン	VII	0.4～0.7	57	45.5	1	セリンプロテアーゼ
PTA因子	XI	0.5～0.9	166		2	
ハゲマン因子	XII	2～3	76	74	1	セリンプロテアーゼ
プロテインC	PC	0.02～0.6	62	61	1	セリンプロテアーゼ
プロテインS	PS	2.2～3.0	80		1	補酵素
プレカリクレイン	PK	1～2	88	82	1	セリンプロテアーゼ
フィブリン安定化因子	XIII	1～2	330		2×2	フィブリンの架橋形成
プロアクセリン	V	5～10	330		多数	補因子
抗血友病因子	VIII	15～20	320			Xの活性化補助
von Willebrand 因子	vWF		270			Xの活性化補助
高分子キニノーゲン	IMWK	20～50	110	76～120	1	XIIの活性化補助
組織因子	III	—	細胞膜成分			VIIの活性化補助
血小板第3因子	PF-3	—	細胞膜成分			リン脂質相の提供
Ca²⁺	VI	—	血漿成分			リン脂質相反応の補助

iv) 炎症性タンパク質

炎症過程で血管や細胞に変化を与えるタンパク質を炎症性タンパク質という (§7・5・3 "ケモカイン"を参照). 血中を循環しているもの,または炎症局所で細胞によって局所的に産生されるものがある. 血中に存在する代表的な炎症性タンパク質の補体,凝固因子などは不活性の前駆体として循環しており,タンパク質分解によっておのおのの生物活性を示すようになる. 細胞由来のタンパク質は,細胞内顆粒に蓄えられており,刺激に反応して合成され,放出される.

血漿中に存在する代表的な炎症性タンパク質としては,キニン,血液凝固系およ

び補体がある．キニン系では，血中の前駆物質である高分子量キニノーゲンからブラジキニンがつくられる．ブラジキニンは血管透過性を亢進させ，細動脈拡張や気管支平滑筋の収縮をもたらす．

サイトカイン（免疫反応や炎症反応の際に産生されるタンパク質の総称）は多種類の細胞（おもに活性化リンパ球とマクロファージ）から産生分泌されるタンパク質であり，細胞の働きを制御する．未熟な骨髄前駆細胞の増殖を導くコロニー刺激因子と白血球の接着あるいは細胞の運動を刺激するインターロイキンやケモカインが含まれる．

サイトカインはその効果または標的細胞によってつぎの5群に分類できる．1) 活性化，増殖および分化などのリンパ球機能を調節する．たとえば，増殖を刺激するインターロイキン2 (IL-2)，リンパ球増殖を抑制するトランスフォーミング増殖因子（transforming growth factor β, TGF-β）など．2) 有害な刺激に対する免疫反応に関与する腫瘍壊死因子 TNF と IL-1 など．3) 細胞性免疫反応に際して炎症細胞（特にマクロファージ）を活性化するインターフェロン-γ (IFN-γ) と IL-2 など．4) さまざまな白血球に対する走化性活性をもつケモカイン，および 5) 造血を刺激する顆粒球-単球コロニー刺激因子（granulocyte-monocyte colony-stimulating factor, GM-CSF）など，である．

このほかには，炎症時に働く酸性プロテアーゼがあり，細胞内のファゴリソームの中の酸性条件でのみ活性促進性である．エラスターゼやコラゲナーゼあるいはカテプシンなどの中性プロテアーゼは細胞外基質中で活性があり，エラスチンやコラーゲン，基底膜ならびにその他の細胞外マトリックスのタンパク質を分解して組織損傷をひき起こす．また中性プロテアーゼは補体の分解によりアナフィラトキシンを産生し，キニノーゲンからのブラジキニン様ペプチド生産を促進する．

3・1・4 酵　素

多くの化学反応を 37℃，1気圧という温和な条件で触媒するタンパク質は酵素とよばれる．ある種の触媒作用をもつ RNA も知られている．酵素は活性部位，すなわち触媒作用をもつ部分のアミノ酸側鎖官能基の並びにより，いろいろな機構で触媒作用を示す．

a. 酵素の性質　酵素のおもな性質としてつぎの四つがあげられる．1) 反応が速い．酵素が触媒する反応は触媒のない場合に比べて，$10^6 \sim 10^{12}$ 倍程度速く，また化学触媒と比べても数桁速い．2) 穏やかな条件で進む．酵素による反応は比較

的穏やかな条件，100°C以下，常圧，ほぼ中性のpHで進む．これに対し化学触媒反応を有効に進めるには高温，高圧，極端なpHを必要とすることが多い．3) 特異性が高い．酵素反応は基質（反応物）および生成物に関し，化学触媒よりはるかに特異性が高く，そのため副生成物はほとんどできない．4) 調節可能である．多くの酵素の触媒活性は基質以外の物質の濃度によって大きく変動される．この制御の機構にはアロステリック制御，酵素の共有結合修飾，アミノ酸のリン酸化および脱リン酸化修飾，酵素量の変化などがある（アロステリック効果とは，酵素のサブユニットに基質が結合することで，立体構造が変化し，酵素反応が促進，抑制されることである）．

基質その他の分子が酵素に結合するときの非共有結合力は，ファンデルワールス力，静電力，水素結合，疎水性相互作用などである（図3・9）．一般に，基質結合部位は酵素分子表面のくぼみまたは割れ目にあり，基質分子に相補的な形をしている（形態的相補性）．しかも基質結合部位のアミノ酸残基は基質分子と特異的に引き合うように並んでいる（電子的相補性）．形の違う分子や官能基配置の異なる分子は，反応できるように酵素に結合できない．

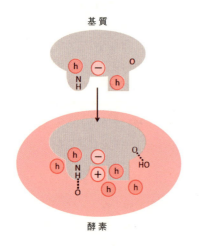

図3・9 酵素-基質複合体　酵素と基質は形態的相補性および電子的相補性により非共有結合で結びつく．hは疎水基，水素結合を破線で示す．

酵素はキラルな基質との結合も反応も厳密に立体特異的である．この立体特異性は酵素自体がもともとキラルであることによる（タンパク質はL-アミノ酸のみからなる）．この立体特異性に加え，多くの酵素は基質の官能基も選択する．この形態的特異性のほうが立体特異性より厳密である．形態的特異性の程度は，酵素によ

り異なる．単一の化合物にしか働かない酵素もあるが，多くの酵素はある範囲の関連化合物に対して触媒作用を示す．特に，消化酵素には基質に対する形態的許容性が大きく，特異的というより優先的といったほうがよいこともある．触媒する反応の種類にも特異性の広いものもある．たとえば，キモトリプシンはペプチド結合だけでなくエステル結合も加水分解する．

b. 補因子と補酵素　タンパク質分子の官能基は容易に酸塩基触媒反応に関与したり，一時的な共有結合をつくったり，電荷間の相互作用を示したりするが，酸化還元反応やいろいろな基の移動反応は苦手である．このような反応を触媒する酵素もあるが，それには低分子の補因子が必要で，それが酵素のいわば化学的な"歯"となる．補因子は Cu^{2+}, Fe^{3+}, Zn^{2+} などの金属イオンのこともある．補因子には補酵素として知られる有機分子もある（表3・5）．触媒反応が続くためには補酵素がもとの形に戻らねばならない．触媒活性をもつ酵素-補因子複合体を**ホロ酵素**という．ホロ酵素から補因子を取去った酵素活性のないタンパクを**アポ酵素**という．

表 3・5　補酵素の性質

補酵素	反応	ビタミン	ヒトでの欠乏症
ビオシチン	カルボキシ化	ビオチン	＊
補酵素 A（CoA）	アシル基転移	パントテン酸	＊
コバラミン補酵素	アルキル化	コバラミン（B_{12}）	悪性貧血
フラビン補酵素	酸化還元	コバラミン（B_2）	＊
リポ酸	アシル基転移	—	＊
ニコチンアミド補酵素	酸化還元	ニコチンアミド，ナイアシン	ペラグラ
ピリドキサルリン酸	アミノ基転移	ピリドキシン（B_6）	（けいれん，皮膚炎）
テトラヒドロ葉酸	一炭素基転移	葉酸	巨赤芽球性貧血
チアミン二リン酸	アルデヒド基転移	チアミン（B_1）	脚気

＊欠乏症については知られていない．

c. 酵素反応の速度　単一の反応物，すなわち基質 S（substrate）から単一の生成物 P（product）を生じる反応がある．

$$S \rightleftharpoons P$$

酵素反応でも平衡定数は変わらないので酵素 E(enzyme)は正逆両反応を促進する．

$$S \rightleftharpoons P$$

酵素反応が進むにはまず基質 S が酵素 E に結合することが必要である．

$$E + S \underset{k_{-1}}{\overset{k_1}{\rightleftharpoons}} ES \underset{k_{-2}}{\overset{k_2}{\rightleftharpoons}} E + P \tag{3・3}$$

基質が複合体を経て生成物になる過程では，このほかの中間体も考えられる．たとえば ES が E + P になる途中に EP がありうる．しかし反応の速度は律速段階で決まるため (3・3) 式で表すことができる.

いま酵素の全濃度を E_0 とする．基質を加える前は当然 $E_0 = [E]$，基質を加えると $E_0 = [E] + [ES]$ になる．反応のごく初期，誘導期の間に [ES] は増加して反応が初期定常状態に達すると定常値に達し，しばらくの間その一定値に留まる. 1925 年に G. E. Briggs と J. B. Haldane はこの [ES] が一定，そして初期の [S] が一定の条件の下での速度定数，E_0 および [S] と v_0 の関係を導いた.

生成物は ES が速度定数 k_2 で壊れてできるので，初期条件では (3・4) 式となる.

$$v_0 = k_2[ES] \tag{3・4}$$

定常状態, つまり [ES] が一定とは ES ができる速さと壊れる速さが等しいことである．ES ができる速さは $k_1[E][S]$．ES が壊れるには E + S, E + P になる二つの道があり，壊れる速さは $k_{-1}[ES] + k_2[ES]$．そこで, (3・5) 式と表せる.

$$k_1[E][S] = (k_2 + k_{-1})[ES] \tag{3・5}$$

定数だけを集め，新しい定数 K_m を定義する.

$$\frac{[E][S]}{[ES]} = \frac{k_2 + k_{-1}}{k_1} \equiv K_m \tag{3・6}$$

酵素反応速度の研究を初めて行ったミカエリス (Michaelis) の名をとり，この K_m を**ミカエリス定数**という．書き換えて,

$$\frac{(E_0 - [ES])[S]}{[ES]} = K_m \tag{3・7}$$

[ES] について解けば,

$$[ES] = \frac{E_0[S]}{[S] + K_m} \tag{3・8}$$

(3・4) 式より,

$$v_0 = \frac{k_2 E_0[S]}{[S] + K_m} \tag{3・9}$$

これがミカエリス・メンテン式の一つの形である.

3・1・5 糖（単糖, オリゴ糖, 多糖), 糖鎖レセプター

a. 糖の性質と分類 糖とは，炭素，水素，酸素の原子からなる一般式 $(C \cdot H_2O)_n$ ($n \geq 3$) の炭水化物である．糖の基本単位は単糖である．単糖にはいくつか

の型があり，炭素原子の数，炭素と水素，酸素の結合が異なる．その単糖が化学結合して，つながったものが多糖である．1960年代まではエネルギー源あるいは構造の材料物質と考えられていた．しかし，最近では糖が多くの生物活性にかかわっており，タンパク質分子間や細胞間の認識に糖が大きな役割をしていることがわかっている．

b. 単糖　単糖とは炭素原子3個以上を含む直鎖のポリヒドロキシアルデヒドまたはポリヒドロキシケトンである．単糖はカルボニル基の形と炭素の数で分類する．カルボニル基がアルデヒドならアルドース，ケトンならケトースという．最も簡単な単糖，炭素原子3個ならトリオースという．炭素数が4ならテトロース，5ならペントース，6ならヘキソース，7ならヘプトースという．

アルドヘキソースであるD-グルコースは分子式 $(CH_2O)_6$ である．C1位とC6位以外の炭素原子はみなキラル中心であるからグルコースは $2^4=16$ の立体異性体の一つである．D-アルドースの立体化学と名称を図3・10に示す．カルボニル基から一番遠いキラル中心の炭素がD-グリセルアルデヒドと同じものをDとする．L糖はD糖の鏡像である．C原子一つだけ立体配置が異なる糖を互いに**エピマー**という．D-グルコースとD-マンノースはC2位に関してエピマーである．

単糖が環化すると，もとのカルボニル炭素（**アノマー炭素**という）がキラル中心になるので二つの立体配置ができる．この二つの立体異性体を互いに**アノマー**という．単糖のD, Lを決める炭素（ヘキソースではC5位）につく $-CH_2OH$ の反対側にアノマー炭素のOHがくるものをα-アノマー，同じ側にくるものをβ-アノマーという（図3・11）．

単糖には誘導体が存在する．アルドースのアルデヒド基が酸化されてできるアルドン酸，アルドースの第一級アルコールが酸化されてできるウロン酸などである．OHがHに置換した単糖をデオキシ糖という．この代表がβ-D-2-デオキシリボースでDNAの糖成分である．OH基の一つがアミノ基に換わった糖がアミノ糖であり，アミノ基はふつうアセチル化されている．D-グルコサミンとD-ガラクトサミン，糖タンパク質や糖脂質の重要成分である N-アセチルノイラミン酸などがある．N-アセチルノイラミン酸とその誘導体はシアル酸とよぶことが多い．

c. オリゴ糖と多糖　多糖はグリカンと総称し，単糖がアノマー炭素とアルコールの酸素の結合（グリコシド結合という）で結びついたものである．単糖が単一種ならホモ多糖，多種ならヘテロ多糖という．多糖は数種の単糖が繰返し配列でできていることが多い．タンパク質や核酸と異なり多糖中の単糖は線状にも並び，

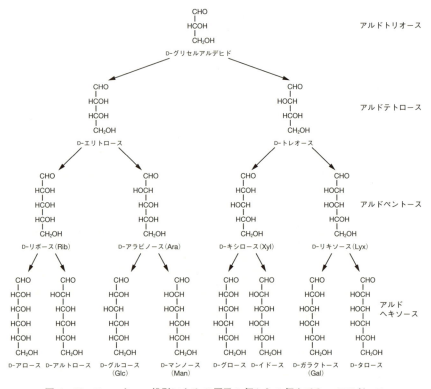

図 3・10 フィッシャー投影による C 原子 3 個から 6 個までの D-アルドース の立体配置　矢印は立体構造の関係を示し（生合成とは関係ない）．それぞれの組で C2 位の配置が異なる．図の糖の鏡像が L 糖である．

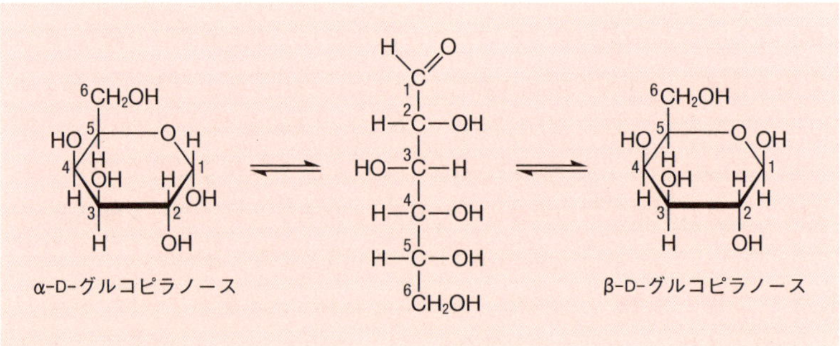

図 3・11 単糖の α,β-アノマー　単糖の α-D-グルコピラノースと β-D-グルコピラノースの違いはアノマー炭素（C1）の立体配置だけ．これらの両ピラノースは開環型を経て相互変換する．

枝分かれもする．

多糖のうち最も簡単なものが，二つの糖が結合した二糖である．多糖の代表例は，無脊椎動物，甲殻類，昆虫，クモなどの外骨格や，カビや藻類の細胞壁に存在する N-アセチルグルコサミンのホモ高分子であるキチンである．

植物の貯蔵多糖であるデンプンは，アミロースとアミロペクチンから成る．アミロースは数千のグルコース残基が結合した鎖状高分子である．アミロペクチンはグルコース残基が結合したものであるが，グルコース残基平均 24～30 残基ごとに枝分かれがある．

グリコーゲンは動物の貯蔵多糖であり，骨格筋と肝臓に最も多く存在している．グリコーゲンの一次構造はアミロペクチンに似ているが約 8～12 残基ごとに枝分かれがある．グリコーゲンはグリコーゲンホスホリラーゼという酵素で非還元末端から順に 1 残基ずつ分解されて代謝に使われる．グリコーゲンは枝分かれの多い構造で，非還元末端がたくさんあるので，グルコースを急に動員代謝することができる．

d. グリコサミノグリカン　軟骨，腱，血管壁など結合組織の細胞外スペースに存在する多糖がグリコサミノグリカンである．グリコサミノグリカンは枝分かれのない多糖でウロン酸とヘキソサミン残基が交互につながっている．グリコサミノグリカンの水溶液は粘性と弾力性が高い．ヒアルロン酸は D-グルクロン酸と N-アセチル-D-グルコサミン（GlcNAc）が結合した二糖単位が，250～25000 個も結合した多糖である．結合組織，滑液（関節の潤滑液），眼のガラス体などの重要な成分である．

その他のグリコサミノグリカンは，硫酸をつけた二糖単位（図 3・12）が 50～1000 個つながった多糖である．コンドロイチン 4-硫酸，コンドロイチン 6-硫酸，デルマタン硫酸，ケラタン硫酸などがある．硫酸含量が一定せず，少量のフコース，マンノース，N-アセチルグルコサミン，シアル酸も含む．ヘパリンも硫酸基数が一定せず二糖当たり 2.5 残基で，哺乳類の組織中では最も電荷の多い高分子である．ヘパリンは血液凝固阻害作用をもち，血液凝固防止剤として臨床に用いられる．

e. 糖タンパク質　ほとんどのタンパク質は糖を共有結合した糖タンパク質として存在している．糖含量は重量で 1％以下から 90％以上である．生体の糖タンパク質は，酵素，輸送タンパク質，受容体，ホルモン，構造タンパク質などの重要な役割を果たしている．

細胞間質のグリコサミノグリカンは，共有結合または非共有結合でタンパク質と凝集し，**プロテオグリカン**といういろいろな巨大分子をつくる．プロテオグリカン

は瓶ブラシのような形で，ヒアルロン酸の"軸"にプロテオグリカンのサブユニットが"ブラシの毛"のように非共有結合している．このブラシの毛はコアタンパク質にケラタン硫酸やコンドロイチン硫酸などが共有結合したものある（図3・13）．小さいオリゴ糖はコアタンパク質に二つの形式で合成している．アスパラギン酸（Asn）残基のアミドNにグリコシド結合するN結合オリゴ糖とコアタンパク質の特定のセリン（Ser）残基またはトレオニン（Thr）残基にグリコシド結合しているO結合オリゴ糖である．

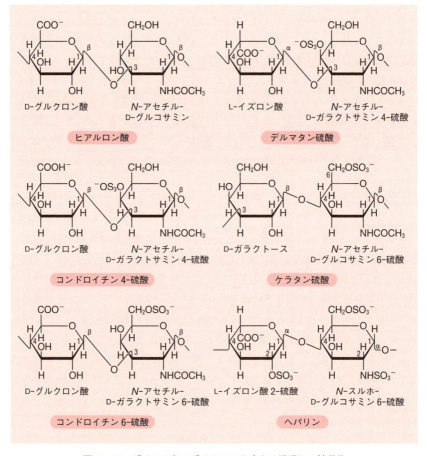

図 3・12　グリコサミノグリカンによくある繰返し二糖単位

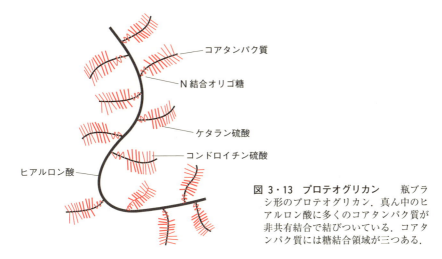

図 3・13 プロテオグリカン 瓶ブラシ形のプロテオグリカン．真ん中のヒアルロン酸に多くのコアタンパク質が非共有結合で結びついている．コアタンパク質には糖結合領域が三つある．

3・1・6 脂質, 糖脂質

a. 脂質の機能 脂質は核酸，タンパク質，多糖に続く細胞の第4の主要成分である．ほかの三つの成分とは異なり脂質は高分子ではない．しかし，脂質は凝縮し，その状態で生体膜の構成要素となり重要な機能を果たす．脂肪分子はほかの生体分子に比べて構造が多様である．疎水性で水にほとんど溶けない物質なら何でも脂質に分類される．脂質の機能は大きく以下の三つに分けられる（細胞によってはある種の脂質は二つ以上の役割を果たす）．1) 脂質分子は脂質二分子膜を形成し，タンパク質分子とともに生体膜の基本成分となる．2) 炭化水素鎖をもつ脂質はエネルギー貯蔵体となる．3) 細胞内，細胞間のシグナル伝達に関与する．

b. 脂質の分類 脂質はクロロホルムやメタノールなどの有機溶媒に溶ける生体物質であるため，有機溶媒抽出により，ほかの生体物質と容易に分離することができる．脂肪，油，ビタミンやホルモンの一部，および膜の非タンパク質成分などが代表的な脂質である．

i) 脂肪酸

脂肪酸とは長い炭化水素鎖をもつカルボン酸である（図 3・14）．脂肪酸はいろいろな脂質中にエステルの形で存在している．生体中に存在するおもな脂肪酸を表 3・6 に示す．高等植物や動物で最も多いのは炭素数 16 および 18 の脂肪酸，パルミチン酸，オレイン酸，リノール酸，ステアリン酸である．炭素数 14 以下または 20 以上の脂肪酸はあまり存在しない．多くの脂肪酸は C2 単位がつながってできる

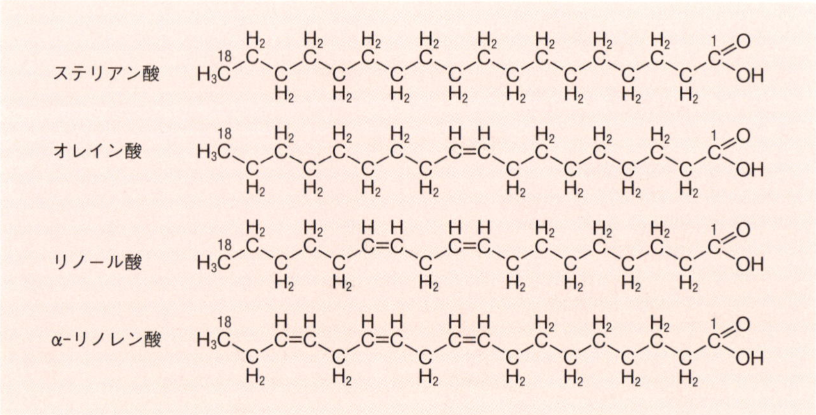

図 3・14 炭素数 18 の脂肪酸の構造　二重結合はみなシス形.

ので炭素数は偶数である.

　動植物脂肪酸の半分以上は不飽和（二重結合をもつ）で，二重結合が二つ以上のものも多い．細菌の脂肪酸には二つ以上の二重結合をもつものはほとんどないが，枝分かれしたり，ヒドロキシ基を含んだりするものが多く，シクロプロパン環をもつものもある．表 3・6 に示すように不飽和結合一つの位置はカルボキシ炭素から数えて C9 位と C10 位の間にある．これを Δ9 または 9 位の二重結合という．二重結合が二つ以上のときは三つ目の炭素ごとにできる傾向があり（すなわち -CH=CH-CH_2-CH=CH-），共役していない（-CH=CH-CH=CH- ではない）．

　飽和脂肪酸（完全に還元されたもの，すなわち水素で飽和したもの）は各 C-C 結合が自由に回転できるので曲がりやすく，いろいろなコンホメーションをとれる．しかし，エネルギーが最低なのは一番伸びた形で，これが隣のメチレン基との立体干渉が最も少ない．飽和脂肪酸の融点は分子量の大きいものほど高い（表 3・6）．

　不飽和脂肪酸の二重結合はほとんどがシス形である（表 3・6）．炭化水素鎖は，その部分で 30° 曲がるので不飽和酸は飽和酸より充填性が悪く，ファンデルワールス力が減るので，不飽和の多いものほど融点が低い．同じように成分脂肪酸の不飽和度が増すと脂質の流動性が増す．この性質は生体膜の流動性に重要である．

ii) トリアシルグリセロール

　動植物の脂肪や油はトリアシルグリセロール（トリグリセリド）の混合物であ

る．これはグリセロールの脂肪酸トリエステルで，非極性であり，水に不溶である．トリアシルグリセロールは動物のエネルギー貯蔵物質で，細胞の膜成分ではないが最も大量に存在する脂質である．

iii) グリセロリン脂質

グリセロリン脂質（ホスホグリセリド）は生体膜のおもな脂質成分で，化学的にはグリセロール 3-リン酸（図 3・15 a）の誘導体である．C1 位と C2 位は脂肪酸と

表 3・6　おもな生体脂肪酸

記号[†]	常用名	系統名	構　造	融点 (°C)
飽和脂肪酸				
12:0	ラウリン酸	ドデカン酸	$CH_3(CH_2)_{10}COOH$	44.2
14:0	ミリスチン酸	テトラデカン酸	$CH_3(CH_2)_{12}COOH$	52
16:0	パルミチン酸	ヘキサデカン酸	$CH_3(CH_2)_{14}COOH$	63.1
18:0	ステアリン酸	オクタデカン酸	$CH_3(CH_2)_{16}COOH$	69.6
20:0	アラキジン酸	イコサン酸	$CH_3(CH_2)_{18}COOH$	75.4
22:0	ベヘン酸	ドコサン酸	$CH_3(CH_2)_{20}COOH$	81
24:0	リグノセリン酸	テトラコサン酸	$CH_3(CH_2)_{22}COOH$	84.2
不飽和脂肪酸（二重結合はみなシス形）				
16:1	パルミトレイン酸	9-ヘキサデセン酸	$CH_3(CH_2)_5CH=CH(CH_2)_7COOH$	-0.5
18:1	オレイン酸	9-オクタデセン酸	$CH_3(CH_2)_7CH=CH(CH_2)_7COOH$	13.4
18:2	リノール酸	9.12-オクタデカジエン酸	$CH_3(CH_2)_4(CH=CHCH_2)_2(CH_2)_6COOH$	-9
18:3	α-リノレン酸	9,12,15-オクタデカトリエン酸	$CH_3CH_2(CH=CHCH_2)_3(CH_2)_6COOH$	-17
18:3	γ-リノレン酸	6,9,12-オクタデカトリエン酸	$CH_3(CH_2)_4(CH=CHCH_2)_3(CH_2)_3COOH$	$-11 \sim 5$
20:4	アラキドン酸	5,8,11,14-イコサテトラエン酸	$CH_3(CH_2)_4(CH=CHCH_2)_4(CH_2)_2COOH$	-49.5
20:5	EPA	5,8,11,14,17-イコサペンタエン酸	$CH_3CH_2(CH=CHCH_2)_5(CH_2)_2COOH$	-54
24:1	ネルボン酸	15-テトラコセン酸	$CH_3(CH_2)_7(CH=CHCH_2)_4(CH_2)_{13}COOH$	39

[†] 炭素原子数：二重結合数
出典：R. M. C. Dawson ほか，"Data for Biochemical Research", 3rd Ed., Chapter 8, Clarendon Press（1986）．

エステル結合し，リン酸基は図3・15bに示すように一連の物質Xとエステル結合する．したがってグリセロリン脂質は非極性の脂肪族炭化水素鎖の"尾"と，極性のリン酸-Xという"頭"をもつ両親媒性分子である．一番簡単なグリセロリン脂質はX=Hで，これをホスファチジン酸といい，膜には微量しかない．生体膜にあるのはXが表3・7に示す極性アルコールで，C1位につくのは炭素数16または18の飽和脂肪酸，C2位につくのは炭素数16〜20の不飽和脂肪酸であることが多い．グリセロリン脂質は化学的にはこれらの脂肪酸によって命名する．グリセロリン脂質のアシル基と頭部の間を加水分解する酵素はホスホリパーゼである．ホスホリパーゼA_2はC2位につく脂肪酸アシル基を分解し，リゾリン脂質を生じる．リゾリン脂質はその名（lyso-は溶解を意味する）のとおり強い界面活性剤で脂肪膜を壊し細胞を溶かす．

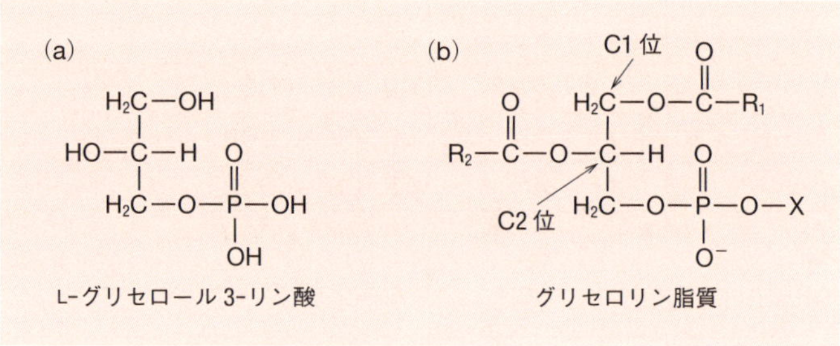

図 3・15　グリセロリン脂質の構造　(a) グリセロリン脂質の骨格: L-グリセロール 3-リン酸．(b) グリセロリン脂質の一般式．R_1とR_2は長鎖脂肪酸の炭化水素．Xは極性アルコール．

iv) スフィンゴ脂質，糖脂質

スフィンゴ脂質もおもな膜成分の一つで，炭素数18の長鎖アミノアルコール誘導体のスフィンゴシンでは二重結合がトランス形である．スフィンゴシンのNに脂肪酸アシル基がついたものをセラミドという．セラミドからスフィンゴ脂質の中で生体に最も多く存在するスフィンゴ脂質類ができる．スフィンゴミエリンが最も体内では多く，セラミドの頭部にホスホコリンまたはホスホエタノールアミンがついたもの（それぞれ，ホスファチジルコリン，ホスファチジルエタノールアミンという）でスフィンゴリン脂質に分類される．多くの神経細胞の軸索を取囲み電気的に絶縁する膜状のミエリン鞘にはスフィンゴミエリンが特に多い．ガラクトセレブロシド，グルコセレブロシドなどのセレブロシドは頭部が糖残基1個だけのセラミ

ド，すなわちスフィンゴ糖脂質である．ガングリオシドは最も複雑なスフィンゴ糖脂質で，少なくとも1個シアル酸残基を含むオリゴ糖がついたセラミドである．

表 3・7 グリセロリン脂質の一般式

X-OH	Xの構造	リン脂質
水	—H	ホスファチジン酸
エタノールアミン	—CH$_2$CH$_2$NH$_3^+$	ホスファチジルエタノールアミン
コリン	—CH$_2$CH$_2$N(CH$_3$)$_3^+$	ホスファチジルコリン（レシチン）
セリン	—CH$_2$CH(NH$_3^+$)COO$^-$	ホスファチジルセリン
myo-イノシトール	(イノシトール環構造)	ホスファチジルイノシトール
グリセロール	—CH$_2$CH(OH)CH$_2$OH	ホスファチジルグリセロール
ホスファチジルグリセロール	—CH$_2$CH(OH)CH$_2$—O—P(O)(O$^-$)—O—CH$_2$—HC—O—C(O)—R$_4$, R$_3$—C(O)—O—CH$_2$	ジホスファチジルグリセロール（カルジオリピン）

v) ステロイド

ステロイドは，ほとんどの真核生物に由来するシクロペンタノペルヒドロフェナントレン誘導体である．コレステロールは動物に最も多いステロイドで，動物の形質膜の主成分の一つであり，分子内に OH 基があるため両親媒性であり，ほかの脂質性より固い分子である．哺乳類ではコレステロールは，さまざまな生理機能を調節するステロイドホルモンの前駆体である．ステロイドホルモンはその生理作用によって三つに分類される．1) コルチゾール（炭素数 21 の化合物）などグルココ

ルチコイド類は糖，タンパク質，脂質の代謝に関与するほか，炎症反応やストレスに対する抵抗力などに影響する．2）アルドステロンその他のミネラルコルチコイドは腎臓からの塩と水の排泄を調整する．3）アンドロゲンとエストロゲンは性的発達と機能に影響する．炭素数 19 の化合物，テストステロンはアンドロゲン（男性ホルモン）の原形である．

vi) その他の脂質

プロスタグランジンとその関連物質であるプロスタサイクリン，トロンボキサン，ロイコトリエンなどはすべて炭素数 20 の化合物であり，その総称は**エイコサノイド**とよばれている．エイコサノイド類は非常に低濃度で作用し，痛みや熱，血圧調節，血液凝固，生殖に関係する．ホルモンとは異なり，エイコサノイド類は血流で作用部位に運ばれるのではなく，それをつくる細胞の近くだけで作用する．エイコサノイドは秒，分という短期間で壊れるので，近くの組織にしか作用が及ばない．エイコサノイドの前駆体として最も重要なのはアラキドン酸であり，細胞膜の中にホスファチジルイノシトールの C2 位のエステル体または他のリン脂質のエステルとして蓄えられ，ホスホリパーゼ A_2 の作用で遊離する．

3・1・7 核　　酸

a. ヌクレオチドの構造と機能

ヌクレオチドには 8 種あり，いずれも窒素を含む塩基が少なくとも一つリン酸基のついた糖に結合した構造である．ヌクレオチドに含まれる塩基は平らな，芳香族の複素環式分子で，プリンまたはピリミジンの誘導体である（生体内でプリンまたはピリミジンからできるのではない）．プリンは**アデニン**(**A**)と**グアニン**(**G**)，ピリミジンは**シトシン**(**C**)，**ウラシル**(**U**)，**チミン**(**T**)である．プリンは N9 原子でペントース（炭素数 5 の糖）に結合，ピリミジンは N1 原子でペントースに結合する（§2・2・2b も参照）．

リボヌクレオチド（図 3・16a）のペントースはリボースで，デオキシリボヌクレオチド（簡単にデオキシヌクレオチドという），図 3・16b のペントースは 2′-デオキシリボースである．糖の炭素原子の番号は ′ を付し，塩基の原子の番号には付さない．リン酸基は糖の 3′ 位または 5′ 位につき，それぞれ 3′-または 5′-ヌクレオチドという．リン酸基がない場合はヌクレオシドという．したがって 5′-ヌクレオチドはヌクレオシド 5′-リン酸といってもよい．

リボヌクレオチドは，RNA（リボ核酸）および，デオキシリボヌクレオチドは DNA（デオキシリボ核酸）の成分である．アデニン，グアニン，シトシンはリボ

ヌクレオチド，デオキシリボヌクレオチドの両方にあるが，ウラシルは主としてリボヌクレオチドに，チミンは主としてデオキシリボヌクレオチドにある．

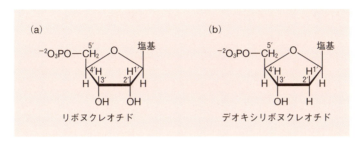

図 3・16 リボヌクレオチド (a) とデオキシリボヌクレオチド (b) の化学構造
プリン塩基またはピリミジン塩基が，少なくとも1個のリン酸基をつけたペントースに結合する．

b. ヌクレオチドとヌクレオチド誘導体の機能 細胞内に存在するヌクレオチドのほとんどはRNAかDNAで，その機能は情報の貯蔵および伝達である．一方，遊離のヌクレオチドあるいはその誘導体は，遺伝情報には関係なく，代謝の過程でいろいろな働きをしている．

最もよく知られているのは**アデノシン三リン酸（ATP）**である．これはアデニン-リボースに三リン酸基がついた分子である．ATPはエネルギー貯蔵物質といわれるが，正確にはエネルギー運搬体または伝達体である．光合成のときや，糖や脂肪酸などの代謝エネルギー源が分解されるときに**アデノシン二リン酸（ADP）**からつくられる．（図3・17）．ほかのヌクレオチドが含まれるエネルギー物質は，フラビンアデニンジヌクレオチド，ニコチンアミドアデニンジヌクレオチド，補酵素Aなどである．

c. 核酸の構造 ヌクレオチドがホスホジエステル結合によってつながり高分子をつくる．それがよく知られる**DNA**や**RNA**である．核酸はヌクレオチド同士がリボースの 3′ 位と 5′ 位でつながったものである．ポリヌクレオチドのリン酸基は酸性なので生理的条件では核酸は多価陰イオンである．C5′ が別のヌクレオチドと結合していない端の残基は 5′ 末端，C3′ が別のヌクレオチドと結合していない端の残基は 3′ 末端という．

核酸のような高分子は，結合していない成分単位，単量体とは大きく違う性質を示す．単量体の結合数が大きくなっていくと，電荷や溶解度など物理的性質が変

わってくる．また高分子中の単量体残基が同じでない場合は，別の性質，すなわち残基の配列順序として情報をもつようになる．RNA 分子のヌクレオチド組成に特別な規則性はないが，DNA ではアデニン残基とチミン残基が同数（A=T），グアニン残基とシトシン残基が同数（G=C）という規則がある．

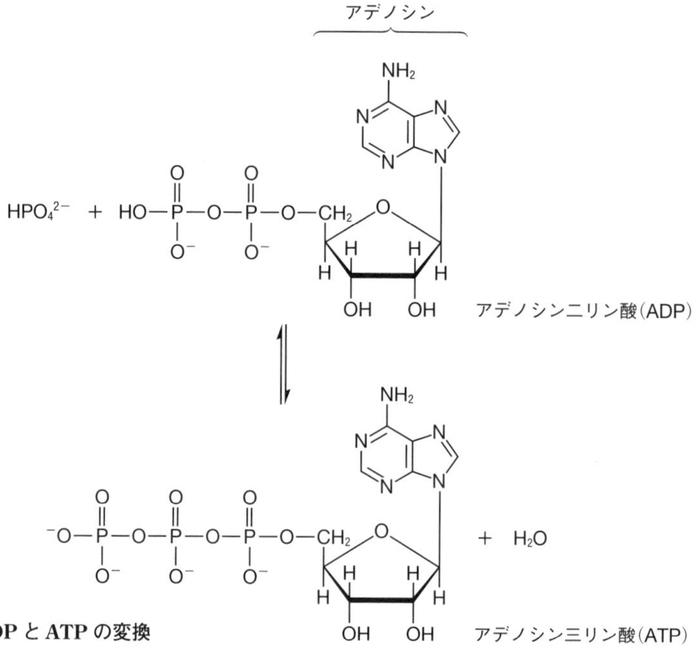

図 3・17　ADP と ATP の変換

DNA は二重らせん構造をとっている．この DNA 構造モデルはワトソン（J. Watson），クリック（F. Crick）により提唱され，そのおもな点はつぎの 4 通りである．1) 2 本のポリヌクレオチド鎖が一つの共通軸のまわりに二重らせんをつくり巻きあっている．2) DNA の二本鎖は逆方向（向きが反対）で，両方とも右巻きらせんである．3) 塩基はらせんの中心部にあり，糖-リン酸の鎖は周辺部にきてリン酸の電荷同士の反発を最小にしている．二重らせんの表面には幅の違う二つの溝があり，**主溝**と**副溝**という．4) 各塩基はもう 1 本の鎖の塩基と水素結合して平らな塩基対を成す．ワトソン・クリック構造では塩基対は 2 通りしかない．アデニン残基とチミン残基の対，グアニン残基とシトシン残基の対である．この塩基対を**相**

補的塩基対といい，これをつくる相互作用を相補的対合(たいごう)という．こうして二重らせんの二本鎖は特異的に会合する．

　d. 核酸の遺伝機能　　DNA はすべての生物における遺伝情報の担い手である．1958 年，Crick が分子生物学のセントラルドグマを提唱した．それによれば DNA は自らの複製を支配するだけでなく，相補的配列を RNA に転写するのも支配する．この RNA の塩基配列が対応するタンパク質のアミノ酸配列に翻訳される（図 3・18）．DNA 合成のとき，DNA 親鎖の塩基に相補的な塩基の遊離ヌクレオチドが順につながれて娘鎖 DNA ができるのと同様，遺伝子 DNA の塩基に相補的な塩基のリボヌクレオチドが順につなげられ RNA 鎖ができる．タンパク質をコードする遺伝子に対応する RNA（メッセンジャー RNA，**mRNA**）にリボソームがつく．リボソームは RNA（リボソーム RNA，**rRNA**）を主として含む構造体でもある．リボソームでは mRNA の三つの並びの塩基配列（ヌクレオチド配列）に，相補的な塩基配列をもつ小さな RNA（転移 RNA，トランスファー RNA，**tRNA**）の三つの並び配列が結合する．tRNA にはそれぞれ対応するアミノ酸がついている．リボソームはタンパク質の単位モノマーであるアミノ酸をタンパク質鎖につけていて，アミノ酸は tRNA が mRNA につく順に従って成長するポリペプチド鎖に結合していく．mRNA の塩基配列は遺伝子の塩基配列によって決まるから遺伝子がタンパク質合成を支配することになる．

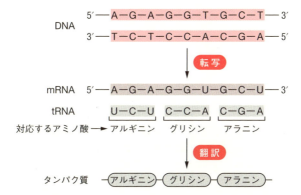

図 3・18　転写と翻訳　　DNA の一本の鎖がメッセンジャー RNA（mRNA）の合成を支配する．転写でできた mRNA の塩基配列はその DNA 鎖に相補的である．遺伝のメッセージは mRNA の三つの塩基に転移 RNA（tRNA）の三つの塩基が相補的につくことで翻訳される．各 tRNA は特定のアミノ酸をつけており，それが共有結合でつながってタンパク質をつくる．こうして DNA の塩基配列がタンパク質のアミノ酸配列に翻訳される．

e. RNA の特殊機能　タンパク質の翻訳以外にも RNA は多くの機能をもっている．たとえば，アミノ酸同士を共有結合で結びつける反応は rRNA によって触媒される．また，マイクロ RNA (**miRNA**) は，21〜25 残基長の 1 本鎖 RNA 分子（内因性核酸分子）で，遺伝子の転写後発現調節に関与する，タンパク質への翻訳の働きをもたないノンコーディング RNA の一種である．標的 mRNA を不安定化するとともに翻訳抑制を伴うことでタンパク質産生を抑制する．この miRNA が介在する転写抑制は，発生，細胞増殖および細胞分化，アポトーシスまたは代謝などの広範囲な生物学的過程でに重要な役割を担う．

　miRNA と近い作用をもつ 2 本鎖 RNA で，外因性の核酸分子は small interfering RNA (**siRNA**) とよばれ，細胞機能の解明や核酸薬物として利用されている．

3・1・8　血液，血液細胞，血小板

　体の組織や臓器を構成する細胞が代謝してエネルギーを得るためには，栄養素や酸素の補給を行い，代謝で生じる老廃物や二酸化炭素の排出を行うことが必要である．その運搬を受けもつのが血液である．血液は体内を循環して，毛細血管を流れる間に，組織間液を介して細胞との間で物質交換を行っている．

　a. 血液の成分　血液は，血管内で，液体成分（血漿）中に約 45% の有形成分を含む．図 3・19 に示すように，有形成分には赤血球，白血球，血小板があり，液体成分には，タンパク質，糖質，脂質，無機質などが含まれている．採血した血液（全血）を放置すると，血球が凝固沈殿し，上部に黄色透明な液がたまる．この液体を**血清**という．また，血液に抗凝固剤を加えて放置すると赤血球がしだいに沈

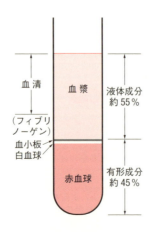

図 3・19　血液の成分

殿する．その際に得られた上部の液体成分を**血漿**という．この血漿中には凝固系の各因子，タンパク質（6～8 g dL^{-1}），ブドウ糖（60～80 mg dL^{-1}），脂質（約1％）以外に，尿素，尿酸，クレアチン，クレアチニンなどの有機物や多くの無機物質（Na$^+$，K$^+$，Ca^{2+}，HCO$_3^-$，Cl$^-$など）が含まれている．

血液全体の物理学的特性を，表3・8に示す．全血液量は，自律神経系，抗利尿ホルモン，アルドステロンなどの作用によって，一定の範囲内で動的平衡を保っている．全血液の浸透圧は，おもに血漿に溶解している電解質によるもので，0.85％の食塩水溶液の浸透圧がこれと等しいことから，**生理的食塩水**とよぶ．血漿中のタンパク質に由来する浸透圧を**コロイド浸透圧**とよび，末梢における水の出入り，物質の移動に大きな役割をしている．また，血液の比粘度は血圧の維持に役立っている．

表 3・8 血液の物理学的特性

全血液量	体重の 6～9％，70～100 mL/kg
全血漿量	体重の 4～6％，40～60 mL/kg
成人血液比重	
全　血	男性　1.059，　女性　1.056
血　漿	平均　1.027
赤血球	平均　1.097
全血液浸透圧	285～290 mOsm/kg†・H$_2$O
コロイド浸透圧	25～35 mmHg
血液比粘度	男性　4.7，　女性　4.4

† Osm（オスモル）は浸透圧の単位．

b. 赤血球　赤血球（erythrocyte, red blood cell, RBC）は，中央部が凹んだ直径約 7.5 μm，厚さ約 2 μm の円盤状で，循環血液中 1 mm^3 当たり男性には約 500 万個，女性には約 450 万個存在する．赤血球は骨髄で生成され，その分化の過程で核や細胞内小器官を失うが，血球内には細胞内小器官の一部（リボソーム）が残存し，網状を呈するので網状赤血球といわれ，赤血球新生の示標となる．血液中に入ってからの赤血球の寿命は約 120 日で，肝臓や脾臓などにある細網内皮系の細胞によって処理される．

赤血球には，約 33％ の血色素（ヘモグロビン，hemoglobin, Hb）が含まれており，これは分子量 66800 で，Fe を含んだヘム（heme）という色素 4 個とグロビンというタンパク質である．赤血球の細胞膜が破れ Hb などの血球内容が流出することを**溶血**（hemolysis）という．

c. 白血球　白血球 (leukocyte, white blood cell, WBC) は，無顆粒性白血球（リンパ球と単球）と，顆粒性白血球（好中球と好酸球と好塩基球）に区別され，末梢血中に，成人で 1 mm^3 当たり 5000〜8000 個あり，各種白血球の百分比を狭義の血液像という．赤血球と同様，骨髄で生成され，そのまま骨髄で分化成熟する白血球と骨髄から体内のリンパ系組織ごとに胸腺に運ばれて成熟する T リンパ球がある（図 3・20）．

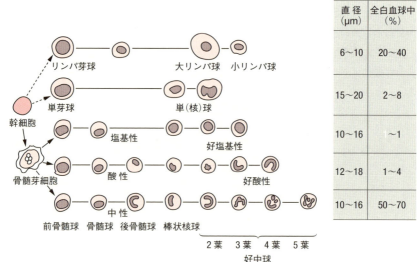

図 3・20　白血球の成熟と種類

i）リンパ球

全白血球の約 25 % を占め，大部分は直径 5〜8 μm の小リンパ球であるが，一部直径 9〜16 μm の大リンパ球（リンパ芽球）が存在する．免疫反応の面から，細胞性免疫に関与する T 細胞と体液性免疫に関与する B 細胞に区別されるが，形態，染色性から区別するのは非常に困難である．T 細胞は胸腺で分化し，B 細胞は骨髄で分化する．B 細胞から分化する形質細胞が抗原刺激を受けると，抗体を産生（体液性免疫）し，T 細胞は B 細胞の抗体産生にも関与する．

ii）単球

全白血球の約 5 % を占め，直径は 15〜20 μm，核は腎臓に似た形をし，骨髄でつくられて血流に入り，全身の結合組織に遊出した後，組織球（大食細胞，macrophage）に分化し，免疫応答に関与する．

iii) **好中球**

全白血球の 65～70％ を占め，直径は 7～16 μm で，核は成熟するにつれて 2～5 個に分葉する．強い食作用をもち，急性炎症に際して増加する．

iv) **好酸球**

全白血球の約 3％ を占め，直径は 10～14 μm で，核は分葉しており，細胞質中には酸性ホスファターゼを含む大きな好酸性顆粒が密在している．アレルギー疾患，寄生虫疾患において増加する．

v) **好塩基球**

全白血球の約 0.5％ を占め，直径は約 10 μm で，核は分葉し，細胞質中には大小さまざまな好塩基性顆粒を含む．

白血球のおもな働きは，体内に侵入してきた細菌や異物を**貪食**（phagocytosis）し，消化分解して無毒化すること，および抗体の産生である．貪食作用は好中球が最も強く，つぎに単球，好酸球である．膿は細菌と無数の食細胞その大部分は好中球）の集塊である．

d. 血小板 血小板は血液 1 mm³ 中に 20～50×10⁴ 個含まれる，核のない径 2 μm の円盤型細胞である．血小板は止血血栓形成時に中心的に働き，その主たる機能は血栓形成である．血管内皮が損傷を受け，コラーゲンに富む基底膜が露出すると血小板は凝集する．血小板膜の GPIb レセプターが血漿中のフォンビルブラント（von Willebrand）因子（vWF）を介してコラーゲンに結合し，これが引き金となって血小板中の ADP，凝固因子，セロトニン，Ca^{2+} などが放出される．放出された ADP などがさらに凝集，放出反応をひき起こす．同時に，膜受容体 GPIIb/IIIa 複合体も変形を受け，フィブリノーゲン，フィブロネクチンに対する親和性を示すようになり，急速に血小板凝集塊を形成する（血液凝固反応については，§3・3・6参照）．

3・1・9 細　　胞

a. 細胞の構造 生物の基本単位である細胞は大きく 2 種に分けられる．DNA を膜で囲んだ核をもつ真核細胞，および核をもたない原核細胞である．原核生物の代表は細菌であり，構造は比較的簡単な単細胞生物である（独立した細胞が集まって線維状またはコロニーをなすこともある）．真核生物は多細胞，単細胞の両方があり，原核生物より構造がはるかに複雑である．

細胞の基本的な構造は，細菌，植物，動物ともに同じであるが，以下のような違

いがある．一つ目は，細菌と植物では細胞膜の外側に細胞壁とよばれる固い構造がある．二つ目は，細菌とラン藻類では明確な形をもった細胞核が存在しておらず，無核細胞（原核細胞）といわれる．また，明確な形のミトコンドリアや小胞体も存在しない．細菌とラン藻類以外の動植物の細胞は，有核細胞（真核細胞）とよばれている．

動物細胞は細胞膜に囲まれ，中に細胞質と細胞核とがある．細胞質中にはミトコンドリア，リソソーム，微小管，小胞体，リボソームやゴルジ体など細胞内小器官がみられる．またグリコーゲン粒のような小粒がみられる（図3・21）．

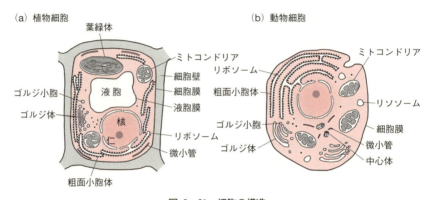

図 3・21　細胞の構造

植物細胞は，厚さ10 nmほどの細胞壁に囲まれており，そのすぐ内側に細胞膜がある．細胞質中には動物細胞に見られる細胞内小器官のほか，光合成器官の葉緑体，液胞，油滴などが存在する．

b．細 胞 膜　細胞を外界から隔てている細胞膜は脂質とタンパク質からなり，少量の糖質も含まれている．脂質は8割がリン脂質で，ホスファチジルコリンが40％，ホスファチジルエタノールアミンとスフィンゴミエリンが20％ずつを占めている（§3・1・6bのivを参照）．リン脂質はリン酸基のある親水性頭部と脂肪酸の部分の疎水性尾部とからなり，水中では，親水性頭部を上と下に出した二重膜をつくる．細胞膜の厚さは7.5 nmである．細胞膜は，リン脂質の二重膜中をタンパク質が流動しているダイナミックな構造をもっている（流動モザイクモデル，図3・22）．

細胞膜の一つの特性は，Na^+-K^+ポンプによる能動輸送作用があることである．

この輸送には Na^+ や K^+ で活性化される Na^+, K^+-ATP アーゼが関与している．この Na^+ や K^+ イオンの濃度勾配の形成が，細胞が生きている証拠である．

　細胞膜の直下には細胞骨格とよばれる構造があり，細胞の形や動きを制御している．アクチンフィラメントからなるミクロフィラメントの束があり，これに膜の下にあるスペクトリンという巨大なタンパク質と結合している．スペクトリンはコネクチンという弾性構造で支えられ，細胞膜は形状を保っている．植物ではおもにセルロースからできている細胞壁が細胞膜を支えている．動物細胞では細胞壁がないため，脂質二重層だけでは柔らかすぎて，細胞の形状を維持できない．

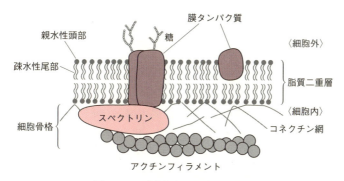

図 3・22　動物細胞の細胞膜の構造

c. 細 胞 核　　休止期にある有核細胞の細胞核は核膜で覆われている．核膜は1枚の膜ではなく，二重の平たい袋のような膜である．全体の厚さは 20～35 nm に達する．薄い膜は 7 nm ほどの厚さで細胞膜と同様である．核膜には多数の小さな孔が空いている．孔の直径は 30～70 nm である．核には DNA のほか，RNA とタンパク質が含まれている．細胞当たりの DNA の含量は一定している．核のタンパク質中にはヒストンとよばれる塩基性タンパク質が大部分を占めている．核の内部には核小体（仁）がある．ここではリボソームの RNA がつくられている．

d. ミトコンドリア　　ミトコンドリアは大きさ 1 μm ほどの小粒である．その形はさまざまであり，楕円形や糸状をしているものが多い．ミトコンドリアには DNA が含まれており，基本的には自己複製能があるが，大部分のタンパク質の合成は核内の DNA に依存している．ミトコンドリアは二重の膜で覆われている．それぞれ厚さ 5～7 nm の二重層で外膜，内膜とよばれる．その間に膜間層がある．

内膜はところどころで壁のように内部に突き出て内部を仕切っている．この部分はクリスタといわれる．クリスタで仕切られた内部はクエン酸回路の酵素系を含んでいる．クリスタの内膜には水素伝達系と酸化的リン酸化系酵素が埋込まれている．ミトコンドリアは細胞エネルギーであるATPをつくる細胞内の発電所である．

e. 小胞体　小胞体は細胞内の細網状の膜構造，二重層に覆われた平たい袋である．この表面に直径20 nmのリボソームが付着しているものを**粗面小胞体**といい，リボソームのないものを**滑面小胞体**という．リボソームで合成されたタンパク質はゴルジ体に送られる．

f. ゴルジ体　ゴジル体は表面の平らな顆粒が重層した集まりである．リボソームで合成されたタンパク質を修飾したり，合成タンパク質の送り先を区分けする小器官である．新しく合成され，シグナルペプチドのついた合成されたタンパク質を含む粗面小胞体がゴルジ体に融合する．ここでタンパク質への脂質添加，リン酸化などの翻訳後修飾，あるいは糖修飾などが起こる．

g. リソソーム　リソソームは直径0.5 μmほどの小粒で，種々の分解酵素を含んでいる．ほかの細胞内小粒と異なり，リン脂質の一重膜で囲まれている．タンパク質分解酵素，ヌクレアーゼ，グリコシダーゼ，ホスファターゼ，リパーゼなどの細胞内の消化酵素が含まれている．白血球が異物を取込んだとき，リソソームの酵素が作用し，異物を分解する．また，細胞が死ぬときにもリソソームが壊れて，自己消化が起こる．

h. 細胞骨格　細胞質の中にはミクロチューブル（微小管），ミクロフィラメント，中間フィラメントなどの細かい網目状の構造がある．微小管は枝のない細長い管状の構造をもつ．この構造はチューブリンというヘテロ二量体タンパク質の自己集合物からなる．微小管の重要な機能の一つは，有糸分裂時の紡錘体の合成と分解である．細胞の内部構造をつくり，細胞膜の内面につながり，膜を通した信号の授受に関与している．ミクロフィラメントはさらに細かい管状構造で，収縮タンパク質，アクチンでできており，細胞膜の内面につながり，細胞の動きに関係している．ミクロチューブルは壊れやすく，細胞質中に一時的にできる構造である．

i. 被覆小胞とエンドソーム　真核細胞には，物質を細胞の外から内に取込むときに，一時的に生じる構造がある．この構造には被覆小胞，エンドソーム，ピノソームなどがある．

動物細胞形質膜の外側表面の2%は被覆ピットで占められる．また細胞表面にはいろいろな大分子（リガンド）と結合する受容体（レセプター）タンパク質が存在

している．受容体にリガンドが結びつくと結合体は横滑りして被覆ピットに入り込む．そののち，ピットの口が閉じて被覆小胞（直径 100 nm）となり細胞内に入る．被覆小胞はクラスリン（clathrin，分子量 185000，多面体格子状構造）とよばれるタンパク質で覆われている．細胞内の膜周辺にはエンドソームという構造がある．加水分解酵素は含まず，リソソームより軽く，内部 pH は 5.0 である．細胞内に取込まれた被覆小胞はエンドソームと融合し，リガンドをエンドソーム内に放出する．エンドソーム内の低 pH 環境によって受容体とリガンドが離れ，クラスリン，受容体，膜断片が遊離する．その大部分は形質膜表面に再利用され，また受容体や被覆ピットを形成する．リガンドを与えられたエンドソームは微小管に沿って細胞内を移動しリソソームと融合したり，ゴルジ体からの小胞と融合する（図 3・23）．動物細胞にはピノソームという構造がある．これは受容体によらない物質の取込み（エンドサイトーシス）で生じ，リソソームと融合し，取込んだ物質を分解する．

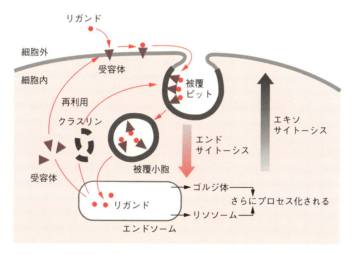

図 3・23 細胞外からのエンドサイトーシスによる巨大分子（タンパク質，ウイルスなど）の取込みと被覆小胞システム

j. 細胞の分裂　細胞分裂は母細胞が 2 個の娘細胞に分かれることであり，細胞は分裂して増殖する．細胞分裂は，細胞核が壊れ形成された染色体が分裂し，紡錘体が現れ染色体の分離と細胞の分裂が起こる複雑な一連の現象である．糸状構造が現れるので有糸分裂ともよばれる．細胞分裂は体細胞分裂と，生殖細胞のできるときに見られる減数分裂と，二つに大別される．

細胞分裂にあたっては，染色体が倍増しなければならない．分裂過程におけるDNA合成には，S期（DNA合成期），G_2期（第二間期），M期（分裂期），その次にG_1期（第一間期）という細胞周期がある（図3・24）．

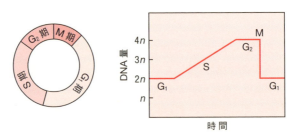

図3・24 細胞の生活環とDNA合成

3・1・10 細菌，ウイルス

a. 細菌の形態と構造 細菌は，細胞質を取囲む細胞膜，細胞壁とこれらに結合したタンパク質や多糖体を含む層状の細菌細胞層（エンベロープ）をもつ．さらに莢膜や粘液層を形成するものもあり，その外側に鞭毛や線毛をもつものもある（図3・25）．細胞壁は強固な構造で，外部からの物理的損傷や低浸透圧から細胞質を保護している．細胞質内部の構造は真核細胞より簡単である．リボソームを含む無定形の細胞質で取囲まれた繊維状の染色体をもち，菌の種類や培養時期により，種々の封入体や顆粒が含まれる．また，一部の細菌は芽胞（休眠型の菌）を形成する．細菌は，グラム染色法による染まり方の違いによりグラム陽性菌とグラム陰性菌に分けられる．この染まり方の違いは細菌の表層構造の違いによる（図3・26）．細菌の大きさは通常0.4～2μmで，その形から球菌，桿菌およびらせん菌に分かれる．また細菌同士の配列の仕方により，単球菌，双球菌，四連球菌，ブドウ球菌，

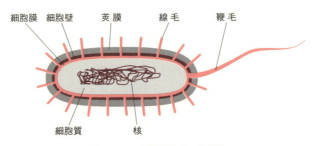

図3・25 細菌細胞の一般構造

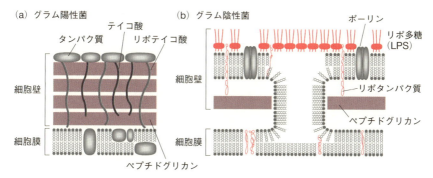

図 3・26 細菌の表層構造の比較〔矢野郁也ほか 編, "病原微生物学", p.7, 東京化学同人 (2002) より〕

連鎖球菌などがある.

b. 細菌の微細構造 細菌の構造を形づくる微細構造について, より詳しくみてみる.

i) 細胞壁と細胞膜

エンベロープは, 細胞膜とその外側の強固な細胞壁からなり, 細菌内部を外から保護するとともに, 菌特有の形態を保つのにも役立っている. 細胞壁のおもな成分はペプチドグリカンである. N-アセチルグルコサミン (GlcNAc) と N-アセチルムラミン酸 (MurNAc) の二糖を単位とするグリカンと, MurNAc に結合したテトラペプチド〔大腸菌の場合, L-アラニン, D-イソグルタミン酸, $meso$-ジアミノピメリン酸 (DAP), D-アラニンの順〕からなる. 強固な細胞壁層の内側には, 細胞に必須の細胞膜があり, その組成は約 60〜70％のタンパク質と 30〜40％の脂質, 少量の糖からなり, 浸透圧バリアー機能をもっている. 細菌の細胞膜も基本的には真核細胞膜と同様, リン脂質二重層を形成し, 糖組成の異なる糖脂質を含む.

ii) 莢膜と粘液層

細胞壁のさらに外側には, これを覆うようにして菌体と結合した**莢膜**が存在する. 菌体とは結合していないが, 菌体を包む粘性のある層は**粘液層**とよぶ. 両者の多くは多糖体からなり, 糖の種類や結合様式は菌の種類により異なる.

iii) 鞭毛と線毛

鞭毛は, 細菌の運動器官である. タンパク質からなるコイル状のフィラメントで, 三つの部分, 1) 基底小体, 2) フック, 3) 鞭毛線維からなる. 基底小体はリング状のタンパク質からなり, 外膜と内膜を貫通している. 基底小体と鞭毛線維の

連結部にあたるフックは分子量 3〜4 万の単一タンパク質からなる．鞭毛線維は分子量 3〜6 万のタンパク質"フラジェリン"からできている．線毛は，毛髪状の微小線維で，ピリン（またはフィンブリン）とよばれる分子量約 2 万のタンパク質からなる．接合線毛は菌同士が接合してプラスミドや染色体 DNA を移行させる役割をもち，付着線毛は，宿主細胞へ菌が付着する際に必要である．

c. 細菌毒素　病原性細菌はさまざまな毒素を産生する．それらの細菌毒素は，**外毒素**（エキソトキシン）と**内毒素**（エンドトキシン）に分類される（表 3・9）．外毒素は菌体外に分泌されるタンパク質性の毒素である．内毒素はグラム陰性細菌の構成成分であり，糖鎖と脂質の複合体である．いずれも生体に毒として作用し，ヒトにはエンドトキシンショックをひき起こす．

表 3・9　外毒素と内毒素の違い

	外毒素	内毒素
所　在	菌体外へ分泌，遊離する．グラム陽性菌，グラム陰性菌ともに産生する．	グラム陰性菌外膜の構成成分である．
組　成	タンパク質あるいはペプチド	リポ多糖体（LPS）でリピド A が毒素を示す．
熱処理	多くは易熱性（熱で失活する）．耐熱性の毒素もある．	耐熱性（熱で失活しない）
ホルマリン処理	無毒化する	無毒化しない
免疫原性	強い抗原性を示し，抗毒素抗体ができる．	O 抗原多糖に対する抗体ができるが，リピド A に対する抗体ができないため，毒性を中和できない．
作用機序	多くの毒素は標的細胞の障害をひき起こす．スーパー抗原性毒素は T 細胞に作用し，サイトカインの大量産生を誘導する．	おもにマクロファージや NK 細胞からサイトカインの大量産生を誘導する．

　内毒素の本体はリポ多糖体（lipopolysaccharide, LPS）である．リポ多糖はグラム陰性菌に存在し，タンパク質やリン脂質からなるリピド A とよばれる脂質に，コア多糖（R コア）とよばれる一群の糖，さらに O 抗原多糖とよばれる長鎖の糖が共有結合した物質である（図 3・27）．内毒素は菌体構成成分であるため，細菌が破壊されないかぎり外部へ大量に放出されることはなく，菌体外へ分泌される外毒素とは異なる．しかし，グラム陰性菌が増殖する過程で微量の内毒素は菌体から遊離する．内毒素が熱に安定であるのに対して，外毒素は熱に不安定なタンパク質

がその主成分であり，別名"タンパク質毒素"ともよばれる．作用機序の違いにより，以下の3種類に分類される．1) 酵素活性をもつ毒素，2) 細胞膜に孔を形成する毒素（多くの溶血毒が含まれる），3) 細胞膜の標的タンパク質に結合し細胞内情報伝達機構を変化させる毒素．

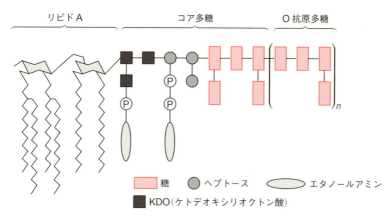

図 3・27　グラム陰性菌外膜に存在するリボ多糖（LPS）の構造

d. ウイルスの特徴　ウイルスの特徴は，細胞内で増殖するという性質，すなわち細胞内寄生にある．この点がほかの微生物とは大きく異なる．ウイルスの大きさは，20〜300 nm である．すべての生物は DNA と RNA の両方をもつが，ウイルスは DNA か RNA のどちらか一つの核酸しかもたず，**DNA ウイルス**と **RNA ウイルス**の二つに分類できる．ウイルスは，生細胞内にある細胞内小器官などを借りないと増殖できない．したがって，細胞内寄生性の細菌などとは異なり，生きた細胞の存在がウイルスの増殖には必須である．また，ウイルスは細胞のように2分裂で増殖せず，寄生した宿主細胞内で数百から数千セットのウイルス構成部品をつくったのち，成熟したウイルス粒子（ビリオン）を数百から数千つくって外部へ放出するといった増殖様式をとる．

　ウイルスの特徴をまとめると以下の五つになる．1) 最小の病原微生物である．2) DNA か RNA のどちらかしかもたない．3) 生きた細胞内でしか増殖できない．4) 2分裂では増殖せず，増殖過程の電子顕微鏡観察でウイルス粒子が見えなくなる時期(暗黒期)が存在する．5) 細菌や真菌感染症の治療に使う抗生物質は効かない．

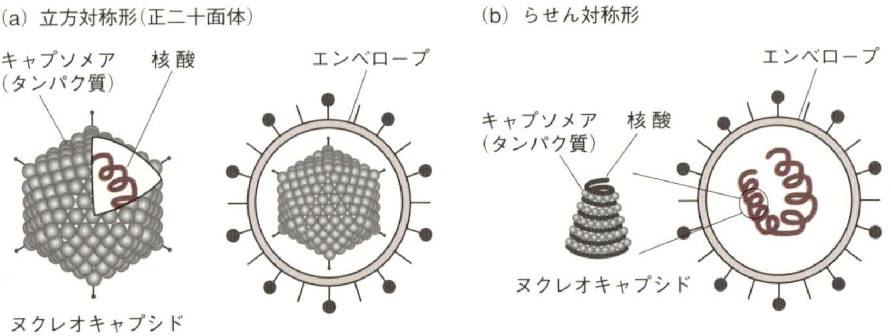

3. マテリアルと生体組織との反応

(a) 立方対称形（正二十面体）　　(b) らせん対称形

図 3・28　ウイルスの基本構造

e. ウイルスの構造　　ウイルスは図3・28に示すように，基本的には核酸（DNAかRNA）とタンパク質からできたごく単純な構造をしている．核酸とタンパク質が結合した**ヌクレオキャプシド**（nucleocapsid）の構造により立方対称形とらせん対称形に分けられる．

立方対称形ウイルスの場合，その中心部に核酸でできたコアがあり，それを取囲むようにキャプシド（capsid，カプシドともいう）とよばれる構造がある．キャプシドは，キャプソメアというタンパク質のサブユニットからなる．キャプソメアの数は一定の法則で決まる．キャプソメア同士は非共有結合で結合し，キャプシドを構成している．一方，らせん対称形ウイルスの場合，ヌクレオキャプシドは核酸と単一のポリペプチドからなるキャプソメアが結合したらせん形の多複合体からなる．

キャプシドの外側を**エンベロープ**とよばれる膜が包んでいることがある．エンベロープの内側は膜タンパク質，外側はリポタンパク質複合体からできている．膜タンパク質はウイルスの遺伝子にコードされる．リポタンパク質複合体は，宿主細胞の細胞膜や核膜由来の成分と，ウイルスの遺伝子にコードされるタンパク質成分である**ペプロマー**によりできている．ペプロマーはエンベロープを貫いて突き出し，電子顕微鏡で観察される**スパイク**（とげ）である．スパイクとしてよく知られる例が，インフルエンザウイルスのエンベロープ表面上の赤血球凝集体（ヘマグルチニン）やノイラミニダーゼなどである．

DNAウイルスは二本鎖であるが，パルボウイルス科（*Parvoviridae*）ウイルスは例外で一本鎖である．一方，RNAウイルスは一本鎖であるが，レオウイルス科（*Reoviridae*）ウイルスなど，例外で二本鎖をもつものも存在する．RNAウイルスは，エンベロープの有無，形，大きさなどの性状の違いにより分類されている．

3・1・11 骨・歯の構造と力学的性質

a. 骨の構造　成人の骨は全身で 206 個あり，体幹骨と体肢骨とに大別される．骨の機能は以下の五つである．1) 支持機能（脊椎など），2) 運動機能（筋肉の付着した長管骨など），3) 保護機能（肋骨や頭蓋骨など），4) 造血機能，5) 塩類代謝機能（体液の恒常性のためのミネラルの貯蔵と交換）．骨の基本構造は，骨質，関節軟骨，骨膜，骨髄の 4 組織からなる．骨質はさらに**緻密骨**（compact bone）もしくは**皮質骨**（cortical bone）と**海綿骨**（spongy bone もしくは cancellous bone）とに区別できる（図 3・29）．緻密骨は骨の外面にあり，海綿骨は内側を占める．海綿骨の髄腔に骨髄が充満している．ほかの骨と接する表面の関節面は，硝子様軟骨で覆われている．緻密骨は非常に硬い層板構造（図 3・30）をもち，骨の力学的強度を発揮している．一方，海綿骨には，層板形成はなく，棘状や薄い梁状（骨梁）の三次元網目構造をもち，その構造は力学的に最も剛性を保つような方向と一致している．骨の表面は，関節面を除いて，骨膜という結合組織で覆われ，血管や神経が豊富である．骨膜は骨を保護するとともに，造骨能をもち，骨の太さ方向への成長や骨折の際の再生に必要である．髄腔や海綿骨の骨小柱の間を占めている細網組織は骨髄とよばれ，強力な造血器官であり，赤血球，血小板，各種白血球の大部分がつくられる．

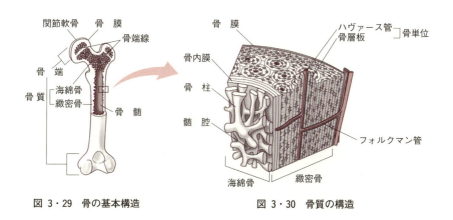

図 3・29　骨の基本構造　　　図 3・30　骨質の構造

骨組織の細胞成分として，1) **骨原生細胞**，2) **骨芽細胞**，3) **骨細胞**と 4) **破骨細胞**の 4 種がある．骨芽細胞はおもに骨形成に関与し，骨細胞と共同して骨組織の

維持，ミネラルの恒常性を担う．骨細胞は骨芽細胞が自ら分泌した骨基質中に埋込まれている．埋込まれたばかりの類骨中にみられる幼弱な骨細胞は，類骨骨細胞とよばれる．層板の間に配列して埋込まれた骨細胞は，多数の長い突起をもち，これによって骨細胞同士がつながっている．このような構造のもとに骨は代謝し続け，個体の成長や物理化学的刺激などに合わせて骨自体が吸収と添加を繰返し，常に改造（リモデリング）を行っている．骨吸収に関与する破骨細胞は多核巨細胞で，細胞質は好酸性，骨に面する部分に複雑な細胞質突起からなる波状縁をもつ．この部分で活発な骨吸収を営み，吸収されたミネラルやコラーゲン線維が細胞内部にみられることもある．

b. 骨の力学的性質　骨のきわめて重要な機能的特質は強度と剛性である．図3・31は，金属，ガラスと比較した骨の応力-ひずみ曲線である．金属は剛性があるが，この剛性値は，曲線の弾性域におけるある点の応力とひずみを測定することにより得られ，**弾性率**（elastic modulus），別名**ヤング率**（Young's modulus）とよばれることもある．剛性の大きな物質は弾性率が高い．

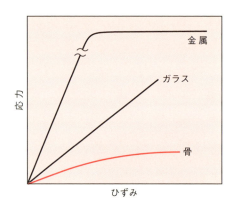

図3・31　応力-ひずみ曲線　物質の剛性は，弾性域における傾斜角で測定できる．骨では弾性域において，この角度は少し曲がっている．ということは骨においては，弾性は直線的な性質ではないということである．軟らかい金属はその強靭な性質により，弾性域がきわめて広い．しかしガラスなどのようにもろい脆性物質は，弾性域がせまい．

骨の場合は必ずしも弾性は直線的ではない．ある程度の降伏現象（物体の変形がもとに戻らなくなる現象）が弾性域でも見られる．この理由として，骨における降伏（張力を加えた場合）は，骨単位の結合が切れ，微細破壊を生じるためであると考えられる．緻密骨は海綿骨と比べて剛性が大きい．すなわち，緻密骨は応力に対して強いが，ひずみに対して弱い．緻密骨は，生体外（*in vitro*）の実験では，2％以上のひずみが加わると骨折が起こるが，海綿骨では，7％を超えるまで骨折は起こらない．その理由は，海綿骨はその多孔性の構造のせいで，より高いエネ

ギー蓄積能力をもつためであると考えられている．

　緻密骨も海綿骨も，いろいろな方向に応力を負荷された場合，いろいろな違った機械的特性を表す．これは，骨組織は，横軸方向と長軸方向で異なるからである．骨の強度は，応力負荷の方向でかなり変化する．骨の強度と剛性は，通常，負荷が最もかかる方向において最高値を示す（図3・32）．

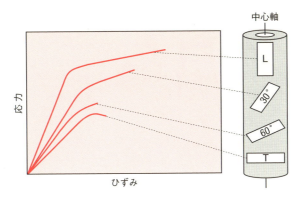

図3・32　4方向からの張力を与えたときの緻密骨の異方性（ヒト大腿骨）
L：長軸方向，30°：中心軸に対し30°傾斜，60°：中心軸に対し60°傾斜，T：横軸方向（Frankel Burstein, 1970）

c. 歯の構造　ヒトの歯は，おもに食物を嚙み切る，切裂く，砕く，すりつぶすことによって，食物の摂取と咀嚼を行うための器官である．そのほかに，発音の際にも重要な補助的役割を演じるとともに審美的な意味合いも大きい．ヒトの歯は一生涯のうちに1回生え変わる．生後6カ月から幼児期にわたって最初に生えてくる歯は**乳歯**といわれる．乳歯は6歳ごろから順次脱落し，**永久歯**と置き換わる．

　歯は外形的に**歯冠**と**歯根**に分けることができる．歯冠は大部分が口腔に露出した部分で，**エナメル質**で覆われている．歯根は顎骨の中に埋まっている部分で，**セメント質**に包まれている．歯の内部には**歯髄**という軟組織によって満たされた**歯髄腔**がある（図3・33）．エナメル質は歯冠を覆っており，外胚葉系のエナメル器によってつくられ，生体の中で最も密に石灰化した組織である．重量比96％以上が無機質からなっている．そのほとんどがカルシウム（Ca）とリン（P）からなるヒドロキシアパタイト，$Ca_{10}(PO_4)_6(OH)_2$である．その他にはわずかな有機質と水が含まれている．

　象牙質は歯髄腔を包む厚い硬組織である．象牙質は**象牙基質**と**象牙細管**および**象**

牙線維からなっている（図3・34）．象牙質は 72％ の無機質と 18％ の有機質および 10％ の水から構成されている．無機質はおもにヒドロキシアパタイトからなり，有機質はほとんどがコラーゲンである．

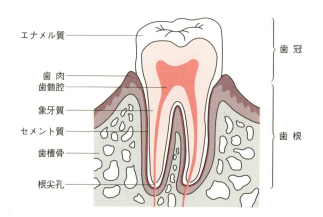

図 3・33　歯の縦断面

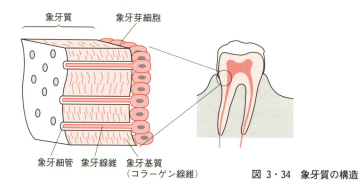

図 3・34　象牙質の構造

　セメント質は歯根象牙質の表層を包む比較的薄い硬組織で，骨組織とよく似ている．血管化していないことや，リモデリングの能力がないことが骨組織と違っている点である．さらに一般には骨より再吸収されにくい．その成分は無機質が 65％，有機質が 23％，水が 12％ である．無機質はヒドロキシアパタイトの結晶であり，有機物質は約 90％ がコラーゲンである．セメント質のおもな機能は，歯槽骨とともに歯を顎骨に固定することである．セメント質基質はコラーゲン線維とその間を満たす粘合質とからなる．もう一つのコラーゲン線維系がシャーピー線維である．

シャービー線維はその一端をセメント質の中に，他端は歯根膜を貫いて歯槽骨の中に埋まり，歯を顎骨に結び付けている．

歯髄は歯髄腔を満たしている軟組織で，中胚葉系の歯乳頭に由来する疎性結合組織の塊である．歯髄の機能は，1) 象牙質に栄養を与える，2) 歯の知覚をつかさどる，3) 刺激に対する防御あるいは修復である．加えて，未分化間葉細胞を含んでいる．

歯周組織は歯の支持組織であり，セメント質，**歯根膜**，**歯槽骨**および**歯肉**からなる．歯根膜はセメント質と歯槽骨との間にある線維性結合組織で，咀嚼運動時に歯に加わった咬合圧が直接には歯槽骨へ伝わらないように，顎の骨の衝撃が歯に強く伝達されないように歯と顎骨との間の緩衝帯の役目をしている．歯根膜を構成する細胞として，1) 線維芽細胞，2) セメント芽細胞，3) 骨芽細胞，4) 破骨細胞，5) 未分化間葉細胞などがあり，そのほか円形細胞や組織球（大食細胞）などがわずかに存在する．

歯は歯根の外形とほぼ一致する顎骨の穴，すなわち歯槽に植わっている．この歯槽を形成し，歯槽突起をなしている骨部分は歯槽骨とよばれる．歯肉は口腔粘膜の一部であり，歯を顎に固定する役目を果たしている．歯肉は遊離歯肉溝により遊離歯肉と付着歯肉とに分けられる．歯肉と歯の間には，歯肉溝という付着上皮最上端より歯肉縁まで溝が形成される．正常な歯肉の深さは 0.5～3.0 mm であり，それ以上のものは病的と考えられる．

e. 歯の力学的性質　表 3・10 は歯の物性を示す．エナメル質は高度に石灰化した組織であり，小柱の緻密な配列も相まって歯冠表面に加わる強い圧力に対して抵抗性を示す．圧縮強さは約 400 MPa，きわめて高い弾性率（84.1 GPa）を示す．これに対して，引張応力に関してはきわめて弱い（引張強さで 10～20 MPa）．エナメル質はその解剖学的特徴から破壊強さなどが小柱の走行に強く影響されることが知られている．たとえば，エナメル小柱長軸方向に圧縮した場合の圧縮特性は最小になり，小柱の鍵穴型の部分を真横から圧縮した場合には，最大の値を示すと考えられている．このような応力に対するエナメル質の機械的特性は，異方向性を示すことが特徴的である．エナメル質は生体で最も硬い組織であり，ヌープ硬度で約 400，ビッカース硬さ（Vickers hardness）で約 400 を示す（エナメル質中央部）．一方，象牙質は，おもに無機質からなるエナメル質とは異なった物性を示す．象牙質の引張強さは，約 100 MPa で，その弾性率は 10～20 GPa である．圧縮強さは約 300 MPa である．また硬さはエナメル質よりもはるかに低くヌープ硬度で 68，ビッカース硬さで 60 と報告されている（象牙質の表層 1/3）．このように，歯の外側に

きわめて硬く脆いエナメル質が存在し，その内側に比較的弾性に富み，引張強度や圧縮強度の高い象牙質があることで，咬合力などによる応力を緩和している．また，エナメル-象牙境付近ではエナメル質と象牙質の中間の物性を示す．このことが，エナメル質と象牙質との間の生物学的な接着を長期間維持するとともに応力緩衝材的な役割を果たしていると考えることができる．

表 3・10 歯の物性

物　性	エナメル質	象牙質
圧縮強さ (MPa)	384	297
引張強さ (MPa)	10.4〜21.9	105.5
比例限 (MPa: 圧縮)	353	167
弾性率 (GPa)	84.1	14.7
ポアソン比	0.33	0.31
密度 (g/cm^3)	2.97	2.14
ヌープ硬度	355〜431	68
ビッカース硬さ	408	60
Z電位 (mV)	−10.3	−6.23
熱伝導率 (mcal/sec・cm・℃)	2.23	1.36
熱拡散率 (mm^2/sec)	0.469	0.183
表面自由エネルギー (erg/cm^2)	87	92
熱膨張係数 (×10^{-6}/℃)	11.4 (歯冠部)	—
エナメル-象牙境破壊強さ (MPa)	51.5	—

　セメント質は歯根表面を覆う薄い組織で，その組成は象牙質と類似している．セメント質は組織学的に，**無細胞セメント質**と**有細胞セメント質**の2種類に分けられる．基質中に細胞成分を含まないものを無細胞セメント質とよび，歯頸側の約2/3および複根歯の分岐部に存在する．無細胞セメント質の形成は歯の萌出前後に始まり一定期間を経て終わる．基質中に細胞成分を含むものを有細胞セメント質とよび，根尖側の約1/3に存在する．有細胞セメント質はその形成と停止を長い期間繰返しており，加齢とともにその厚みを増す傾向にある．セメント質の厚さは，セメント-エナメル境付近では20μm程度で，根尖に向かうに従いその厚みを増して150μmほどになる．また，セメント質の厚みは加齢によっても増加する．

3・1・12 皮膚・筋肉の構造と力学的性質

a. 皮膚の構造　皮膚は，体の表面を覆う膜のようなもので，機械的な傷害から体を守っている．皮膚には，このほかにもさまざまな機能があり，体温の調節，温・冷・触・痛覚を感受する感覚器としても働いている．皮膚は**表皮**，**真皮**，**皮下組織**の3層からなる（図3・35）．表皮は上皮組織であるのに対して，真皮と皮下組織は結合組織からできている．皮膚の厚さは部位により異なるが，平均的には表皮真皮で約2mm，表皮のみでは約0.2mmであり，これらの薄い皮膚の中にさまざまな働きの器官が存在している．毛や爪，汗腺，脂腺は表皮が局所的に特殊化したものである．

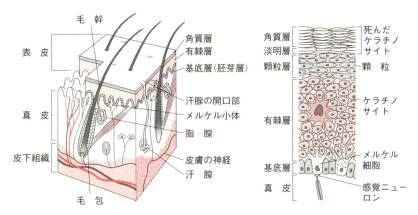

図3・35　皮膚の微細構造

表皮は**角質層**，**有棘層**および**基底層**などの双層よりなる．角質層は扁平で，無核の細胞が角板として10～20層密着し，重なり合ってできている．細胞間は不溶性の線維状タンパク質であるケラチン（分子量40000～70000）により満たされ，その構造を維持し，生体外部からの物質の侵入を物理的に防いでいる．表皮細胞内に特徴的に存在するケラチンは，表皮細胞の形状を保持するのに役立ち，角質層は，皮膚表面に機械的な強さを与え，身体を外的な刺激から守るバリヤー機能を果たしている．角質層の最外層は内部から新たに供給される角板と交換を繰返し順次剥離する．また，角質層は約20％の水分を含み，それ自体の柔軟性を維持するとともに，皮脂腺から分泌される皮脂の膜の表面に形成し，過度の水分の蒸発を防いでいる．さらに，深部は淡明層，顆粒層と続き，その下部は有棘層となる．有棘層は多

角形の細胞（マルピギー細胞）が数層から10数層積み重なり，表皮の主要な部分をなしている．隣接する細胞は多くの細胞間結合構造で連結されている．

基底層は表皮の最下層に一層に石垣状に並び，盛んに有糸分裂を行い，表皮の増殖をつかさどる部分である．基底細胞は下面から出る微小管により真皮線維成分と結合している．基底層の細胞が分裂することに始まり，角層が順次はがれ落ちる段階的変化は**角化機構**とよばれている．

表皮-真皮の境界には，表皮が真皮に向かって突出する真皮乳頭層がみられ，波状の境界面を形成している．真皮表面層では，基質，細胞成分に富み，細網線維，細い膠原線維が不規則に存在する．真皮深部は，膠原線維は太く皮表に平行して走り，弾力線維とともに菱形の網工を形成している一方，細胞成分には乏しい．皮下組織は，膠原線維，弾力線維が粗大な網目をつくり，その間は脂肪細胞で満たされている．

b. 皮膚の力学的性質　　真皮内の主要な線維芽細胞は膠原線維・弾性線維，さらに基質の産生を行っている．膠原線維は，真皮の線維成分の90％以上を占め，強靭な長糸状体を形成し，通常数十本から数百本がほぼ平行に配列して束をなす．真皮の乾燥重量の約70％を占める線維状タンパク質であり，真皮の支持組織となって，皮膚全体に機械的強度を与えている．弾力線維は真皮乾燥重量の1～2％であり膠原線維に比べて少ない．波状の線維が膠原線維束と平行ないし斜交して走り，ところどころで接合してスポンジ状の立体網目構造をなし，この構造が皮膚の弾力性のもとになる．基質は粘稠性の高い半流動性の無定形物質からなり，ほかの真皮構成成分の間を満たしている．主成分は酸性プロテオグリカンであるが，タンパク質との複合体をつくり細胞外基質を構成している．基質は非常に水和性が高く水和ゲルを形成している．このように，皮膚の力学的特性には，角質層，膠原線維，弾性線維，基質の性質が大きく関与している．

c. 筋肉の構造　　筋肉をつくっている組織を**筋組織**という．筋組織は筋線維とよばれる細胞が，結合組織で束ねられてできている．筋線維（筋細胞）の細胞質には筋原線維という収縮性の線維構造物が多量に含まれており，これによって細胞が伸び縮みすることができる．筋組織は筋線維の形態によって，**骨格筋**，**心筋**，**平滑筋（組織）**に区別できる．骨格筋と心筋はどちらも筋原線維に横紋があり，横紋筋としてまとめられる．

骨格筋は，ひものように細長い骨格筋線維が集まって結合組織で束ねられたものである．1本の骨格筋線維は1個の多核細胞である．その直径は10～100μm，長

さは数cmだが，ときに10cmを超えるものもある．一本一本の筋線維の両端には，膠原線維の束が筋線維としっかりかみ合って腱に移行している．骨格筋線維の細胞質には，非常に多くの筋原線維が線維の長軸方向に配列している．筋原線維に単屈折性の部分（Ⅰ帯）と複屈折性の部分（A帯）からなる横縞（いわゆる横紋）の繰返しがみられる．Ⅰ帯ではアクチンからなる細い（直径約6nm）アクチンフィラメントのみから，A帯では細い**アクチンフィラメント**と太いミオシンの束からなる（約12nm）**ミオシンフィラメント**の2種類からなる．筋線維の収縮や弛緩は，個々の筋節のアクチンフィラメントがミオシンフィラメントの間に滑り込んだり戻ったりすることによって起こると考えられている．表情筋のような皮筋や食道の壁にみられる内臓筋も骨格筋と同じ組織の構造である．骨格筋線維には，白筋線維と赤筋線維の2種類がある．白筋線維は筋原線維が密に配列した太い細胞で，ミトコンドリアが少ないのが特徴である．一方，赤筋線維はミトコンドリアを豊富にもつが，筋原線維に乏しい細い細胞である．白筋線維は急速に収縮できるが疲労しやすい線維であるのに対して，赤筋線維は収縮は緩徐であるが疲労しにくい線維であることが知られている．筋線維の1本ずつは基底膜と繊細な結合組織で包まれている．この結合組織を**筋内膜**という．筋内膜には，筋線維を養う毛細血管が豊富に分布している．筋線維は数本ないし数十本集まると，やや厚い結合組織のさやによって束ねられる．これが数束集まってさらに厚い結合組織に束ねられ，それがまた集まって束ねられる．このように筋線維を束ねる結合組織のさやを**筋周膜**という．肉眼的に筋膜とよばれるものは，さらにこのさやを束ねる筋上膜に相当する（図3・36）．

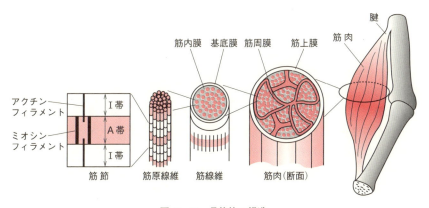

図 3・36　骨格筋の構造

心臓の壁をつくる筋肉を**心筋**という．心筋構造は骨格筋と同じである．心筋も，横紋をもった筋線維とこれを包む結合組織からできている．この結合組織には毛細血管が密な網をなしている．心筋線維は，骨格筋線維と異なり，線維同士が互いに吻合して全体として網状構造をなしている．心筋線維のところどころには，竹の節のような横線がみられる．これを**介在板**とよぶ．介在板と介在板の間には，1個ないし2個の楕円体の核が中央にみられる．

平滑筋（組織）は消化器（食道・胃・腸など），呼吸器（気道），泌尿器（尿管，膀胱），生殖器（子宮，卵管，精管など）の壁，血管，リンパ管の壁などにみられる．血管の緊張の保持や消化管の蠕動運動などは，この組織の働きによる．平滑筋は平滑筋線維（細胞）とわずかの結合組織からなる．平滑筋線維は，1個の細長い紡錘形の細胞（平滑筋細胞）でできている．その長さは 20～200μm で，平滑筋の存在する部位によって異なる．横紋筋（骨格筋と心筋）線維のような横紋構造はみられない．隣同士の平滑筋線維（細胞）は，ところどころでつながっている**ギャップ結合**を通って興奮が細胞から細胞へと伝えられ，全体として調和のとれた収縮が起こる．

3・1・13 血管の構造と力学的性質

a．血管の構造　　全身循環系は，動脈血を心臓から始まり，**弾性動脈，筋性動脈，細動脈**の三つに分類されている動脈系から末梢の毛細管系を経て，静脈系から右心房へと戻る．図 3・37 は主要な脈管の構造的特徴をまとめたものである．弾性動脈（図 3・37a）は大動脈とその主要な分枝からなり，弾性線維に富み，心臓からくる脈圧差をならしていく．筋性動脈（図 3・37b）は，弾性動脈よりやや細く，平滑筋細胞が多く，組織に血流を配分する．細動脈（図 3・37c）は筋性の壁をもち，交感神経の枝が多く，血管抵抗を調節して血圧と血流の配分を制御する．末梢循環は，毛細血管（図 3・37d），前毛細血管，血流が出入りしうる後毛細血管細静脈からなり，血液と組織の物質交換の場となる．静脈は圧のキャパシタンスは低く，細静脈（図 3・37e），大静脈（図 3・37g）を経て血流を心臓に戻す．血管の一番末梢の部分からは血液の液性成分が漏出し組織液となり，大半は毛細血管や後毛細血管細静脈から回収される．組織液の約 10% は毛細リンパ管（図 3・37f）から回収され，しだいに集まってリンパ管となり，やがて静脈に運ばれる．リンパ管は血液の循環する血管系と異なり，末梢神経から中枢側へと一方的に流れる還流路である．

動脈は基本的には**内膜**，**中膜**，**外膜**の 3 層からなり，その間を弾性線維の集合体である弾性板が隔てている．内膜は内皮細胞，内膜下組織とそれを包む基底膜からなる．中膜は平滑筋細胞と膠原線維，弾性線維やそのほかのマトリックスからなる．外膜には血管に栄養を与える血管や，平滑筋の緊張度を調節する神経，線維芽細胞と膠原線維，弾性線維がある．

毛細血管では内皮細胞は薄く，内径はあまり変化せずに枝分かれして広範な血管網をつくる．毛細血管は，細胞間，細胞内を経る輸送，細胞内のトンネル様構造などを通してさまざまな物質やガスが通り抜ける．毛細血管は内皮細胞と周皮細胞から構成される．毛細血管は内皮細胞の構造によって，図 3・38 のように**連続性**，有

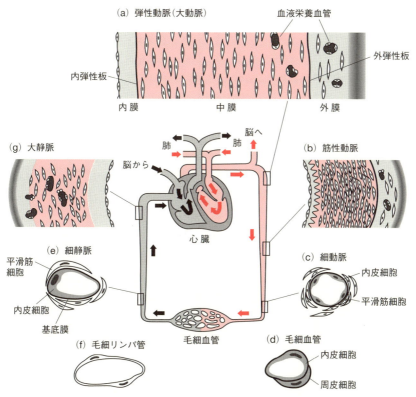

図 3・37　血液循環と血管の基本構造〔児玉龍彦ほか，"血管生物学"，講談社（1997）を参考に作成〕

(a) 連続性　　　(b) 有窓性(小孔性)　　(c) 洞様性　　(d) 脾洞

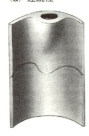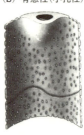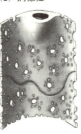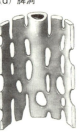

図 3・38　毛細血管のさまざまな形〔児玉龍彦ほか 著, "血管生物学", 講談社 (1997) より〕

窓性，洞様性に分類される．

　静脈は動脈と比較して筋組織と弾性線維の発達が悪く，内膜，中膜，外膜の区別が不明確な場合も多い．多くの場合，静脈は動脈と併走するが，壁は動脈壁に比べて薄く，その構造は同じ太さでもまったく異なる．毛細血管から移行したばかりの細静脈は**後毛細血管細静脈**とよばれる．毛細血管とほぼ同様の内皮細胞，基底膜，周皮細胞，結合組織からなる．隣接する内皮細胞相互の結合は弱く，とりわけ炎症などの病的状態では，血管の透明性が亢進し，血液から血漿成分の溢出や白血球の遊出が起こる場として重要である．リンパ節の後毛細血管細静脈は背の高い立方状の内皮細胞をもち，**高内皮細静脈**（high endothelial venule, HEV）とよばれ，リンパ球や血液細胞が通過する部位として注目されている．**毛細リンパ管**は毛細血管よりも太く，内腔は薄い内皮細胞が連続性に覆っている．通常，基底膜も周皮細胞もないが，周囲に付着することで膠原線維が内腔の狭窄を防いでいる．

　b. 血管の力学的性質　　心臓，血管には，血圧と血流による負荷が絶えず作用する．径が比較的大きい動脈では，血圧によって生じる壁円周方向応力と半径方向応力に加えて，分岐や周囲組織からの拘束によって生じる管軸方向応力が作用している．さらに，血流によって動脈壁内面にはせん断応力が働いている．これらの応力の変化に対しても動脈は敏感に反応して，径や厚さ，性質などを変える．大動脈や動脈では，心臓から遠くなるにつれて変形し難くなり，硬さ（stiffness）は増加している．

　動脈壁はおもに弾性エラスチンやコラーゲンからなる弾性線維と膠原線維を含む．構造が発達していないエラスチン線維はきわめて弱くて変形しやすいが，コラーゲン線維は発達した階層構造をもつためにエラスチンに比べてはるかに強く，

変形しにくい．これら二つのタンパク質の複合化によって，動脈壁は 60 mmHg 程度以下の低内圧範囲では内圧増加に伴って径は大きく増加するが，内圧の増加とともに径の増加割合がしだいに低下し，160 mmHg 以上になると径変化は非常に少なくなる．このような圧力範囲によって内圧に伴う血管径変化が血管壁の力学的性質の特徴である．エラスチン，コラーゲン，および血管平滑筋の含有率や配向は，各部位動脈の機能に密接に関係するので，部位によって変化する．

3・2 材料側要素

3・2・1 表面の濡れ性

雨上がりにハスの葉やサトイモの葉の表面を観察すると，葉の表面で水滴がはじかれコロコロと転がる様子をみることができる．これは葉の表面にワックスからなる微細な突起があり[1]，水滴と凹の部分に空気が入り込むためである（図 3・39）．これは撥水だけでなく防汚性や自己洗浄作用にも寄与している．ヤモリの指先には微細な剛毛が密集しており，さらにその先端が直径 200 nm ほどの扁平板状の構造をしていることで，指先と壁との密着性がきわめて高く，ファンデルワールス力による接着力が最大限に発揮されている[2]．また，ナミビア砂漠に生息する甲虫のなかには体表面に親水性の突起をもち，霧を集めて水滴にしては撥水性の体表面を転がして口元に運ぶ生物がいる[3]．このように自然界にはソフトマテリアルの表面微細構造と濡れ性をうまく組合わせ，防汚性や集水性などを発現するしくみが多数見受けられる．本節では表面濡れ性について解説する．

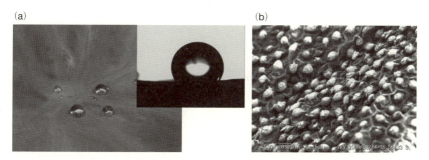

図 3・39 （a）サトイモの葉の表面を転がる水滴と（b）葉の表面の微細な突起

* 執筆担当：高原 淳（§3・2・1〜§3・2・2）

a. 固体表面の濡れ性と接触角　固体表面の**濡れ性**は，材料表面の性質を示す最も単純な特性である．たとえば自動車のフロントガラスには水をはじくように撥水性のコーティングを行い，携帯電話のディスプレイの表面には指紋付着防止の撥油性のフィルムが貼られており，コンタクトレンズには涙との親和性がよく汚れが付着しにくくなるような表面処理がされている．また，自然界でアメンボが水の上を歩行できるのも，ナミビア砂漠の甲虫が水を集めることができるのも，ドライアイで目が痛むのも表面の濡れ性が密接に関連している．

固体表面の濡れ性を評価するための最も簡便な手段は**接触角測定**である．図3・40に示すように，平滑な固体面 S と液滴 L（水の場合 W），あるいは固体-液体界面に存在する気泡 V と固体面のなす角 θ を接触角とし，ヤング-デュプレ（Young-Dupre）の式を用いれば，液体が気体と固体に接するところではつぎのような力の釣合いが成立している．

$$\gamma_{LV} \cos \theta = \gamma_{SV} - \gamma_{SL} \qquad (3 \cdot 10)$$

$$\gamma_{WV} \cos \phi = \gamma_{SW} - \gamma_{SV} \qquad (3 \cdot 11)$$

ここで，γ_{SL}, γ_{SV}, γ_{LV} はそれぞれ固-液界面，固-気界面，液-気界面の界面張力であり，ϕ は θ の補角である．特に液体が水の場合，θ が $0°$ に近い固体表面を親水性，θ が $90°$ 以上の固体表面を疎水性とよぶ．そして，固体表面における液体の接触角は，おもに固体表面の"化学構造"，"表面粗さ"，"表面分子運動性"の三つの因子によって支配される．ここでは化学構造と表面粗さの濡れ性に及ぼす影響を解説する．

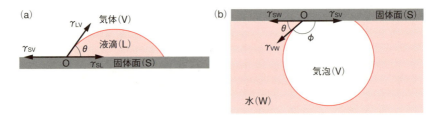

図 3・40　接触角測定

b. 固体表面の濡れ性と化学構造の関係　オーウェンズ-ウェント（Owens-Wendt）式により[4]，表面自由エネルギーは非極性の分散力成分 γ^d と，極性力成分

γ^h との和として表される.

$$\gamma = \gamma^d + \gamma^h \quad (3\cdot12)$$

フルオロアルキル基が表面を覆うフルオロアルキル系単分子膜は,著しく低い γ^d を示し高い疎水性を示す.一方,極性のアミド基やヒドロキシ基を高密度にもつナイロンやポリビニルアルコールは高い γ^h を示し,比較的高い親水性を示す.このように表面自由エネルギーは,界面に存在する官能基の種類に大きく依存している.実際,ハスやサトイモの葉の表面は,炭化水素系ワックスのような極性官能基の少ない物質で覆われており,表面の疎水性に寄与している.

c. 固体表面の濡れ性とマイクロ-ナノ形状 図 3・39 b の走査型電子顕微鏡(SEM)像からわかるように,サトイモの葉の表面には多くのミクロな突起が存在している.このように固体表面に液滴のサイズよりも小さな凹凸があると,たとえ表面が同じ化学物質で構成されていても,液滴の接触角 θ_r(添え字の r は rough な表面であることを示す)は平らな表面上での接触角 θ とは異なってくる.

図 3・41a のような凹凸表面を仮定したとき,凹凸の存在により表面積が r 倍になるので凹凸面上の水平方向の表面張力はそれぞれ r 倍になる.そこで R. N. Wenzel らは[5],液滴の見かけの接触角 θ_r をつぎのように表した.

$$\cos\theta_r = r(\gamma_{SV} - \gamma_{SL})/\gamma_{LV} = r\cos\theta \quad (3\cdot13)$$

r は表面積増倍因子であり,凹凸面の表面積が平らな面に比べて何倍になったかを表す.この因子は 1 よりも大きいから,凹凸面上での液体の見かけの接触角 θ_r は $\theta > 90°$ のときには θ より大きくなり,$\theta < 90°$ のときには逆に小さくなる.すなわち,固体表面の凹凸化によって撥水的な表面はより撥水的になり,親水的な表面はより親水的になるのである.

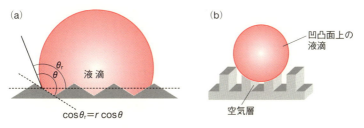

図 3・41 凹凸面での接触角 θ: 平らな表面上の接触角,θ_r: 見かけの接触角,r: 表面積増倍因子

しかし，実際には表面の粗さが大きくなると液体が凹凸に浸透しにくくなる．すなわち，図3・41bのように固体と液体の界面に空気層が形成され，接触角は増大する．この場合，表面粗さと接触角 θ_{CB} の関係は Cassie-Baxter の式[6]で表される．

$$\cos\theta_{CB} = Q_1\cos\theta_1 + Q_2\cos\theta_2 \qquad (3\cdot14)$$

ここで Q_i は成分iの接触角，Q_i は成分iの面積分率である．特に片方の成分が空気層の場合，$\theta_2 = 180°$ であり，$Q_1 + Q_2 = 1$ なので，(3・13) 式はつぎのようになる．

$$\cos\theta_{CB} = Q_1\cos\theta_1 + Q_1 - 1 \qquad (3\cdot15)$$

サトイモの葉の表面では，水滴が丸くなるのは図3・39bに示すように葉の表面に無数の細かい凹凸が存在し，その凹凸が疎水性のワックスで覆われているためで，表面の凹凸による接触角の増大と対応している．また木の表面をやすりでこすって粗くすると漆や塗料の濡れがよくなるのもこの例である．このように，表面に微細な凹凸を付与することにより濡れ性を制御するさまざまな試みがなされている．

3・2・2 表面形状（凹凸，マイクロパターンなど）

材料表面の凹凸はバイオマテリアルの特性と関連してきわめて重要である．高分子材料表面に微細な凹凸を賦与する方法としてナノインプリントがある．ナノインプリントは高分子固体表面にナノスケールで形状を賦与したモールド（鋳造）を押付けて表面にナノレベルの凹凸を賦与する方法であり，1978年ごろ日本電信電話公社の研究者が開発した日本発の基本技術である．さまざまな高熱可塑性高分子が，熱ナノインプリントにより，またモノマーからの光重合により光ナノインプリントが可能である．ここでは側鎖に結晶性の長鎖フルオロアルキル基をもつポリ（アクリル酸2-ペルフルオロオクチルエチル）（PFA-C8）薄膜にシリコン製モールドのラインパターン（ライン幅約500 nm）をナノインプリントにより転写した[7]．室温条件下，ラインパターンが直交するように連続インプリントしたところ，図3・42に示すようなナノメートルスケールの微細な凹凸を付与できた．この PFA-C_8 薄膜の対水接触角は 120° であったが，ナノインプリント後の表面の水の接触角は 150° 以上，ヘキサデカンの接触角は 90° 以上にまで上昇した．SEM 像より凸部の面積分率は 0.30 と見積もられたので，Cassie-Baxter の (3・15) 式に $Q_1 = 0.30$ と $\theta_1 = 120°$ を代入すると $\theta_{CB} = 148°$ となり実測値とほぼ一致したことから，濡れ性が Cassie-Baxter の式に従うことが明らかである．このように表面の凹凸を付与することにより表面の濡れ性は大きく変化する．

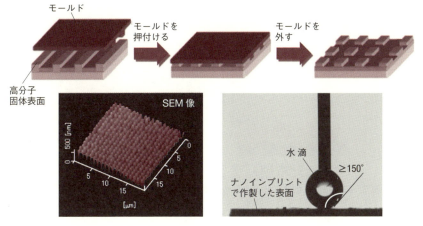

図 3・42 ナノインプリントによる微細な凹凸面とその撥水性

3・2・3 疎水性相互作用と静電的相互作用

a. 生体と材料の相互作用 生体の組織と触れてバイオマテリアルは利用されることから,水溶液中における材料の性質を理解すべきである.生体は,骨などの硬組織,筋肉などの軟組織,血液などの液体成分に分類されるが,すべての環境において水が存在する.さらに水には,さまざまな液性因子が含まれる.たとえば,血液を例にとると,血液中には赤血球,リンパ球を含む白血球,血小板という細胞成分から,H^+, K^+, Na^+, Ca^{2+} などの各種イオン,O_2, CO_2 などのガス成分,アルブミン,グロブリン,フィブリノーゲンなどの血漿タンパク質,ビタミンや酵素など極微量の生理活性物質が数多く含まれている.皮膚,胃や腸,肝臓や腎臓,骨などの組織には,各種機能をもつ細胞,細胞の足場となるコラーゲンなどのタンパク質,骨を形成するヒドロキシアパタイトなどから構成されている.生体がこれほどまでに多種多様な物質で構成されているため,相互作用を正確に理解するには,組織ごとの議論が必要となる.しかし,先に述べたように,共通している成分は水であることから,材料の水中での性質を理解が基本となる.さらに,生体組織の水中に溶存している生体分子,生体高分子との相互作用の理解が必要である(図3・43).

水中における材料物性のうち,表面電荷と表面張力(界面自由エネルギー,疎水

---

* 執筆担当:高井まどか(§3・2・3)

性相互作用につながる）について取上げる．この両者の物性をバイオマテリアルの性質として理解しなくてはならない理由は，生体の組織構造が非共有結合と共有結合により形成されていることにある．この非共有結合とは，水素結合，静電的相互作用，疎水性相互作用である．

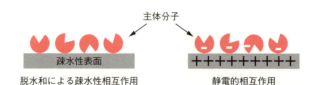

図 3・43 材料と生体高分子のおもな相互作用 疎水性相互作用の理解には，材料物性として表面張力（水との接触では界面張力）を，静電的相互作用には，電気二重層，表面電位（界面電位）を理解することが必要である．

最も単純な例で，タンパク質を取上げて考える．タンパク質の最小単位は，アミノ酸である．アミノ酸の分子構造には，カルボン酸（-COOH），アミン（-HN$_2$）が存在する．溶液中ではそれぞれが解離して負電荷，正電荷（塩基性基，酸性基）をもつ．さらに疎水性基の存在により分子の自己組織化が働き，二次構造，三次構造，四次構造という機能を発現する立体構造が形成される（§3・1・3参照）．つまり，材料側に電荷や疎水部位が存在すると，非共有結合力により生体側と相互作用することになる．

b. 疎水性相互作用 水和したイオンやエタノールなどの極性分子は水になじみやすく，溶けやすい性質をもつ．これの性質を**親水性**（hydrophilicity）といい，§3・2・1a で述べた水に濡れやすい表面は親水性である．これに反し，メタンやエタンのような無極性分子は水にはほとんど溶けない．水に濡れにくい性質を**疎水性**（hydrophobicity）という．

疎水性分子を水溶液中に入れると，疎水性分子や疎水性基が互いに接した状態をとり，水分子との接触面積をできるだけ減らそうとする．これは，疎水性分子と接する水分子のとりうる配置が制限されるため，水分子のエントロピーが減少することに帰する．疎水性分子同士が集合しているほうが，疎水性分子の影響を受ける水分子数が減少するので，系全体のエントロピーが増大する．よって疎水性分子同士は互いに寄り集まるようになり，分子間に結合力が作用しているようにみえるのが疎水性相互作用（疎水結合ともよばれる）である（図 3・44）．つまり，疎水性分子間に結合が形成されるわけではない．疎水性相互作用は，水素結合と並び，弱い

結合の代表で，タンパク質の立体構造の形成や，タンパク質-タンパク質間の相互作用，細胞膜の脂質二分子膜の形成に重要な働きをする．材料が，疎水性であればタンパク質の疎水性基との相互作用が生じ，タンパク質が疎水性表面に吸着するという現象が起こる．

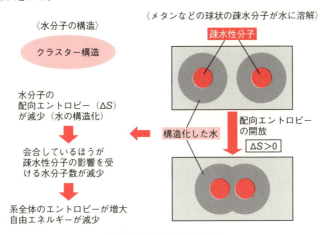

図 3・44　疎水性相互作用

c. 静電的相互作用の理解のために

① **電気二重層**：図 3・45 に，水溶液中に溶存している電荷をもった荷電粒子の様子を示した．荷電粒子が正電荷を帯びていると，対イオンが粒子の周囲に集まり電気二重層が形成される．電気二重層は，水溶液のイオン濃度，さらにイオン価数，温度，さらに粒子の電荷密度により異なった形態をとり，いくつかのモデルが

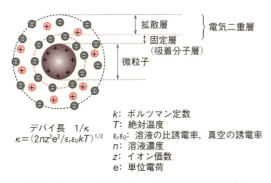

デバイ長 $1/\kappa$
$\kappa = (2nz^2e^2/\varepsilon_r\varepsilon_0 kT)^{1/2}$

k：ボルツマン定数
T：絶対温度
$\varepsilon_r\varepsilon_0$：溶液の比誘電率，真空の誘電率
n：溶液濃度
z：イオン価数
e：単位電荷

図 3・45　シュテルン(Stern)の電気二重層モデル

提唱されている．ここでは一般的な固定層と拡散層モデル（Stern の電気二重層モデル）を示した．電気二重層の厚さはデバイ長（$1/\kappa$）と類似に定義されることもあり，図3・45中の式から計算でその厚さを便宜的に求めることもできる．

デバイ長は，表面電荷と対イオン間の引力がそれをかき乱そうとする熱運動とつり合う距離と定義される．たとえば，この式を用いると，1価のイオン雰囲気で 0.1 M の溶液濃度で 25 °C の温度環境で形成されるデバイ長は約 1 nm と計算できる．

電気二重層の厚さは，図3・46のクーロン力と分子間距離を考えると理解しやすい．イオン濃度が低いと電気二重層が厚くなり，クーロン力が斥力として働き，荷電粒子は互いに反発した状態で溶液中に存在する．イオン濃度が高いと電気二重層が薄くなり，クーロン斥力が弱まって荷電粒子は凝集する．

よく使われる電気二重層モデルとしては，ほかにヘルムホルツ（Helmholtz）の電気二重層がある．このモデルは，内部ヘルムホルツ層，外部ヘルムホルツ層からなる固定二重層と，その外側にある拡散二重層で構成される．

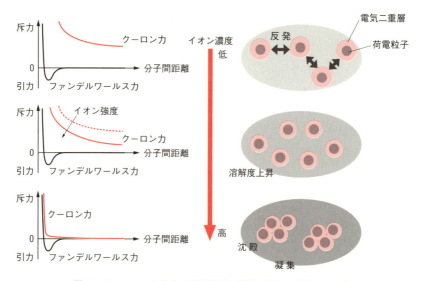

図 3・46　クーロン力と分子間距離の関係（電気二重層の理解）

② **表面電位とゼータ電位，その計測法**：表面電荷の大きさとして実測できる値は，ゼータ電位（Stern 電位）であり，このゼータ電位を表面電位としてみなして

いる．なお，グイ・チャップマンモデル（単純拡散モデル）も広く用いられている．

荷電粒子を電界中においた際の様子を図 3・47a に，またそこでの電位の様子を図 3・47b にまとめた．この図のように，固定層から溶液側に形成される流速ゼロの境界を，すべり面と定義している．電位プロファイルを右図に示しているが，溶液内部での電位を基準（ゼロ）とおき，すべり面までの電位をゼータ電位という．

実際に荷電粒子のゼータ電位を測定する際は，荷電粒子が電気泳動で移動する距離から算出する．

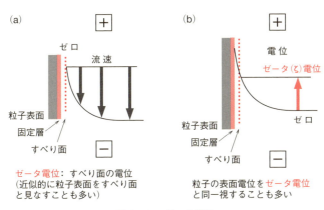

図 3・47 ゼータ電位

3・2・4 高分子材料の表面と改質

高分子膜の表面・界面の構造と物性は，生体適合性，接着，摩擦，濡れ，吸着，分子認識などの特性と密接に関連している．特に高分子材料の表面・界面はソフトインターフェースともよばれる．ラングミュア-ブロジェット膜（LB膜）や自己組織化単分子膜のような有機薄膜では，表面の最外層の分子を表面層と見なすことができる．一方，高分子の場合は分子の大きさを考えるとその定義は異なる．たとえば高分子鎖はモノマーが共有結合で連結したものであり，その空間的な大きさは回転半径，$\langle s^2 \rangle_{1/2}$ で表すことができる．したがって，1 本の高分子鎖の回転半径の 2 倍程度に対応するランダムコイルの直径程度の厚みを表面層として定義することに

---

* 執筆担当：高原 淳（§3・2・4）

なる.すなわち,表面の機能特性では,表面から数 nm の深さの層内の分子鎖凝集構造と化学的特性がきわめて重要な役割を果たしている.ここでは高分子材料の表面の構造と表面改質法について解説する.

a. 表面構造

① **非晶性高分子**:高分子固体の表面・界面の構造と物性には,分子鎖末端基の化学構造,分子量,分子量分布が大きな影響を及ぼす.ポリスチレン,ポリメタクリル酸メチルなどの非晶性高分子の分子鎖末端が主鎖に比べて低表面自由エネルギーであれば,分子鎖末端が表面に濃縮される.特に表面自由エネルギーの低いフルオロアルキル基の場合は表面への濃縮は顕著である.これは表面での分子運動の活性化と密接に関連している.一方,分子鎖末端の極性が高く,かつ基板が高表面自由エネルギーの場合には,末端基は基板側に濃縮され,また空気側では表面よりむしろ内部に埋まり込む.

一般の工業的な高分子材料は幅広い分子量の分布を示す.分子量分布が広い高分子固体の場合,低分子量成分が表面・界面に濃縮される.この理由は高分子量の成分が表面層に存在するよりも低分子量成分が表面層に存在した場合のほうがエントロピーの損失量が少ないためである.分子量分布の表面組成への影響は,1 成分を重水素でラベルしたポリスチレン(PS)ブレンド系について,飛行時間型二次イオン質量分析(TOF-SIMS)や中性子反射率測定(NR)測定により直接評価されている.低分子量成分の表面濃縮は水平力顕微鏡(LFM)や走査粘弾性顕微鏡(SVM)で評価した表面のガラス転移温度とよく対応することが明らかにされている.末端基の深さ方向の分布,低分子量成分の表面濃縮は,分子動力学によるシミュレーションの結果とよく対応している.

② **結晶性高分子**:ポリエチレン,ポリプロピレン,ナイロン,ポリエステル,ポリ乳酸などの結晶性高分子は結晶,非晶の二相から形成され複雑な階層高次構造を形成する.バルク固体では一般に球晶構造が,繊維では分子鎖が繊維の延伸方向に配向し,配向した結晶ラメラと非晶の繰返しからなる繊維構造から構成されている.結晶性高分子は一般に融披から射出成形,押出成形で成形されるが,階層高次構造,表面の凹凸や表面の非晶の分率は成形条件に強く依存する.

③ **ポリマーブレンド**:平衡状態でのポリマーブレンド表面の化学組成と深さ方向の化学組成分布は,成分ポリマーの表面自由エネルギーと成分間の相互作用パラメーターに依存し,空気界面には系の自由エネルギーを極小化するために低表面自由エネルギー成分が濃縮される.低表面自由エネルギー成分の表面濃縮は,X 線光

電子分光（XPS）により明らかにされている．一方，基板界面側の化学組成も構成成分と基板の界面自由エネルギーに依存し，基板が表面自由エネルギーの高いガラスや金属の場合，高表面自由エネルギー成分が濃縮される．ブレンド膜の基板近傍の組成は動的二次イオン質量分析（DSIMS）より明らかにすることができる．一般に，表面での低表面自由エネルギー成分の濃度は相分離状態に依存し，相分離系では表面に低表面自由エネルギー成分の厚い層が形成され，相混合系では表面からの傾斜組成が観測される．

④ **ブロック共重合体**：ブロック共重合体の場合にも，低表面自由エネルギー成分の相が表面に濃縮され，表面自由エネルギーの高いガラスやシリコンウエハー基板の界面には表面自由エネルギーの高い成分が濃縮する．対称ジブロック共重合体の場合，相分離の構造としてはラメラ構造が安定である．平衡状態では，表面に表面自由エネルギーの低い成分が，ガラスなどの基板界面には表面自由エネルギーの高い成分の層が形成され，ラメラが膜面に平行に配列することが，NR，DSIMS 測定，透過型電子顕微鏡（TEM）による断面の観察により明らかにされている．セグメント化ポリウレタンのようなハードセグメントとソフトセグメントの繰返しからなるマルチブロック共重合体の場合は，ハードセグメントは極性成分がその相互作用で凝集してドメインを形成するので一般にソフトセグメントが表面に濃縮される．

b. 表面の改質法　ポリマーブラシは高分子鎖の一端が共有結合など比較的強固な結合で基板表面につなぎ止められているため，摩擦や洗浄に対して剥離しにくく[8]，改質効果を長期にわたって保持することが可能であるという特長がある．最近では，基板表面に重合開始剤を固定化し，そこからモノマーを重合する"grafting-from"法が用いられ，特にリビングラジカル重合法を適用した方法ではグラフト密度が高くさまざまな官能基をもつポリマーブラシが調製されている[8]．図3・48 は表面開始原子移動ラジカル重合（SI-ATRP）で調製した側鎖に撥水性のフルオロアルキル基をもつフルオロアクリル酸エステル系ポリマーブラシ薄膜[9] 表面と，リン脂質の親水基を側鎖にもつ双性イオン形メタクリル酸エステル系ポリマーブラシ薄膜表面での空気中における水とヘキサデカン（$C_{16}H_{34}$）の接触角である[10]．フルオロアクリル酸エステル系ポリマーブラシ薄膜表面では，フライパンなどにコーティングされているテフロンと同様に水の接触角は大きく，ヘキサデカンなどの油の接触角も比較的大きい．一方，双性イオン形メタクリル酸エステル系ポリマーブラシ表面では水との親和性が強いため，水の接触角は小さく表面に広がろう

とする．また，ヘキサデカンは空気中では空気との界面自由エネルギーを低下させるために濡れ広がろうとする傾向を示す．

水中での固体表面の濡れ性は，医用高分子材料，バイオチップなどの応用できわめて重要である．空気中で撥水性を示す表面は，水中では水との界面での自由エネルギーが大きく，界面自由エネルギーを低下させるために水溶液中の成分を吸着し界面を安定化しようとする．固体–水界面での表面の特性を評価するためには水和状態で接触角測定を行う．この方法はキャプティブバブル（captive bubble）法とよばれ，n–アルカンあるいは気泡が接触角測定に用いられる[11]．図3・48のように試料は水中に固定され，下方より水に溶解しない液体の液滴あるいは気泡を試料表面に導入し接触角を測定する．

図3・48に示すように水中ではフルオロアクリル酸エステル系ポリマーブラシ薄膜表面における気泡の接触角は74°と低く，ヘキサデカンは界面自由エネルギーを低下させるために濡れ広がろうとする．すなわち水中では油が付着しやすい．一

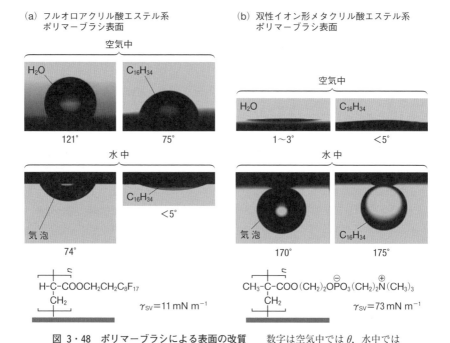

図3・48 ポリマーブラシによる表面の改質 数字は空気中ではθ，水中ではϕに対応する．

方，双性イオン形メタクリル酸エステル系ポリマーブラシ薄膜表面では気泡もヘキサデカンもその接触角は180°に近く，気泡や炭化水素系液体が付着しにくい．このポリ(2-メタクリロイルオキシエチルホスホリルコリン)(PMPC) は細胞外膜を構成するリン脂質分子と同様のホスホリルコリン基をもつため，タンパク質や細胞が付着しにくく生体適合性材料として用いられている[12]．固体材料表面を生体適合性のリン脂質骨格をもつ水溶性高分子で表面修飾することで[12]，バイオエンジニアリングなどに有用な新規機能材料への展開も期待されている．

ポリマーブラシによる表面修飾・改質は，シリコンや金属だけでなく樹脂基材にも適用可能である．筆者らは，ポリフッ化ビニリデン/トリフルオロエチレン共重合体〔P(VDF-TrFE)〕のフィルム表面からビニルモノマーのグラフトが可能であることを報告している[13]．P(VDF-TrFE) フィルムはナノインプリント法によりナノメートル〜マイクロメートルサイズの格子やピラーなどの微細凹凸構造を表面に付与できるため，ポリマーブラシ形成と組合わせると多彩な表面改質が可能である．たとえば，数百 nm サイズの凹凸パターンをもつモールドをナノインプリント法で P(VDF-TrFE) フィルムに押付けることによりパターンを転写したのち，このフィルムにアクリル酸ナトリウムと重合触媒を加えて SI-ATRP を行うと，微細構造の形状を損なうことなくフィルム表面はポリアクリル酸ナトリウムブラシで被覆される．撥水性の P(VDF-TrFE) フィルム表面を親水性に改質できるだけでなく，表面微細構造の効果も併用できる利点がある．

また，代表的な汎用高分子でさまざまな医用材料に使われているポリエチレンやポリプロピレンなどのポリオレフィンについてもポリマーブラシによる表面改質が可能である[14,15]．図3・49aに示すようにジルコセノン触媒によりヒドロキシオレフィンとプロピレンとを共重合したのち[1]，高分子反応で部分的に重合開始基を導入したアイソタクチックポリプロピレン (iPP) が得られる．開始基の割合は全体の0.7 mol% 未満しかないので，この材料の性質は通常の iPP とほぼ同じである．この iPP をシート状に加工して SI-ATRP を行うことで PMPC ブラシの形成を試みた (PMPC-g-iPP)．得られた iPP シートを四酸化ルテニウム (RuO_4) で染色し，その切片からシートの断面部分を TEM 観察した像が図3・49bである．iPP のバルクには非晶部分が RuO_4 で染色されたラメラ構造が明瞭に観察され，表面の40〜50 nm (乾燥状態) に PMPC のブラシ層が形成されている．iPP は疎水性であるが，PMPC-g-iPP の表面は数度程度のきわめて高い親水性を示し，水中では気泡や油滴が付着しにくい．また，この PMPC-g-iPP は湿潤環境下で優れた潤滑性[15]，ま

た細胞非付着性を示すことも確認している．特に従来のグラフト重合やプラズマ処理では長期間の保存で表面の親水高分子鎖が内部に潜り込むので親水性が失われるが，TEM 像のように厚い高分子量の親水性グラフト鎖が存在すると数年オーダーで超親水性を保つ[15]．さらに，同様の手法で iPP にアンモニウムカチオン構造をもつポリマーブラシを固定化すると抗菌性が発現している．このように表面グラフト重合により表面を超親水化することで，汎用高分子であるポリオレフィンにも多様な機能性を付与することができる．このような表面改質法はリビングラジカル重合開始剤骨格を導入した種々の高分子固体表面に適用可能である．

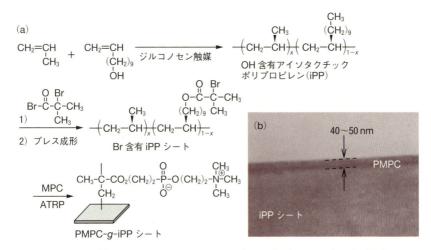

図 3・49 (a) アイソタクチックポリプロピレン（iPP）シート上に表面開始重合法により PMPC をグラフトする反応スキームと (b) PMPC-g-iPP シートの断面 TEM 像

3・2・5　セラミックス材料の表面と改質

§2・3で紹介した Bioglass® や結晶化ガラス A-W といった骨伝導性を示す生体活性なガラスや生体活性結晶化ガラスは，SiO_2 を主成分とするケイ酸塩ガラスを利用する骨補填材（人工骨）である．これらは，ガラスの示す特徴を利用して設計

＊ 執筆担当：大槻主税，川下将一（§3・2・5）

3・2 材料側要素

されている．SiO_2 を主成分とするガラスの耐水性は pH 9 以上で低下する．これは，pH 9 以上では SiO_2 の溶解度が大きくなるためである．中性域でもガラスの組成を変えて，たとえば非架橋酸素の Si-ONa を増やし，架橋酸素の Si-O-Si の濃度を減らせば，耐水性は低下する．耐水性の低下したガラスは，表面からのアルカリ金属イオンの溶出によって Si-OH に富む層が形成されることと，周辺の pH が上昇することにつながる．Bioglass® は，市販のソーダ石灰ガラスに P_2O_5 を加えた組成系と類似している．汎用のソーダ石灰ガラスは 70 mol% 程度の SiO_2 を含有する Na_2O-CaO-SiO_2 系ガラスであり，水との反応性は小さい．この組成の Na_2O と CaO の含有量を上げ，さらに P_2O_5 を加えることで，体液と反応するほど大きな反応性をもつ Bioglass® が得られている．

このことは，ガラスが中性付近の条件で溶出し，表面にヒドロキシアパタイトを形成する反応を起こし，骨伝導性は発現しているといえる．この組成を単純にした CaO-SiO_2 二成分系ガラスであっても，体液環境でのヒドロキシアパタイト形成は観察される．たとえば 50 CaO・50 SiO_2 mol% 組成のガラスは，体液環境下にて表面から容易に Ca^{2+} を溶出し，表面に水和シリカのゲル層をつくり，さらに表面にヒドロキシアパタイト層を形成する．組成を選択することで，中性付近でも容易にガラスが溶解することがわかる．このガラスに Al_2O_3 あるいは TiO_2 を少量添加するとヒドロキシアパタイトの形成能は大きく低下する．おもな構成成分が同じであっても組成や微量の添加成分を変化させると化学的特性が大きく変わる点もガラスの特徴である．

材料の骨欠損部におけるヒドロキシアパタイト層の形成の傾向は，小久保 正らの提案した擬似体液を用いた生体外（*in vitro*）実験でも観察される．小久保らは，ヒトの血漿とほぼ同じ無機イオン濃度をもつ水溶液を用いて，生体活性なガラスや結晶化ガラスの表面におけるヒドロキシアパタイト形成が *in vitro* 実験でも予測できることを報告した[16]．この水溶液は，細胞やタンパク質のような有機成分を含まず，pH をトリス緩衝剤で調節している．この水溶液は，ヒトの体液を模倣したある種の擬似体液（simulated body fluid）であり，しばしば SBF と略される．ただし，擬似体液は細胞やタンパク質を含んでいないので，体内の環境を再現するものではなく，骨欠損部に埋植された材料表面でのヒドロキシアパタイトの形成を調べるための水溶液である．擬似体液中で生体活性セラミックスの表面に形成されたヒドロキシアパイトは炭酸イオン（CO_3^{2-}）を含有しており，小さな結晶子から構成され格子欠陥の多い構造をもつ．この特徴は，骨の無機成分のヒドロキシアパタイ

トのそれに類似しているので、骨類似アパタイト（bone-like apatite）と称される。

ガラスを用いて擬似体液中における材料表面でのヒドロキシアパタイト層の形成を調べると、P_2O_5 を含まない CaO-SiO_2 二成分系ガラスでもヒドロキシアパタイト形成能をもつことが明らかとなっている[17]。材料が P_2O_5 を含まなくても、ヒドロキシアパタイトが形成するために必要なリン酸イオンは、擬似体液から供給される。CaO-SiO_2 二成分系ガラスの場合、材料からの Ca^{2+} の溶出および材料と擬似体液の間で生じるイオン交換による擬似体液の pH 上昇に起因するヒドロキシアパタイト生成の駆動力（過飽和度）の増大と、材料表面に存在する官能基によるヒドロキシアパタイトの不均一核形成の誘起によってヒドロキシアパタイト層が形成される。材料表面の官能基の重要性を示す事例としては、CaO-SiO_2-P_2O_5 系ガラスの擬似体液中におけるヒドロキシアパタイト層形成の組成依存性があげられる。CaO-SiO_2-P_2O_5 系ガラスにおいては、CaO と P_2O_5 に富むガラスよりも、CaO と SiO_2 に富むガラスのほうが擬似体液中におけるヒドロキシアパタイトの形成能が高い（図 3・50[17]）。CaO と SiO_2 を主成分にすれば、Ca^{2+} の溶出による擬似体液のヒドロキシアパタイトに対する過飽和度の上昇とともに、表面に生成する水和シリカゲルの Si-OH 基による不均一核形成の誘起がともに実現できる。CaO と P_2O_5 を主成分としたガラスでは、イオンの溶出によるヒドロキシアパタイトに対する過飽和度の上昇は、CaO と SiO_2 を主成分とするガラスと同程度に起こるが、材料表面での不均一核形成は誘起されない。この知見にもとづけば、生体活性材料を得るには、Ca^{2+} を溶出する成分と表面に Si-OH 基を形成する成分を利用すればよいことがわかる。

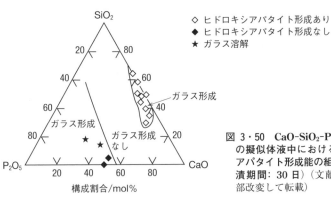

図 3・50　CaO-SiO_2-P_2O_5 系ガラスの擬似体液中におけるヒドロキシアパタイト形成能の組成依存性（浸漬期間：30 日）（文献 17）より一部改変して転載）

3・2 材料側要素

ヒトの血漿はヒドロキシアパタイトに対して過飽和な組成をもっている。ガラスとの反応により，周囲の液のCa^{2+}，リン酸イオン，OH^-の濃度が上昇すれば，ヒドロキシアパタイトの生成は起こりやすくなる。さらに材料表面がヒドロキシアパタイトの不均一核形成を誘起しやすい状態を保てば，材料表面に選択的にヒドロキシアパタイトの核が生成する。いったん核ができれば，体液中からの構成イオンの供給で自発的に結晶成長が起こる。これまでに，擬似体液を用いた試験により，ヒドロキシアパタイトの形成が起こりやすい表面として，水和シリカや水和チタニアが報告されている。実質的には水溶性の低いチタニア（TiO_2）やジルコニア（ZrO_2）を濃厚水酸化ナトリウム水溶液で処理して強制的に M-OH または M-O$^-$（M は Ti や Zr）に富む材料表面層を作製すると，擬似体液中でヒドロキシアパタイト層が生成する。このことは，適当な化学処理により，セラミックスの表面を改質すれば，骨結合性を発現する機能を付与できることを意味している。

MgO-CaO-SiO_2-P_2O_5系ガラスを加熱処理して得られる結晶化ガラス A-W は，ヒトの皮質骨よりも高い機械的強度をもち，しかも優れた骨結合性を示す[18]。同結晶化ガラスでは，骨と結合するための条件であるヒドロキシアパタイト層の形成が，体内や擬似体液中において観察される。しかもヒドロキシアパタイト層と結晶化ガラスの界面に機械的強度に劣る水和シリカゲル層がほとんど形成されず，骨との高い結合強度が得られる。MgO-CaO-SiO_2系ガラスの擬似体液中でのヒドロキシアパタイト形成を調べると，ガラスとヒドロキシアパタイト層の間のシリカゲル層が薄くなる組成があることがわかっている。組成を連続的に変えることのできるガラスの性質が体液中での溶解挙動を支配し，骨との結合強度の向上にもつながることを示している。これらのことは，体液中における表面反応の制御が，機械的強度の向上と同時に，長期に安定な骨結合性を得るための基盤技術になることを示している。

ここまでは生体活性ガラスの表面改質を中心に述べたが，擬似体液中において通常はヒドロキシアパタイト層を形成しない生体不活性セラミックスに対して種々の表面処理を行い，セラミックスにヒドロキシアパタイト形成能を付与する試みも進められている。リン酸，硫酸，塩酸あるいは水酸化ナトリウム水溶液によるジルコニア/アルミナ（ZrO_2/Al_2O_3）複合材料の表面処理や，塩化カルシウム水溶液を用いたアルミナの水熱処理などがその例である。ジルコニアやアルミナは機械的特性に優れるため，これらのセラミックスに対して骨結合性を付与する技術の重要性は高い。

3・2・6 金属の表面と改質

a. 金属材料の表面 一部の貴金属を除けば金属は酸化物や硫化物として地殻中に存在しており，大気中や水溶液環境では熱力学的に不安定である．たとえばTi(s)/TiO(s) と Cr(s)/Cr_2O_3(s) の室温（298 K）における平衡酸素分圧は，10^{-100} Pa にも遠く及ばないほど小さい．すなわち，大気中や水溶液環境下においてこれらの金属は表面から酸化反応が進行する．Ti，Zr，Ta など医療分野で利用される金属材料の表面には，10 nm 以下の厚さの酸化皮膜（不動態皮膜）が緻密かつ均一に形成され，金属下地と強く密着し，金属材料-外界間の物質移動を有効に制限する．このため，これらの金属は熱力学的には不安定であるにもかかわらず，材料としては耐食性に優れている．一方，Fe や Co の表面酸化皮膜はそれほど有効な不動態皮膜ではなく，大きな溶解度と有効な不動態皮膜形成能をもつ Cr を合金元素として添加することで耐食性の向上が図られる．このような合金がステンレス鋼やCo-Cr 合金であり，Ti および Ti 基合金とともに代表的な金属系バイオマテリアルを構成している（§2・2・5 参照）．

不動態皮膜は金属の酸化反応により形成されるので，何らかの理由で破壊されたとしてもただちに再不動態化（自己修復）する．不動態皮膜は非晶質になりやすく，結晶化していたとして結晶性は低い．純水中で Ti や Co-Cr 合金表面に形成される不動態皮膜の組成は純粋な TiO_2 や Cr_2O_3 ではなく，ほかの金属酸化物やヒドロキシ基を含有している[9]．たとえば，Co-Cr-Mo 合金上の不動態皮膜は微量のMo 酸化物を含む Co と Cr の複合酸化物であり，ヒドロキシ基を多く含むと報告されている[20]．不動態皮膜は生体環境において部分的な溶解・再析出を繰返す[19]．SUS316L ステンレス鋼表面では Ca や P が不動態皮膜中に取込まれる．Co-Cr-Mo 合金や Ti および Ti 基合金の不動態皮膜表面にはリン酸カルシウムが形成される．特に Ti および Ti 基合金ではリン酸カルシウム形成がオッセオインテグレーション（光学顕微鏡レベルにおける Ti と骨との密着）[12]に関連する．不動態皮膜の表面はヒドロキシ基に覆われ，この表面ヒドロキシ基が金属バイオマテリアルへのタンパク吸着や機能分子の固定化に大きな役割を果たす．

b. 金属系バイオマテリアルの表面改質 官能基やセグメントの重合が可能な高分子，硬組織類似組成をもち，生体吸収性の付与も可能であるセラミックスと比較して金属の生体機能性は低い．そのため金属系バイオマテリアルの表面改質

＊ 執筆担当：成島尚之，塙 隆夫（§3・2・6）

3・2 材料側要素

が行われる．一般に金属系バイオマテリアルはその優位点である力学特性を最大限発揮させるために精緻な微細組織制御が施されている．生体との界面（層）を形成する金属系バイオマテリアル表面のみを改質することはバルク特性保持の観点からも有効である．

図 3・51 に表面改質における検討因子を示す[22]．表面改質層には硬組織適合性，軟組織適合性，抗菌性，耐摩耗性，耐食性に加えてタンパク質や細菌・細胞などの吸着や接着の抑制が求められることもある．これらの特性は表面改質層の相・組成・配向性や三次元形状により支配される．もちろん，表面改質層と基材である金属系バイオマテリアル間には高い密着力や耐久性が要求される．したがって，改質層自体の力学特性や厚さに加えて，表面改質層/基材界面特性に関連する基材の表面形状・物性・反応性なども考慮する必要がある．

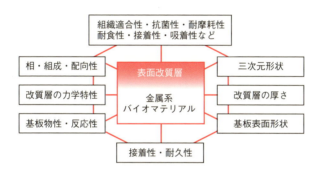

図 3・51　表面改質における検討因子

図 3・52 に金属系バイオマテリアルに用いられる表面改質法をまとめて示す[23]．表面改質処理には，水溶液中で行うウェットプロセスと水溶液を使用しないドライプロセスがある．ウェットプロセスでは水溶液への浸漬と水溶液中での通電が基本となる．ドライプロセスでは気相やイオン・プラズマとの相互作用の利用を基本とし，室温以上の高温が必要になることも多い．ウェットプロセスとドライプロセスの複合化表面改質もある．表面改質の目的は表面形態制御と表面組成・相制御に分類することができる．表面形態制御は表面の粗糙化による金属系バイオマテリアルと硬組織との機械的嵌合による密着力の向上（アンカー効果）を意図している．表面形状制御は細胞やタンパク質の生体反応制御の観点[24]からも興味深い．酸エッチング，ブラスト処理に加えて，ビーズ処理，Ti プラズマスプレー，ファイバー

メッシュコーティングなどの多孔質化が具体的なプロセスである．

　表面組成・相制御は物理的，化学的および生物学的な手法により行われる．金属系バイオマテリアルは硬組織代替デバイスに用いられることが多いため，骨適合向上を目的とした溶射，気相成長法，電気化学的手法，擬似体液浸漬による骨の主要な無機成分に近いアパタイトのコーティングが行われる．加えて，マイクロアーク酸化を含めた陽極酸化，ガス処理，NaOH処理＋加熱，イオン注入，化成処理などのプロセスによるTiO_2，チタン酸ナトリウム，チタン酸カルシウム（$CaTiO_3$）などのコーティングも生体環境下で骨形成を促進する．陽極酸化は表面組成・相制御に加えて表面粗さを大きくする表面形態制御の効果もある．そのほか，Tiの耐摩耗性向上を目的とした軽元素固溶による硬化層形成や生体吸収性セラミックスコーティングによるイオン・薬剤の放出などの研究もなされている．

　骨形成に関与する生体分子の固定化やタンパク質・細胞・細菌との相互作用制御を目的とした生体機能分子の固定化も表面改質に含まれる．たとえば，末端をアミンで修飾したPEGを金属表面に電着することで，タンパク質の吸着，血小板の粘着，バイオフィルム形成が抑制できることが報告されている[25]．

　金属系バイオマテリアルの生体機能化を意図した表面改質は今後も研究が進むと

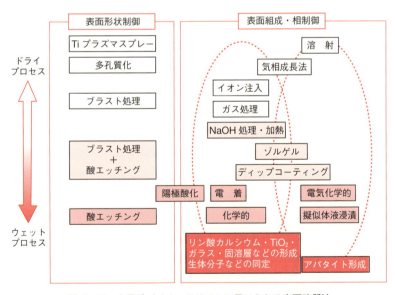

図 3・52　金属系バイオマテリアルに用いられる表面改質法

考えられる．図 3・53 には硬組織適合性向上を目的とした表面改質の進展を示す．現在の研究開発レベルは第四世代に位置づけられ，実用化レベルは第二世代と第三世代の中間程度と位置づけられる．実用化レベルでは表面形態制御の第二世代が依然として優性である．今後の第三世代，第四世代の実用化が期待される．

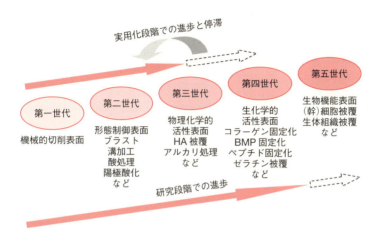

図 3・53 硬組織適合性向上を目的とした表面改質の進展

参考文献（§3・2）

1) K. Koch ほか，*Langmuir*, **25**, 14116 (2009).
2) A. R. Parker and C. R. Lawrence, *Nature* (London), **414**, 33 (2001).
3) K. Autumn ほか，*Nature* (London), **405**, 681 (2000).
4) D. K. Owens and R. C. Wendt, *J. Appl. Polym. Sci.*, **13**, 1741 (1969).
5) R. N. Wenzel, *Ind. Eng. Chem.*, **28**, 988 (1936).
6) A. B. D. Cassie and S. Baxter, *Trans. Faraday Soc.*, **40**, 546 (1944).
7) K. Honda ほか，*Soft Matter.*, **6**, 870 (2010).
8) R. C. Advincula ほか，"Polymer Brushes", Wiley-VCH Weinheim (2004).
9) H. Yamaguchi ほか，*Polym. J.*, **40**, 854 (2008).
10) M. Kobayashi ほか，*Langmuir*, **28**, 7212 (2012).
11) W. C. Hamilton, *J. Colloid Int. Sci.*, **40**, 219 (1972).
12) K. Ishihara ほか，*Polym. J.*, **22**, 355 (1990).
13) T. Kimura ほか，*Chem. Lett.*, **38**, 446 (2009).
14) T. Matsugi ほか，*Polym. J.*, **41**, 549 (2009).
15) M. Kobayashi ほか，*Polym. Chem.*, **4**, 731 (2013).

16) T. Kokubo ほか, *J. Biomed. Mater. Res.*, **24**, 721 (1990).
17) C. Ohtsuki ほか, *J. Ceram. Soc. Japan*, **99**, 1 (1991).
18) T. Kokubo, *Biomaterials*, **12**, 155 (1991).
19) 塙 隆夫 編, "医療用金属材料", p.214, 日本金属学会 (2010).
20) T. Hanawa ほか, *Appl. Surf. Sci.*, **183**, 68 (2001).
21) P-I. Brånemark ほか, *Scand. J. Plast. Reconst. Surg. Suppl.*, **16**, 1 (1977).
22) T. Goto ほか, "CRC Handbook of Biological and Biomedical Coatings," Ed. by S. Zhang, CRC Press, FL, p. 299 (2011).
23) 成島尚之, 軽金属, **58**, 577 (2008).
24) A. Matsugaki ほか, *Biomaterials*, **33**, 7327 (2012).
25) T. Hanawa, *Sci. Technol. Adv. Mater.*, **13**, 064102 (2012).

3・3 生体反応

バイオマテリアルと生体との反応は，幅広いサイズと時間のスケールで起こる．それぞれの反応は非常に複雑な機構から成り立っており，また一つの反応だけで完結することは少なく，ほかの多くの反応の引き金になるなど互いに密接なネットワークを形成している．ここで紹介する12種類の生体反応の時系列の相関について図3・54に示した．バイオマテリアルが生体に接触した直後から年単位までの反

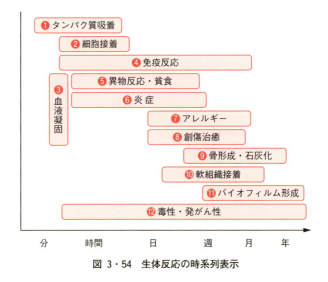

図 3・54 生体反応の時系列表示

応が並んでいることがわかる．以下にそれぞれの反応について解説する．

3・3・1　タンパク質吸着

　タンパク質は生体コロイドである．粒子としてみたタンパク質は，形状，表面特性などそれぞれ固有の特徴をもっている．血液中には，分子量数万から 80 万程度の間の 60 種とも 100 種以上ともいわれる血漿タンパク質が存在しており，全体としての濃度は約 7％ に達する．バイオマテリアルを生体内に埋植したり，体外循環デバイスとして血液と接触したりした場合に，最初に起こる生体側の反応がタンパク質吸着である．

　a. タンパク質吸着：研究の目的　　タンパク質吸着はバイオマテリアルにとってどのような現象になりうるかを決定するのは，そのバイオマテリアルの用途に依存する．バイオマテリアルの幅広い応用において，タンパク質吸着の理解の必要性の高低はそれぞれ異なるが，生体との接触で起こる最初のイベントとして，すべての用途においてタンパク質とバイオマテリアルの相互作用を知ることは重要である．

　ⅰ）**血液適合性**

　血液凝固はバイオマテリアルへのタンパク質の吸着が引き金となって起こるカスケード反応である．また液性免疫物質である補体の活性化や血管内皮細胞の接着など，血液凝固以外にもタンパク質の吸着・変性・活性化によって多彩な生体反応が惹起される．血液適合性を検討する場合には，アルブミン，フィブリノーゲンおよび補体との相互作用が対象となる．

　ⅱ）**細胞接着制御**

　歯科インプラントやセラミックス製人工骨を使用した際の骨再生や骨結合には，骨芽細胞の接着が必須である．また豊胸バッグや人工血管の生体内安定性のためにも細胞接着性の理解と制御は必要である．対象となるタンパク質は，フィブロネクチン，ビトロネクチン，フィブリノーゲン，コラーゲン，ラミニンなどである．

　ⅲ）**生体内性能の予測**

　バイオマテリアルが長期にわたって生体内で安定に機能するか否かを判断する指標として，最も初期の生体側の反応であるタンパク質の吸着を理解することは重要である．

　ⅳ）**生体外使用のため**（ELISA，マイクロキャリヤー，幹細胞培養など）

　ELISA では一次抗体のマイクロプレートへの吸着量と配向，マイクロキャリヤー

では細胞の大量培養のため，幹細胞培養では自己複製の維持あるいは分化制御の解明を目的とした吸着タンパク質層の影響を知る必要性が示されている．そのほかにも再生医療を目的とした細胞の三次元配列技術開発のために基材あるいは細胞自体へのタンパク質吸着が研究されている．

b. タンパク質吸着を理解するための因子

i) タンパク質側の因子

タンパク質は，大きさ（分子量）や三次元構造（形状）のほかにも，その内部構造によって柔軟な部分（ランダムコイル）と比較的硬い部分（αヘリックスやβシート）が存在し，さらに構成するアミノ酸の種類と配列によって，親水性・疎水性官能基，正・負・非電荷および水素結合性成分の分布などが異なっている．これらの因子が影響し合って，溶解状態でのタンパク質の安定性を決定しており，熱・pH・イオン強度・流体のせん断応力（ずり応力）などによる変形あるいは変性も，タンパク質吸着を理解するうえで重要な因子である．

ii) 材料側の因子

一般的な材料側の因子としては，タンパク質が接着する表面の凹凸，親水・疎水バランス，電荷バランス，水素結合成分があげられる．以下に材料別の特徴をあげる．

金属材料では，構成元素の表面濃縮が外界の環境に応じて容易に起こるため，極表面の化学組成は内部の組成とは著しく異なっている場合が多い．さらに酸素との反応により表面酸化物が生成し，それが水分と反応して表面にヒドロキシ基が存在している．また，それぞれの金属材料の組成により表面酸化物の固有物性である**ゼロ電荷点**（p.z.c）が決定され，生体物質との相互作用の決定要因の一つとなっている．

セラミックス材料は，結晶質セラミックスおよび非晶質セラミックスで表面の安定性は若干異なるものの，基本的には化学的耐久性に優れており，金属材料同様，構成元素が緻密に存在するため，親水性を示すものが多い．

高分子材料は，共有結合で構成されているため，金属材料・セラミック材料と異なり，分子の表面密度が低く，電荷の影響の割合が相対的に低い．また，親水性・疎水性の振れ幅が大きく，分子の運動性も大きい．また高分子材料は，タンパク質と同じ有機物質であるので，pH，イオン強度，温度に影響されるなど共通する因子が多い．

c. タンパク質吸着の測定法

タンパク質の吸着を研究するためには，実際

3・3 生体反応

に吸着量を測定する必要がある．タンパク質は非常に小さなコロイドであり，また環境や外力に影響を受けやすいため，測定法の選択には注意が必要である．一連の測定法を表3・11 にまとめた．

表 3・11　タンパク質吸着の測定法

測定法	定量	動力学	形態	変成	配向
UV（紫外可視吸光）	○				
ATR-IR（表面反射赤外スペクトル）	△				
放射線ラベル	○				
蛍光ラベル	○				
QCM（水晶振動子マイクロバランス）	○	○			
SPR（表面プラズモン共鳴）	○	○			
抗原-抗体反応	○				○
AFM（原子間力顕微鏡）			○		
TOF-MS（飛行時間型質量分析）					○
呈色法	○				
エリプソメトリー	○				
CD（円偏光二色性）				○	
電気泳動	○				

○: 向いている，△: やや向いている

　これらの測定法にはそれぞれに長所短所があり，測定の目的を明確にする必要がある．共通する注意点として，"タンパク質溶液の濃度" と "測定時間" があげられる．血漿中には多くのタンパク質が溶解しており，その濃度も高い．よく測定に用いられるアルブミン，グロブリン，フィブリノーゲンは，血漿中での濃度は高いが，研究目的では 1/10～1/100 の濃度で用いられる．これは，吸着の初期現象の基礎的検討には有効であるが，実際の血液での環境と異なっていることに気をつける必要がある．測定時間については，多くの吸着実験が1時間～数時間で実施されている．体外循環ではこの程度の接触時間もありうるが，移植用バイオマテリアルへのタンパク質吸着を見積もるには十分ではない．しかし，測定時間を長くするためには，タンパク質の経時的な変性や，吸着環境が静的であるか動的であるかなど，生体内での環境再現性の問題もある．生体外での長時間のタンパク質吸着実験のよいモデルが望まれている．

d. タンパク質吸着の駆動力　バイオマテリアルへのタンパク質吸着の駆動力には，おもに表面自由エネルギー差および静電的相互作用がある．

i) 表面自由エネルギー

すべての液体・固体が表面・界面をもつとき，その表面・界面に接する原子・分子に働く力は，内部の原子・分子に働く力と比較して過剰なエネルギーをもっている．これが表面（界面）自由エネルギーである．バイオマテリアルはほとんどの場合，水を介して細胞や生体分子と相互作用する．この場合，バイオマテリアルと水の間には表面自由エネルギーの差が存在しており，そのエネルギー差を縮小するように吸着現象が生じる．水の表面自由エネルギーは約 72 dyn/cm であり，ポリエチレンのそれは約 40 dyn/cm 程度である（dyn：1 g の質量に 1 cm/s^2 の加速度を生じさせる力．10^{-5} N）．この表面自由エネルギーの差を駆動力としてタンパク質が吸着する．この考え方によると，親水性のバイオマテリアル表面では，水との相互作用が強く，表面自由エネルギーが水の値と近いためにエネルギー差が小さく，タンパク質吸着量は低い値を示すと考えられる．バイオマテリアルの疎水性が高くなるとタンパク質吸着量も増加するが，非常に疎水性の高い（撥水性の）バイオマテリアルでは，水とのエネルギー差は大きいものの，それ自体の表面自由エネルギーが小さく吸着力が小さいため，タンパク質吸着量は減少傾向に転じる．このように，タンパク質吸着を物理化学的に解析する試みが行われており，これはコロイド化学における付着の理論を適用し，タンパク質をコロイド（バイオコロイド）として考える方法である．図 3・55 に種々の材料へのタンパク質吸着の一例を示す．

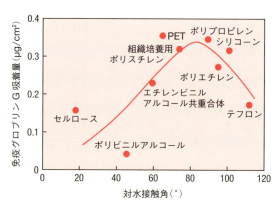

図 3・55　種々のポリマー材料への免疫グロブリン G の吸着挙動
免疫グロブリン溶液濃度：0.5 mg/mL，37 ℃，3 時間後

バイオマテリアルの親水性・疎水性の指標として，水の接触角を用いている．固体の表面自由エネルギーは直接測定することができないため，これに代わる指標として，水の**接触角**が便宜的に利用される場合が多い．水の接触角は固体表面に水滴を滴下して測定される（静的接触角）．この際，表面と接触している水滴の接線の角度として表される．定性的には，接触角が0°に近いほど親水性表面であり，180°に近いほど疎水性（撥水性）表面ということになる（接触角，ゼータ電位は§3・2・1参照）．図3・55に示すような極大値を示す傾向はアルブミン，免疫グロブリン，フィブロネクチンなど多くのタンパク質で観察されているが，吸着量についてはそれぞれのタンパク質で異なった値をとる．

ii) **静電的相互作用**

静電的相互作用はタンパク質吸着現象において遠距離相互作用として働く．したがって材料表面の電荷はタンパク質吸着の初期において大きな影響を及ぼすが，生体に存在するタンパク質は数多く，それぞれに異なった酸解離定数（pK_a）をもっている．また，どのタンパク質においても，その表面にはそれぞれのアミノ酸組成による正電荷および負電荷をもつ残基が存在し，複雑な構造をとる．そのため，タンパク質吸着現象における静電的相互作用に関して統一的な研究は少ない．高分子，金属およびセラミックスのそれぞれのバイオマテリアルが水中に存在する場合，多くは帯電表面をもつことに起因して，静電引力が生じる．特に，高分子材料については，分子構造中に電荷を生じるような官能基が存在せずとも，炭素原子が電子を引寄せるため，水中では負に帯電することに注意が必要である．生体中のようにイオンが多く存在すると，これらが固体表面近傍に引寄せられ，吸着することで電気二重層が形成される．電気二重層は二つの部分からなると考えられている．すなわち，吸着イオンを含む内部固定層と，イオンが静電的引力と熱運動により不規則に分布している拡散層である（§3・2・3c参照）．電気二重層をもつ固液界面に，外部から電場を加えたり流動を与えたりすると，界面に相対的なすべり運動や電位が発生する．このような現象は界面動電現象とよばれ，測定が可能である．この測定からゼータ電位（界面動電位）を知ることができ，コロイドの吸着，安定化などのパラメーターとして利用されるほか，電気二重層の構造についても重要な情報を与える．

金属材料の場合には，先に述べたp.z.cの値により吸着の予想ができる．たとえば，アナタース型 TiO_2 ではp.z.cは6.2である．すなわちアナタース型 TiO_2 表面では，pH 7.4 の生理的 pH では負の電荷が正の電荷よりも多く，全体として弱い負

電荷の表面となる．これは比較的穏やかな負電荷表面であり，負電荷タンパク質との相互作用は穏やかである予想される．

e. タンパク質吸着の解析
i) 吸着等温線
　物質の吸着現象を解析する際によく用いられる方法が**吸着等温線**である．流体相（気相または液相）と固体表面が十分長く接触すると，流体相中の吸着質が固体表面に吸着し，気相または液相と吸着層の化学ポテンシャルが釣り合ったところで吸着平衡が成立する．吸着平衡関係は，温度一定条件下での吸着等温線（等温式）で示すのが最も一般的であり，これが吸着等温式である．単成分系での代表的な吸着等温式は，気相吸着ではラングミュア（Langmuir）式と BET（Brunauer-Emmett-Teller）式が最も代表的で，液相吸着ではフロインドリッヒ（Freundlich）式が実測値に近い値を与えるため一般的に用いられる．タンパク質吸着の場合には，ラングミュア型であるといわれており，これは結合部位の数が決まっていて，吸着物はその結合部位に同じ結合定数で吸着するという仮定が成立することを意味する．しかしながら，生体に適用する場合には，このような条件が成立する場合は多くなく，タンパク質の多成分溶液中の現象であることや，変性による吸着後の構造変化が生じるなど，単純なモデルで記述することは困難である．

ii) 動力学
　タンパク質吸着は，バイオマテリアルが血液や生体と接した直後から始まる．タンパク質の希薄溶液を用いた研究では，平衡吸着に至るまでの時間は 10 分～3 時間程度と報告されている．一概にどの時点で平衡に至るかを明言できないのは，吸着の経時変化にさまざまな因子が関係するためである．タンパク質は材料表面に吸着と脱離を繰返しながら平衡状態に至る．単成分のタンパク質の場合であれば，時間変化とともに安定に吸着したタンパク質の量が増加してゆくが，多成分系の場合には，いったん吸着したタンパク質が脱離して生じたスペースにほかのタンパク質が吸着する現象が生じる．これはブローマン効果または交換吸着，競争吸着などとよばれる現象である．タンパク質の吸着速度や吸着安定化は個々のタンパク質の特性に依存するため，一般化された現象はあまりないが，血液とバイオマテリアルが接した際の血漿タンパク質の吸着では，最も濃度の高いアルブミンが初期に吸着し，その後，時間の経過とともにグロブリンやフィブリノーゲンと置き換わってゆくといわれている．また，吸着したタンパク質は，時間経過とともに変性する場合がある．タンパク質はその構造上，内部に疎水性部分をもつ場合が多いため，変性

したタンパク質では内部の疎水性部分が材料表面にさらされる場合が多く，吸着自体は安定するものの，変性タンパク質上に二層目のさらなる吸着が生じる．この現象が繰返し生じると，材料表面上への多層吸着が起こる．多層吸着は，長期間移植された人工心臓や人工血管の血液接触面上で確認されている．

iii) **配向吸着**

免疫グロブリン G は，しばしば Y 字形の構造で示されるが，抗原に結合する Y 字の上部の二つの部分は **Fab フラグメント**とよばれ，Y 字の下部は顆粒球・マクロファージなどに結合する **Fc フラグメント**とよばれる（図 3・8 参照）．それぞれのフラグメントは機能のほかに特性も異なっており，Fab フラグメントは親水性であるのに対し Fc フラグメントは疎水性である．そのため材料の親水性・疎水性により，その吸着部位が異なる．すなわち，疎水性材料には Fc フラグメントが吸着し，親水性材料には Fab フラグメントが吸着する．このようにタンパク質の表面特性によって吸着形態が異なる現象を**配向吸着**とよぶ．親水性材料では Fab フラグメントが接着部位となるため，Fc フラグメントが血液に面することとなる．血小板，顆粒球，単球は Fc フラグメントに対する受容体をもつため，親水性材料に免疫グロブリン G が吸着した場合，その結合によってこれらの血球が粘着することとなる．また ELISA プレートに一次抗体を吸着させる場合には，プレート表面は疎水性の Fc フラグメントを吸着させるために疎水性であることが必要である．市販の ELISA プレートでは，Fab フラグメントを効率よく最外層に向けるように配向吸着現象をうまく利用している．

iv) **コンホメーション変化**

タンパク質の三次元構造（コンホメーション）は，その機能を発揮するために重要であり，吸着現象がコンホメーションに与える影響を考慮する必要がある．コンホメーション変化は，タンパク質の機能が消失するような変性とは異なり，機能発現の際の部分構造の変化を意味する．コンホメーション変化は材料の種類を問わずに起こるが，特に遠距離相互作用である静電力の大きな金属表面では重要な因子である．タンパク質は荷電体であるので，金属材料表面の静電引力の大きさによって吸着の際のコンホメーション変化は影響を受ける．吸着の静電引力の強さは，比誘電率によって決まり，比誘電率が大きいほど静電引力は小さいことが知られている．酸化チタン（TiO_2）の比誘電率（85.8〜170）は他の金属酸化物（4.5〜60）と比較して大きく水の値（80.1）に近いため，タンパク質吸着の際にコンホメーションの変化が小さいことが予想される．高分子材料の場合には，表面の物理化学特性

のほかに，高分子鎖の運動性がコンホメーション変化に影響すると考えられている．次の§3・3・2で述べるように，細胞の材料表面への吸着は，吸着タンパク質の構造変化により現れた部位と，細胞の受容体との結合によるものが多く知られている．

3・3・2 細 胞 接 着

a. バイオマテリアルへの細胞接着の考え方
バイオマテリアルの評価として，細胞との相互作用解析はきわめて重要である．細胞は，血液，体液に浮遊しているものから組織を形成しているものまであるが，いずれも生体反応に深くかかわっている．バイオマテリアル表面への細胞応答は培養細胞系が利用され，多くの研究がなされてきた．また，バイオマテリアルの毒性試験も細胞接着を観察することでなされている．通常，細胞培養は，細胞培養液を用いて固相表面で行われる．この際に，培養液から，細胞接着に関与するタンパク質がバイオマテリアル表面に吸着し，構造変化を生じて細胞接着に関連するアミノ酸配列が表面に露出し，細胞の認識を受ける．接着した細胞は，表面で伸展，増殖を繰返してその数を増やしていく．したがって，接着タンパク質が吸着しない表面や，接着タンパク質の構造変化を誘起しない表面には，細胞接着が起こりにくい．

これまでに多くのバイオマテリアルが評価されてきたが，以前は細胞接着性の高いバイオマテリアルが生体親和性も高いと考えられていた時期があった．しかし，たとえば細胞培養プレートとして利用される表面を親水化処理したポリスチレンは，細胞接着性は高いものの，生体に移植すると血液凝固反応や炎症反応が生じる．また，細胞増殖も良好であるため，生体親和性が高いと考えられていたが，細胞の異常増殖を誘起している可能性も考えられる．一方で，ポリ（メタクリル酸2-ヒドロキシエチル）（PHEMA）はソフトコンタクトレンズ材料として応用されており生体親和性であるといえるが，PHEMA表面では細胞接着も細胞増殖も良好ではない．また，ES細胞やiPS細胞などの幹細胞では，高い接着性は予期しない細胞分化を誘発する可能性があり，細胞接着性が高いことが必ずしも好ましいことではない．このように，細胞接着性と生体内での反応・機能発現とは必ずしも一致しない．どのような観点で細胞接着を議論するかについては注意が必要である．

b. バイオマテリアルへの細胞接着の過程
バイオマテリアル表面への細胞接着過程は，まずバイオマテリアル表面にタンパク質が吸着し，つぎに細胞がバイオマテリアル上の吸着タンパク質層と接触する．細胞膜とタンパク吸着層とは静

電的相互作用や疎水結合などの物理化学的相互作用を行い，吸着タンパク質層中の細胞接着性タンパク質と細胞側のインテグリンが生物的相互作用を行う．きちんとした相互作用が確立されると，その相互作用点近傍のインテグリンがさらに吸着タンパク質層中の接着性タンパク質と相互作用を行い，接着面積が広くなり，接着部位が細胞周辺部へ移動して接着斑を形成する．接着斑では，インテグリンがビンキュリン，テーリンその他の接着斑に集合したタンパク質を介して細胞内の細胞骨格，特にアクチンフィラメントと結合する．接着斑が形成されないとアクチンフィラメントが安定に存在できず，形態変化などのつぎの段階に移行できない．その後，細胞自体が細胞外マトリックスの分泌を開始し，自らに適合した環境の構築を始める．

c. 細胞とバイオマテリアルの相互作用　生理学的な立場からは，細胞接着はフィブロネクチンなどの接着タンパク質を仲介した現象である．そのため，細胞接着の第一段階は，接着タンパク質とバイオマテリアルの相互作用となる．タンパク質吸着の項で説明したように，一般的にバイオマテリアルとタンパク質との相互作用は，表面自由エネルギーや静電的相互作用で説明される．これらは，材料の組成や分子構造に依存するものではないので，"非特異的相互作用"とよばれる．吸着タンパク質のうち，細胞接着に特異的な機能を示す接着タンパク質も，バイオマテリアルとの相互作用は非特異的であるため，全体として細胞とバイオマテリアルとの相互作用も非特異的な挙動を示す．図3・56に，種々の材料への血清存在下での細胞接着の初期挙動を示す．図より明らかなように，細胞の初期接着は図3・55

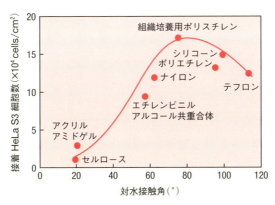

図 3・56　種々のポリマー材料への HeLa S3 細胞の接着挙動
　10% 血清存在下，24 時間後

のタンパク質の吸着挙動と同様の傾向を示していることがわかる．このことから，細胞は材料に吸着したタンパク質に依存して接着すると考えられる．また，血清を含まない環境でも，接着数は大幅に減少するものの細胞は多種多様な接着を行うことが知られており，これは細胞自体が生体コロイドとして一定の相互作用をもつためと考えられる．これらのコロイド化学的な解釈は，接着の初期（30分〜2時間）では比較的よく適合する．

再生医療に用いる幹細胞の培養では，異種動物であるウシの血清の使用を避ける必要があり，無血清で培養可能な培地が開発されている．このような場合でも，培養基材と細胞の接着にはヒト型の遺伝子組換え接着タンパク質が用いられており，細胞接着における接着タンパク質の重要性を示す事例となっている．

バイオマテリアルを改質・加工することによって，特異的な細胞接着能を付与することができる．接着タンパク質およびフィブリノーゲンや免疫グロブリンGなどの細胞接着関連タンパク質のコーティングや固定化，または接着タンパク質の機能性ペプチド配列（代表的なものとしてフィブロネクチンの機能配列：アルギニン-グリシン-アスパラギン酸：**RGD**）の固定化などが報告されている．

i) 非特異的相互作用の解析

"非特異的相互作用"の本質はタンパク質吸着であり，細胞接着現象を理解するためには，タンパク質吸着の本質を理解する必要がある．細胞接着に影響するタンパク質側の因子は，吸着量だけでなく，吸着タンパク質の種類，その配向，コンホメーション変化，接着タンパク質の存在，RGDペプチドなどの機能部位の現出などであり，材料側の因子としては，表面自由エネルギー，静電的相互作用力のほかに，表面の粗さやテクスチャーなど多岐にわたる．それぞれの因子ごとに変化をもたせた表面を作製して細胞の反応を調べる必要がある．しかし，たとえば表面自由エネルギーを一定にして電荷量を変化させた表面の作製は，開発方法すら不明であるなど，種々のパラメーターを自在に制御した表面を調製したり，タンパク質の吸着を精密に制御したりすることは一般に非常に困難である．自己組織化単分子膜を用いた研究が試みられているが，すべての因子を網羅することは不可能である．現在では，細胞生物学および分子生物学の最新技術を用いて，材料に接着した細胞側の反応を知ることで，材料の特性を理解する研究が主流となっている．細胞が材料と接触すると，情報収集（レセプターの活性化）→状況認識（細胞内カスケードの活性化）→対応策策定（転写因子活性化）→対応準備（転写・タンパク質合成）→対応策実施（タンパク質機能発現・接着）の一連の反応が細胞内で起こる．これら

のそれぞれの段階を検討することで，材料の理解が進むと期待されている．

ii) **特異的相互作用**

あらかじめタンパク質やペプチドを吸着させたような特異的相互作用表面上では，細胞の反応は期待どおりに起こる．フィブロネクチンは細胞接着に特化したタンパク質であるが，ほかにもフィブリン，コラーゲンなどの細胞外マトリックスタンパク質，コラーゲンの変性物であるゼラチン，接着タンパク質であるビトロネクチン，ラミニンおよび接着機能ペプチドである RGD, IKVAV, YIGSR などが用いられる．

d. バイオマテリアルと細胞接着

i) **金属バイオマテリアルと細胞接着**

金属バイオマテリアルにおける細胞接着は，その応用が硬組織への移植が多くを占めるため，組織適合性評価の点から骨芽細胞や線維芽細胞について，また歯科インプラントとしての性能評価の目的で上皮細胞について研究されている．おもに表面粗さ，多孔体，表面の溝への配向，表面処理面などの影響が明らかにされている．

ii) **セラミックスバイオマテリアルと細胞接着**

セラミックスバイオマテリアルにおける細胞接着も，多くは硬組織修復材料としての応用を反映して，骨芽細胞，破骨細胞および線維芽細胞の接着，増殖，移動，分化などについて詳細に検討されている．特に骨修復を目的とする材料については，セラミックスバイオマテリアルが細胞機能を能動的に制御できる可能性が示唆されており，精力的な研究が行われている．

iii) **高分子バイオマテリアルと細胞接着**

高分子バイオマテリアルは応用範囲が広いため，研究の対象範囲も広い．おもなものとして，血液接触材料におけるフィブリノーゲンの吸着と血小板・白血球の接着，再生医療を目的とした生分解性材料への細胞接着，軟組織補綴材料への炎症性細胞の接着とそれに引続く線維芽細胞の接着とカプセル化反応，さらにはマイクロカプセルやナノ構造体を用いた細胞への薬物送達システム（DDS）などがある．

e. バイオマテリアルと細胞接着の将来　　近年，生物学的安全性試験における動物実験を廃止し，その他の方法で代替することが世界的な合意を形成しており，細胞培養法による安全性評価法は重要度を増している．これまでの細胞培養法は必ずしも生体での機能を反映できておらず，完全な代替法とはいえない．ヒト iPS 細胞の確立により，将来的にヒトの機能細胞の入手が容易になると予想されている．

これを用いることによって，ヒト臓器を模倣した三次元組織体や安全性試験法の開発が望まれている．このような用途の実現のために，バイオマテリアルと細胞との相互作用のより深い理解が望まれている．

3・3・3 血栓形成，血液適合性

血液のもつ精密で巧妙な凝固（止血）機構は生命を維持するうえで必須のものであるが，これを裏返せば血液が異物と触れた場合の血栓形成につながり，多くの場合，異物であるバイオマテリアルの機能発現を妨げる要因となる．バイオマテリアルと血液のかかわりは，表3・12に示したように，応用される部位・目的によってさまざまである．人工血管・心臓弁のように半永久的な抗血液凝固性が必要なものから，止血剤のように積極的に血液を凝固させることが必要なものまで存在する．また，表中にないバイオマテリアルでも，外科的処置によって生体内に埋植されるもの（人工関節など）は，手術中に血液に接触するため，ほぼすべてのバイオマテリアルについて血液との相互作用を考える必要がある．血液の反応は，大まかに，血液を液体から固体に変化させる"**凝固（止血）**"，固体となった血液（血栓）を分解する"**線溶（繊溶とも書く）**"，細菌や異物に対抗する"**生体防御（補体活性化）**"に分類できる．これらの反応についてバイオマテリアルが適切な機能をもっているとき，そのバイオマテリアルは"血液適合性"を有するといえる．ここでは，血液における最も重要な反応である"凝固"を中心に解説する．

表 3・12 バイオマテリアルと血液の接触形態

接触形態	バイオマテリアル
長時間接触	人工血管，人工心臓，人工弁，ペースメーカー（リード線），ステント，塞栓コイル，中心静脈カテーテル
短時間頻回接触	血液透析器（1週間に3～4回，1回につき2～3回，その都度新品を使用）
短時間単回接触	人工肺，体外循環回路，点滴用留置針，止血剤
血中投与型	DDS用キャリヤー

a. 凝固系タンパク質群による血液凝固機構　　血液凝固系は，初期反応により産生される少量の凝固活性化因子が短時間に大量のトロンビンを生成する増幅系であり，カスケード反応（連続する滝のように起こる反応）とよばれ，いったん開始するとフィブリン塊の生成まで一気に進行する（図3・57）．血液凝固因子は

発見の順番でローマ数字が当てられており，第Ⅱ因子（プロトロンビン），第Ⅶ因子，第Ⅸ因子，第Ⅹ因子，第Ⅺ因子はセリンプロテアーゼの前駆体として血液中に存在する．セリンプロテアーゼの活性には Ca^{2+} が必須であるため，血液凝固機構において Ca^{2+} は重要な因子となっている．血液凝固反応は組織因子と第Ⅶa因子の複合体により開始される外因系経路と，第Ⅻ因子に代表される接触因子が異物や内皮下のコラーゲン組織と接触することにより開始される内因系経路の二つの経路がある．

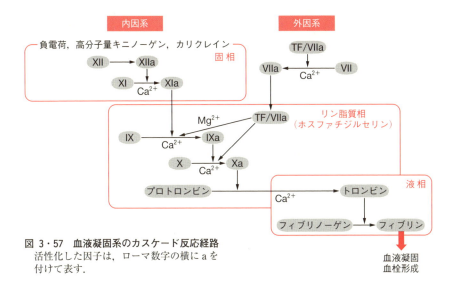

図 3・57 血液凝固系のカスケード反応経路
活性化した因子は，ローマ数字の横にaを付けて表す．

外因系経路は，血管壁が傷害された場合，血管壁や組織を構成する細胞から組織因子（TF，第Ⅲ因子，組織トロンボプラスチン）が提示され，そこに血液中の第Ⅶ因子が結合し，第Ⅶ因子が活性化されて第Ⅶa因子となり反応が開始する．TFは細胞膜貫通型の膜タンパク質で，血流にさらされる血管内皮細胞では発現していないが，血管内皮下の平滑筋細胞，線維芽細胞を含む多くの組織細胞で発現している．血管破綻に伴う出血時には，血管外に漏れ出た血液中の第Ⅶ因子あるいは第Ⅶa因子と血管外に存在するTFとの結合により血液凝固が始まるというシンプルなシステムが形成されており，迅速な止血が可能となっている．

内因系凝固開始機構にかかわる第Ⅻ因子，第Ⅺ因子，高分子量キニノーゲン，プレカリクレインを接触因子という．これらの接触因子のうち，特に第Ⅻ因子が

異物面に接触し活性化されることで血液凝固が始まる．血管内皮層の傷害で露出した内皮下組織やガラス表面のような人工的な負電荷をもつ異物表面上で，第XII因子が吸着，構造変化，自己切断することで活性化し，第XIIa因子が生成される．第XIIa因子は第XI因子を活性化することで第XIa因子を生成し，さらに生成した第XIa因子は，第X因子を活性化して第Xa因子を生成する．

外因系のTFと第VIIa因子の複合体が第IX因子と第X因子を活性化するため，あるいは内因系の第XIa因子が第X因子を活性化するためには，補助因子としてCa^{2+}とリン脂質を必要とする．リン脂質として一定比率のホスファチジルセリン（PS）が必要であり，活性化された血小板の膜表面に露出されるPSが重要な反応場を提供していると考えられている．通常の不活性状態の血小板では，PSは細胞内部側にのみ分布している．血小板が活性化されると内部のPSが細胞膜の外部に露出し，凝固反応に寄与する．

外因系経路あるいは内因系経路により生成した第Xa因子は，共通経路を経て最終的にフィブリノーゲンをフィブリンに転換することで，血液凝固反応が完成する．共通経路は第Xa因子が，PSを露出した血小板上で，プロトロンビン（第II因子）を切断してトロンビンを生成する．生成したトロンビンは，フィブリノーゲン分子を限定分解しフィブリンモノマーに転換する．フィブリンモノマーはCa^{2+}の存在下で重合し，フィブリンポリマーとなって網目構造を形成し血球成分を取込み血液凝固塊となり，凝固反応が完結する．

b. 血小板の血液凝固への関与　　血小板は，直径1〜5 μm，厚さ約0.5 μmの円盤状の核をもたない細胞である．核をもたないが，ミトコンドリア，ゴルジ体などの細胞内小器官，α顆粒や濃染顆粒，リソソームなどの分泌顆粒や開放小管系などの細胞内小器官をもつ．正常時で血液1 mm^3 中に1〜4×10^5個の濃度で存在しており，血液凝固反応の中核を担っている．α顆粒は大きさ200〜500 nmで，一つの血小板に数十個存在する．血小板の活性化に伴って放出されるタンパク質は300種以上であるといわれ，その大半はα顆粒に存在している．βトロンボグロブリン，血小板第4因子，血小板由来増殖因子（PDGF）は血小板に特有のタンパク質で，そのほかにフィブリノーゲン，フォンビルブランド因子，フィブロネクチン，血管内皮増殖因子（VEGF），エンドスタチンなどを含んでいる．濃染顆粒はCa^{2+}，ADP，ATP，セロトニン，ヒスタミンなどの血小板活性化物質を含んでいる．これらの顆粒に含まれる機能物質は，血小板の活性化によって放出され，オートクリン・パラクリン的に作用して，血小板の活性化と血液凝固反応を増幅する．さらに

血小板の細胞膜には,血管損傷部位への付着や凝集に関するインテグリンなど種々の受容体が存在する.

血小板は付着や凝集をすることなく血液中を循環しているが,外傷や動脈硬化のような内皮が損傷しているような病変部,あるいはバイオマテリアルのような異物表面と接すると,血小板の付着がトリガーとなる血液凝固反応が始まる.血管内皮が傷害されると,血管壁にコラーゲンが露出し,血小板の細胞膜上にある受容体とコラーゲンの直接作用,あるいはコラーゲンに結合したフォンビルブランド因子を介した間接作用によって刺激を受けるが,いずれも作用力は弱いため,血小板は結合と遊離を繰返しながら血管内皮上を移動する(ローリング現象).しだいに活性化の度合いが強まり,フィブリノーゲン,フォンビルブランド因子,フィブロネクチンを介して互いに結合し,凝集する.これらの中心となる血小板の受容体はGPⅡb/Ⅲaとよばれる糖タンパク質である.異物表面に対しては,血液中を流れる血清タンパク質の異物表面への吸着とそれに伴うコンホメーション変化により,血小板の細胞膜中のGPⅡb/Ⅲaと結合することで血小板が付着する.付着した血小板は,その刺激により,形態変化と各種タンパク質の放出反応が惹起される.活性化した血小板の細胞膜上で凝固系は効率的に活性化され,フィブリンを形成してより強固な血栓を形成する.

c. 血液凝固を補助する要因
i) 炎 症

炎症時には,正常内皮細胞においても炎症性サイトカインの刺激によりTFが発現することが知られており,凝固抑制因子であるヘパラン硫酸やトロンボモジュリンの減少と線溶活性(血栓分解)を抑制するプラスミノーゲン活性化因子インヒビター1(PAI-1)の発現などと相まって,血管内皮の凝固活性が高まることが知られている.これは炎症性細胞の遊走を補助すると考えられているが,微小血栓形成の要因にもなる可能性も指摘されている.バイオマテリアルを移植する際の外科手術においても,侵襲に対応して止血のために凝固活性が一時的に増強し,その後,線溶活性が高まる.凝固活性の増強は,切開・剥離・損傷部位からのTFの放出あるいは露出による.これと炎症反応におけるフィブリノーゲン量やPAI-1量の増加が伴う.ほかにもがん患者において血液凝固が亢進しやすいことが知られている.

ii) 血液流れ

血流速度が低下したり乱流が発生したりすると血栓形成の可能性が高まる.これは,血流速度の低下により赤血球が連銭形成(積み重ねたコインが崩れたように連

なった状態）し，血液粘度が増したり，血流によって生じるずり応力により血中のフォンビルブランド因子の高次構造が変化したりすることによる．血流速度の低下の原因の一つとして，凝固系の活性化による血管収縮があげられており，相乗効果によって効果的な血液凝固が行われている．また，人工血管の吻合部や人工心臓内部など，段差や凹凸がある表面，さらに口径の変化や高速で回転するローター周囲での渦の発生なども凝固系タンパク質活性化や血小板の活性化をひき起こすことが知られている．

iii) 血液凝固の制御系

生体には凝固系の制御機構も複数存在し，凝固活性発現を調節して不要な血栓や血管閉塞に至る過剰な血栓の形成を防いでいる．組織因子経路インヒビター(TFPI)，アンチトロンビン，トロンボモジュリン-プロテイン C およびプロテイン S などがその中心的な分子である．TFPI は内皮細胞上のヘパラン硫酸に結合して存在するほか，遊離型として血中にも存在する．TFPI は過剰の第 Xa 因子の存在下で TF/第 VIIa 因子複合体の活性を阻害する．アンチトロンビンは第 XIIa 因子，第 XIa 因子，第 Xa 因子，第 IXa 因子，第 VIIa 因子，カリクレイン，トロンビンなどと 1：1 の複合体を形成し酵素活性を阻害する．特に，トロンビンは重要な標的であるが，生理的な濃度において阻害活性を示すにはヘパリン様物質が必要である．正常血管においては，血管内皮細胞にあるヘパラン硫酸にアンチトロンビンが結合することで，その阻害活性が 1000 倍上昇して抗凝固活性を発現し，傷害部以外での血液凝固を防いでいる．また，血管平滑筋細胞や線維芽細胞で産生されるデルマタン硫酸にもアンチトロンビンの活性増強効果が認められている．抗凝固薬として広く用いられているヘパリンは，アンチトロンビンの反応部位の高次構造を変化させて活性を増強したり，標的酵素とも結合してアンチトロンビンとの結合を強めたりする機能がある．活性化されたプロテイン C は，プロテイン S と結合することで，第 Va 因子や第 VIIIa 因子を分解して血液凝固反応を阻害する．

iv) 線溶系

線溶系とは線維素（フィブリン，繊維素とも書く）を溶解するタンパク質系であり，不溶性のフィブリンがプラスミンによって可溶性のフィブリン分解産物に分解される反応である．凝固系，血小板活性系と同様に種々の因子により精緻に制御されている．線溶系カスケードは，プラスミノーゲン活性化因子（PA）がプラスミノーゲンを分解し，プラスミンを生成することで開始する．プラスミンはフィブリンやフィブリノーゲンを分解し，種々のフィブリン分解産物を生じる．これらのう

ち DD 分画（D ダイマー）とよばれる分画は，安定化フィブリン塊より生じるため，線溶のマーカーであると同時に生体内で凝固系活性化により血栓が生じたことを示すマーカーとして注目されている．

生理的な PA には組織型（tPA）とウロキナーゼ型（uPA）がある．tPA は血管内皮細胞で産生され，血管内線溶現象にかかわっている．uPA は組織での基質タンパク質の分解にかかわり，炎症やがんの浸潤に関与している．tPA は脳梗塞の治療薬として広く用いられている．

d. 抗血栓性獲得のための方法論　バイオマテリアルにおいて臨床レベルでの抗血栓性を実現することは重要である．恒久的な抗血栓性獲得には成功していないため，現状では使用目的と使用期間に応じて抗凝固対策をとっている．

i) 抗凝固剤の投与

血液の凝固経路を阻害する薬剤，すなわち抗凝固剤を投与して血栓形成を防止する方法である．人工腎臓，人工心肺，アフェレシス療法〔血液から特定成分を分離（apheresis）して行う療法〕など短時間の血液接触の場合にはヘパリンが多く用いられている．人工弁，人工心臓など長期間使用の場合には，経口薬で血液凝固阻止作用のあるワーファリンが多く用いられる．そのほか，抗血小板作用のあるアスピリンなども用いられている．

ii) バイオマテリアル表面の平滑化

血流が速い部位では，"洗い流し効果"により血小板粘着の防止，活性化した凝固因子の希釈が可能で，血栓の形成が防止できる．このような箇所に用いられるバイオマテリアルは洗い流し効果を高めるために表面を平滑化し，もともとのタンパク質や血小板の粘着を最低限にしておく工夫がとられている．人工心臓や人工弁などに用いられている方法である．

iii) 偽内膜形成

バイオマテリアル表面に適度な凝固塊を生じさせ，線維芽細胞などによるコラーゲン層形成を経て偽内膜という組織を形成させる方法である．これにより大口径人工血管の長期移植が可能となっている．

iv) 抗凝固剤固定化・徐放材料

ヘパリンなどの抗凝固薬を材料表面に固定化することにより抗血栓性を得る方法である．カテーテルや人工肺などに用いられている．

v) 低タンパク質吸着表面

血液凝固反応には，内因系と外因系の2経路があることを述べたが，心臓弁や血

液透析などのバイオマテリアルではその表面での接触因子の活性化による内因系凝固カスケードが起こる．これを低減するために，内因系の活性化の要因となる負電荷をもつ表面の使用を避けることと，接触因子の活性を避けるためにタンパク質との相互作用を低減させる方法が考えられる．この目的のために，ポリエチレングリコール，ポリ(2-メタクリロイルオキシエチルホスホリルコリン)（MPCポリマー）やポリメトキシアクリル酸エチル（PMEA）を用いた表面改質技術が開発され，透析膜，人工心臓，人工肺などに応用されている．

3・3・4 免疫反応

a. 免疫系とは　免疫とは，ヒトや動物の体内に入り込んだ細菌，ウイルスや花粉など"自分とは異なる物体"（非自己）を排除する生体防御機構の一つである．体内に侵入した病原体を排除し病原体による感染から身を守るための感染防御機構として重要である．免疫の全体像は，図3・58に示すように免疫反応を構成する要素（免疫系，本項）と免疫系が行う反応（異物反応§3・3・5，炎症§3・3・6，アレルギー§3・3・7）からなり，これらが相互に連携していることを理解する必要がある．本項では，免疫反応の概要と構成要素について解説する．

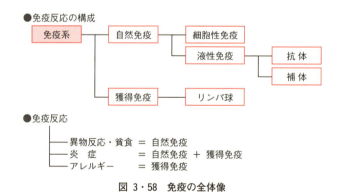

図 3・58　免疫の全体像

b. 自然免疫，獲得免疫とバイオマテリアル　免疫系は自然免疫（先天性免疫）と獲得免疫（後天性免疫）とに大別される．自然免疫は，病原菌などの異物に対抗する分子や細胞が，あらかじめ生体内に備わっている大まかな防御機構であり，獲得免疫は，自然免疫を突破した病原菌などに対して特異的な防御分子を生産して対抗する機構である．自然免疫は，特異性は高くないものの即時的な対応が可

能であり，いくつかの段階から構成された多重の防御体制をとっている．獲得免疫は，異物を認識した後に対抗する分子を生産するので，応答に時間がかかるが，特異性が高く強力な防御能を発揮する．また，一度認識した異物に対して記憶が残る特徴もある．

バイオマテリアルに対する免疫応答は，自然免疫，獲得免疫のいずれも生じるが，現象としては自然免疫にかかわるものが多い．獲得免疫に関連するのはアレルギーである．これは，現在のバイオマテリアルが生体に認識される機構が，多くはタンパク質の吸着や外科的措置で設置されることに伴うためである．抗体に認識されるような特異的な生物的構造をもつ材料がバイオマテリアルとして応用されるようになると，獲得免疫への対応が必要になる．

c. 自己と非自己の認識機構 免疫において自己と非自己の認識は非常に重要である．あるレセプターは自己の分子を認識し，それに結合する．ほかのレセプターは非自己の分子を認識しそれに結合する．非自己に対するレセプターのあるものは数が限られており，その遺伝子は固定されていて，正常個体間では共通である．それらは広汎な種類の他の生体がつくる分子（たとえば細菌には共通して存在するが，ヒトの細胞には存在しない分子）を特異的に検出する．これらの共通レセプターは，パターン認識レセプター（PRR）とよばれ，その数は約100程度といわれており，自然免疫系の一部をなす．PRRは，生体内には存在しないが微生物界では豊富な非自己構造を認識し，それらに結合する．PRRは直接遺伝子にコードされており，世代を超えて伝えられ，同一種族の各個体間で基本的に同一の型で表出されている．PRRの認識対象の主体は，広く微生物中に存在する糖，タンパク質，脂質あるいは核酸の複合体で，病原体関連分子パターン（PAMPs）とよばれる．PAMPsを認識したPRRは病原性微生物を破壊するために多様な炎症反応を惹起する．

自己の認識の代表的な機構は主要組織適合遺伝子複合体（MHC）クラスIに関するものである．MHCクラスIはすべての宿主細胞に見られる自己同定分子である．自然免疫の成分であるナチュラルキラー（NK）細胞はストレスシグナルを示す細胞と接触したのち，それを殺すべきかどうかを，それらが適切なMHCクラスI分子の型や一定量を表出しているかを評価することで決定する．また獲得免疫系におけるTリンパ球とBリンパ球による抗体産生の過程では，ランダムに生産される自己・非自己認識レセプターをもつTリンパ球，Bリンパ球の中から，生体内の正常構造を認識し攻撃する可能性のあるレセプターをもったものは除去され

る．これにより自己を攻撃する物質・細胞の出現を防いでいる．

d. 免疫系を構成する細胞群　すべての血球細胞は造血幹細胞由来である．骨髄に存在する造血幹細胞は自己再生を繰返しながら，その一部が分化成熟し骨髄系幹細胞，リンパ球系幹細胞が生成し，最終的に赤血球，血小板，白血球に分化する（図3・59）．

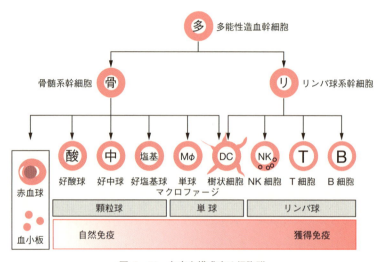

図 3・59　免疫を構成する細胞群

顆 粒 球：細胞質に多数の顆粒をもつ白血球は，顆粒球とよばれ顆粒の染色性によって3種に分類されている．① 好中球は白血球の60％を占め，白血球中で最も数が多い．自然免疫において重要な役割を果たしており，細菌感染部位から放出される補体反応産生物であるアナフィラトキシンなどのメディエーターによる血管透過性の亢進に伴って感染・損傷部位に遊走し，貪食して細菌を殺菌する．この遊走現象を走化性（ケモタキシス）という．② 好塩基球は白血球の1％程度である．好塩基球内の酸性の顆粒には炎症性物質であるヒスタミンが含まれている．組織中に定着しているものを肥満（マスト）細胞とよぶ．両者ともに獲得免疫におけるアレルギー反応に重要である．③ 好酸球は白血球の5％程度を占め，細胞内顆粒の放出によって寄生虫に対する自然免疫，獲得免疫で役割を果たしている．

リンパ球：リンパ球系幹細胞から分化するリンパ球はB細胞，T細胞，ナチュラルキラー（NK）細胞がある．B細胞は骨髄に存在して免疫グロブリンを産生す

る．骨髄から胸腺に入ったリンパ球はT細胞に分化する．B細胞，T細胞は獲得免疫において重要な細胞である．NK細胞は大型・非貪食性で腫瘍細胞やウイルス感染細胞を非特異的に攻撃して破壊する．血液中のリンパ球の5～10%を占める．

単　球：骨髄系幹細胞から分化した細胞のうち，血中では単球として存在し，組織内ではマクロファージとよばれる．単球は大型の核をもち，血中の白血球の5～7%を占める．血管内皮から組織に入るとマクロファージとなり，数カ月間定着する．これらと好中球は貪食細胞であり，細胞破片，異物細胞，微粒子などを貪食し，細胞内で酵素によって分解処理する．また，骨髄系またはリンパ球系由来の樹状細胞は，外界に接する組織の中に存在する食細胞である．この細胞はおもに皮膚，鼻，肺，胃，腸に存在する．この細胞の名称は神経細胞の樹状突起に形が似ていることから付けられた．樹状細胞は適応免疫系の鍵となるT細胞に抗原を提示するので，自然免疫と獲得免疫の橋渡しをしている．

e. 自然免疫　　自然免疫は細菌やウイルスなどの病原体の初期認識およびその後の炎症反応，さらには獲得免疫の誘導に重要な生体防御機構である．自然免疫は多重の防御機構から成り立っており，それらは，以下の構成からなる．

1) 上皮や粘膜が病原菌の侵入を防ぐ
2) 病原菌が侵入すると，補体・抗体・NK細胞が攻撃する
3) さらに好中球，好酸球，マクロファージなどが動員され攻撃を促進する

これらの段階を病原菌が突破すると樹状細胞を介して獲得免疫機構が開始される．自然免疫の第一段階では，上皮や粘膜における物理的な防壁と，粘膜に分泌されるリゾチームによる生化学的な防御が主役である．リゾチームは涙液や鼻汁，母乳に含まれており，細菌の細胞壁を構成する多糖類を加水分解することで感染を防いでいる．上皮や粘膜の防壁は，バイオマテリアルによる薬物送達システム（DDSあるいは経皮デリバリーシステム：TDS）にとっても大きな障害となっている．第二，三段階では，生体内に存在するタンパク質（補体・抗体）と免疫細胞が働く．補体は獲得免疫にも関連したタンパク質群であり，バイオマテリアルの生体反応とも関係が深い（後述）．自然免疫を担当する細胞には，好中球，マクロファージおよび樹状細胞（これらは食細胞とよばれる）や肥満細胞（顆粒細胞，マスト細胞），好酸球，好塩基球，細胞傷害性のリンパ球であるNK細胞がある．NK細胞は末梢血リンパ球の5～10%存在し，T細胞，B細胞いずれのマーカー分子ももっていないが，ウイルス感染細胞や腫瘍細胞を攻撃することができる．

自然免疫では，PAMPsを認識するPRRを利用して非自己である異物を認識する．

PRR は食細胞上に発現しており，直接的に PAMPs を認識する場合と異物表面に結合した可溶性分子（補体など）を認識する場合がある．PAMPs と PRR の結合により貪食細胞の活性化を促し，細胞機能を亢進させたり抗菌物質の分泌を活発にしたりする．PAMPs として知られている物質はリポ多糖（LPS）とペプチドグリカンである．LPS はグラム陰性菌の外膜を構成する成分であり，ペプチドグリカンは，おもにグラム陽性菌の細胞壁の成分である（図3・26参照）．

PRR としては Toll 様受容体（TLR）がよく知られている．TLR はさまざまな病原体の認識にかかわっている．PAMPs との結合後，TLR からシグナル伝達が起こりサイトカインや抗菌物質の遺伝子発現が亢進する．TLR は現在までにヒトで 11 種が知られている．上記の LPS は TLR4 に，ペプチドグリカンは TLR2 によって認識されることが知られている．また，DNA や RNA を認識する TLR も存在し，核酸を用いたバイオマテリアル，DDS の開発の際の注意点でもある．また，TLR 以外にも Nod タンパク質，RIG-I（病原微生物に対するセンサー）などの研究が 20 世紀末から進展し，自然免疫の意義は今後拡大することが予想される．

f. 補体系　補体系は約 20 種類の血清タンパク質から構成されており，液性免疫機構の重要なシステムである．補体系は，侵入してきた病原菌などに対して反応し，その菌を溶解させ殺菌する直接作用（溶菌作用）のほか，白血球による貪食を促進する作用（オプソニン作用），白血球をその患部に導く作用（白血球遊走作用：ケモタキシス），また，白血球の一部を活性化する作用など多彩な機能をもっている．後述する炎症反応を発現させる主要な担い手である．補体系は，補体（complement）の頭文字と発見された順番から C1～C9 と表記される補体タンパク質，ほかにも B 因子，D 因子，補体調節因子の I 因子，H 因子，C4Bp，C1 抑制因子，細胞膜上の調節因子の CR1，CR2，DAF，MCP などのタンパク質群からなる．

補体系の反応は，血液凝固系と同様にカスケード反応であり，図3・60に示したように，古典経路，第二経路という主要な二つの活性化経路とレクチン経路がある．古典経路は，抗原に結合した抗体により活性化が開始される．これにより，古典経路は獲得免疫の範ちゅうに分類される．第二経路は，LPS などの細菌の細胞膜成分などにより活性化される．また，レクチン経路は，ある種の細菌の表面に存在する糖タンパク質のマンノース含有残基にマンノース結合レクチン（MBL）が結合することにより活性化される．レクチンは特定の糖と結合するタンパク質である．MBL は急性タンパク質であり，感染や炎症によって血清中の濃度が上昇する．レクチン経路は，古典経路の副次経路であり，開始反応部分が異なっている．その

開始機構が抗体によらないため，第二経路とともに自然免疫に分類される．

古典経路では C1 複合体が病原体表面に結合した抗体（IgG, IgM など）と結合することによって活性化され，C2 および C4 を分解することで形成される C2a-C4b 複合体（C3 転換酵素）を生成し，C3 が C3a と C3b とに分解される．一方，レクチン経路では，MBL とマンノース残基が結合すると，MBL 活性化セリンプロテアーゼ（MASP）と相互作用できるようになり，MASP の活性化により，古典経路と同様のカスケード反応が進行する．第二経路は特定の認識分子をもたない活性化機構をもつ．それらは C3，B 因子や D 因子などによって構成される．水分子によってチオエステルが開裂した C3b は常に生成され，短期間に分解される不安定なものであるが，C3b が微生物表面の多糖と結合し，第二経路が開始する．C3b は B 因子と結合し，D 因子の作用を介して C3 転換酵素として機能する C3b-Bb 複合体を形成し，数ステップを経て C5 を分解する C5 転換酵素である C3b-Bb-P-C3b 複合体を生成する．古典経路，レクチン経路からもいくつかの段階を経て C5 転換

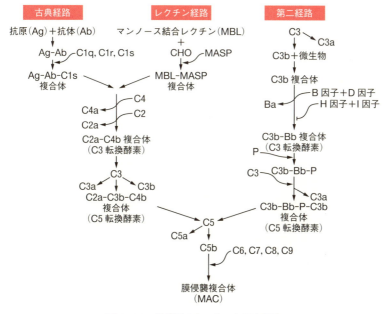

図 3・60　補体系のカスケード反応経路

酵素である C2a-C3b-C4b 複合体を形成する．引き続いて C5 がこれらの C5 転換酵素によって C5a と C5b に分解され，古典経路，レクチン経路，第二経路が合流する補体系後期経路へと移行する．ここまでの過程で生成される C3a, C4a, C5a は**アナフィラトキシン**とよばれ，免疫担当細胞の活性化を誘導して炎症反応を惹起する．そのなかでも C5a は最も生理活性が高く，好中球や単球などの遊走，血管透過性の亢進，マスト細胞の脱顆粒，好中球からの活性酸素の産生，マクロファージからの炎症性サイトカインの産生などを誘導する．また，古典経路の C4 および第二経路の C3 は，C3a, C4a 断片の遊離によって立体構造が変化して C3b および C4b となると，分子内チオエステル基が活性化され，病原体表面のヒドロキシ基もしくはアミノ基とエステル結合およびアミド結合を介して共有結合することによって異物標識する（オプソニン化）．標識された病原体は食細胞上の補体受容体によって認識されて貧食される．

後期経路では，C5b が C6, C7, および C8 と逐次結合することによって最終的に C9 の重合が誘導され，膜侵襲複合体（MAC）とよばれる円筒状構造体が形成される．MAC によって病原体の細胞膜に 100 Å ほどの穴があけられ，病原体が傷害・破壊される．C3 の活性化は常に血中で生じているが，生体は補体が自己を攻撃しないような仕組みをもっている．これは，自己細胞は補体抑制因子をもっているためである．

バイオマテリアルと補体との関係については，おもに血液透析膜の研究において盛んに行われた．血液との接触による活性化は，おもに第二経路により活性化が起こる．C3 が限定加水分解して生じた補体成分 C3b のチオエステル基がバイオマテリアル中のヒドロキシ基，アミノ基などの官能基と反応し，結合することにより開始される．そのためセルロースなどこれらの官能基をもつ材料によって強く活性化が起こる．また，血中の IgG が材料表面に吸着することにより，古典経路が活性化されることもある．これはバイオマテリアルのタンパク質吸着特性に依存する．

バイオマテリアルによる補体の活性化の影響としては，白血球の一過性減少がある．これは透析やアフェレシス療法を行うと，開始から 15～30 分後に，血液中の白血球数が減少する現象である．この原因は，透析膜と反応した補体の活性化で生じる C5a によって好中球が活性化され，肺の毛細血管に付着するためである．この白血球一過性減少の臨床的な影響についてはよくわかっていないが，補体の活性化は生体に対して炎症のシグナルを提示しているので，その活性化が繰返されることは好ましいものではない．そのため，現在では，補体活性化反応の比較的少ない

ポリスルホン膜が多く使用されている．

g. 獲得免疫　自然免疫系で処理できない異物に対しては獲得免疫系が対応する．獲得免疫系の中心はリンパ球であるT細胞，B細胞とB細胞が産生する抗体である．樹状細胞は自然免疫系が処理できない異物（血中毒素や感染細胞が死んだのちに放出される病原体やその破片）を取込んで，ヘルパーT細胞とキラーT細胞に提示する．ヘルパーT細胞はB細胞に抗体の作製を指示し，キラーT細胞は感染した細胞を攻撃する．これらの反応は異物に特異的であり，また2回目以降の病原体の感染に即時に対応できる記憶機構も備えている．

　T細胞は，分化の過程において胸腺で選別を受けた胸腺由来リンパ球（T細胞）であり，B細胞は骨髄で分化したT細胞である．獲得免疫系はT細胞，B細胞の分化過程でつくり出されるエピトープ（抗原決定基）特異的なレセプター〔T細胞レセプター（TCR），B細胞レセプター（BCR）〕が特徴である．これらのレセプターは抗原に遭遇する前に個々のT細胞，B細胞のなかでランダムな遺伝子再構成によりまったく新しくつくり出され，全体としてはほぼ無限の認識多様性を実現している．その過程では自己成分と反応するB細胞やT細胞も出現するが，このような細胞は淘汰され自己が攻撃されることを防いでいる．T細胞が病原体のような異物を認識するには，抗原のもととなる病原体（異物）が小片まで分解されて自己の受容体である主要組織適合遺伝子複合体（MHC）分子と組合わさって提示される必要がある．大まかには，樹状細胞によって細胞内に取込まれ分解された小分子はMHCクラスII分子に結合し，食細胞による貪食を免れた異物は，ほかの経路により分化されたのちにMHCクラスI分子と結合してT細胞，B細胞に抗原提示される．

　骨髄で分化した未成熟のT前駆細胞は胸腺に移動し，そこで胸腺細胞としてTCRを発現し，自己と非自己を区別する能力について選別が行われる．大部分の胸腺細胞は脱落するが，選別されたものはさらにT細胞に分化・成熟し，血中に出て行く．すべてのT細胞は，TCRに伴ってT細胞表面に発現されるCD3分子によって同定される．CDはcluster of differentiationの略で，白血球の表面抗原の命名法である．CD3をもつT細胞を"$CD3^+$T細胞"と表記する（以下，ほかのCDに付いても同様）．$CD3^+$T細胞はさらにCD4，CD8の二つの分子によって分類される．$CD4^+$T細胞はヘルパーT細胞（Th）とよばれ，CD4分子はMHCクラスII分子を認識し，B細胞にペプチド-MHCクラスII複合体を提示し抗体産生を促す．ヘルパーT細胞には自然免疫と獲得免疫のそれぞれに関与している細胞が存在し

(Th1: 自然免疫, Th2: 獲得免疫), 生体が特定の病原体に対して, どちらの免疫反応を行うか決定するのを助ける働きをしている (Th1/Th2 バランス).

　$CD8^+$ T 細胞はキラー T 細胞 (Tc) とよばれ, CD8 分子は MHC クラス I 分子を認識する. また免疫反応を制御 (抑制) する機構の一部として, $CD4^+CD25^+$ T 細胞が制御性 T 細胞 (Treg) とよばれ, 自己反応性リンパ球の活性化を抑制している. ほかにも $CD8^+$ T 細胞 (抑制性 T 細胞 (Ts)), Th17 型 $CD4^+$ T 細胞 (IL17 分泌により炎症を加速) などの T 細胞が知られている.

　B 細胞は, 骨髄で分化したのち二次リンパ組織である脾臓, リンパ節, 粘膜内リンパ組織, リンパ循環系に移動して成熟する. B 細胞の最大の特徴は抗体産生である. B 細胞上のペプチド/MHC クラス II 分子複合体に $CD4^+$ T 細胞上の TCR が相互作用すると, B 細胞の活性化・増殖が誘導される. 活性化された B 細胞は, 細胞膜表面に発現している BCR の構造が変化し (クラススイッチ組換え), 一部の B 細胞は IgM, IgD, IgG, IgA および IgE を産生する形質細胞へと分化し, 一部は記憶細胞となる.

　h. 抗 体　B 細胞は細胞表面上の BCR (IgM) が特定の抗原に対して特異的に結合し, 病原体を認識する. この抗原/抗体複合体は B 細胞に取込まれ, タンパク質分解プロセスによって小分子 (ペプチド) にされる. つぎに, B 細胞は生成した抗原ペプチドを特異的な MHC クラス II 分子上に提示する. MHC と抗原の複合体はその抗原と特異的に結合するヘルパー T 細胞を引寄せ, ヘルパー T 細胞が B 細胞を活性化するインターロイキン (IL-4) を放出する. B 細胞が活性化・成熟し, 形質細胞となる. 形質細胞は最終分化した B 細胞であり, 抗原を認識する特異的な抗体 (免疫グロブリン) を何百万分子も産生・分泌する. 免疫グロブリンの機能は, 食細胞の抗原取込の補助 (オプソニン化), 細菌やウイルスへの攻撃, 補体系の活性化などがあげられる.

　抗体は 2 本の重鎖と 2 本の軽鎖から構成される (図 3・8 参照). それらは特徴的な Y 字形構造をとり, 先端 2 カ所は個々に構造が違っている可変部であり, 対応する抗原を認識することができる. この 2 カ所の先端部分は Fab フラグメント, 幹部分は Fc フラグメントとよばれる. Fab フラグメントは抗体ごとに異なり, それぞれ特定の抗原にだけ結合する. Fc フラグメントには五つの種類があり, それらの構造体の違いによって, 抗体の種類は IgM, IgG, IgA, IgE, IgD に分類できる.

　IgM: IgM は抗原刺激後に産生される最初の免疫グロブリンである. 刺激を受ける前のほとんどの B 細胞は細胞表面に IgM を発現している. IgM は抗原に結合し

て凝集を促したり，補体系を活性化させたりする．

IgG：IgG はオプソニン化，補体活性化，細菌・ウイルス・真菌の中和などの機能をもち，抗体依存性細胞傷害活性を誘導する．またさまざまな過敏反応にも関与する．

IgA：IgA は，単量体のほかに二量体としても存在する．分泌型 IgA は粘膜，唾液，涙液，母乳，消化管分泌液中に存在し，粘膜で覆われた体表面からの病原体の侵入を防止している．

IgE：IgE は，ほとんどがマスト細胞，好塩基球，単球，好酸球の細胞表面に結合して存在している．マスト細胞上の IgE が抗原と結合するとヒスタミンやそのほかの炎症性物質が放出され，即時型過敏反応（アレルギー反応）がひき起こされる．

IgD：IgD は B 細胞の表面に存在しているが，機能の詳細は不明である．

3・3・5 異物反応――細胞による取込み（貪食）・カプセル化

a. 異物反応　異物反応とは，体内に侵入した異物に対して起こる自然免疫系に属する炎症反応の一種である．異物とは，自然免疫系の液性因子（抗体や補体）では処理ができない物質のことであり，液性因子による攻撃を逃れた細菌のほかに，花粉，棘（とげ），砂や小石などの自然界の物質および DDS 用微粒子，インプラント材料とそれの摩耗粉などをさす．これら異物の大きさによって反応の段階がいくつか存在し，最も小さいものは溶解しているペプチドやタンパク質類であり，つぎに 0.5～10 μm 程度の粒子状の物質，さらにそれ以上の大きさのインプラント材料に大まかに分類できる．異物反応としては，液性因子の吸着・活性化とそれに続く食細胞による貪食が起こるが，これらによって処理されない場合，病原体感染の場合と異なり，獲得免疫系に移行するのではなく，マクロファージの融合による異物巨細胞による被膜化と最終的にコラーゲン組織によるカプセル化に移行する（図 3・61）．

b. 細胞による取込み（貪食）　細胞による取込み現象全体は飲食作用 (endocytosis) とよばれ，食作用 (phagocytosis, 貪食ともいう) および飲作用 (pinocytosis) からなる．飲食作用はすべての細胞が行っているが，食作用を特に発達させている細胞は食細胞とよばれ，好中球，好酸球，単球，マクロファージ，未熟樹状細胞が代表例である．

好中球とマクロファージは，微生物を貪食して，細胞内小胞で破壊する．微生物が上記のような微小な異物の場合も基本的にプロセスは同じである．食作用は一般

的に 0.5 μm よりも大きな微粒子の場合に起こる．食細胞は微生物と結合するパターン認識レセプター（PRR）や補体に対するレセプターなどの膜レセプターを表出しており，これと異物が相互作用することから食作用は始まる．抗体や補体でオプソニン化された微生物・異物は，食細胞と結合し，内部への取込みが開始される．微生物・異物は食細胞の細胞膜に徐々に取囲まれ，最終的に膜に結合したファゴソームとよばれる小胞に内在される．ファゴソームはリソソームと融合し，ファゴリソームを形成する．リソソーム内およびファゴリソソーム内は，プロトンポンプ機能により pH 5 程度に保たれており，この環境下で分解酵素は効率よく微生物・異物を分解できる．ファゴサイトオキシダーゼとよばれる酵素の一つは，酸素分子をスーパーオキシドラジカルやフリーラジカルに急速に変換する．これらの物質は活性酸素種（rROS）とよばれ，ファゴリソソーム内の微生物・異物を攻撃する．誘導型一酸化窒素シンターゼ（iNOS）は，殺菌性物質である一酸化窒素（NO）を産生する．そのほかにもグリコシダーゼ，リパーゼ，ホスファターゼ，ヌクレアーゼなどの酵素群が異物関連タンパク質を破壊する．これらすべての微生物・異物を傷害する酵素群は，リソソーム内の低 pH 環境で取込まれた微生物・異物に対して作用するが，食細胞内のほかの領域では中性であるため，活性が減弱され，食細胞自

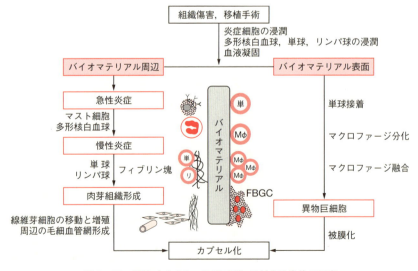

図 3・61 異物（バイオマテリアル）に対する生体の反応

体にはダメージを与えない．

　細胞内での処理のほかに，好中球は，細胞外環境にファゴリソソームの内容物を放出し，さらなる炎症反応活性化を促す．病原体と炎症性メディエーターに応答して，好中球は死滅し，ヒストンと核内容物を排出する．これらの好中球の作用は，ほかの炎症反応機構を誘起させ，微生物・異物を攻撃する．しかし，細胞外に放出される酵素と ROS は宿主組織をも傷害する．このように，通常は感染に対する防御反応である炎症が亢進しすぎると，組織傷害をひき起こすことがある．

　バイオマテリアルと細胞内取込みについては，DDS 用材料開発の観点から高分子微粒子について，あるいは人工股関節の不具合の原因とされる摩耗粉について研究が行われている．それら人工材料微粒子の取込みには，微粒子の大きさ，表面特性（親疎水性，表面電荷，表面官能基など）が影響することが明らかとなっている．

c. 被膜化・被包化（カプセル化）　　生体に移植されたバイオマテリアルが大きい場合は，マクロファージは貪食することができず，互いに融合した異物巨細胞（foreign body giant cell，FBGC）とよばれる多核細胞となり，バイオマテリアル周囲を覆う．この現象を被膜化とよぶ．異物であるバイオマテリアルに接着したマクロファージおよび異物巨細胞は，異物表面に細胞膜で囲われた微小環境を形成し，ここに活性酸素種などを放出することにより異物の分解を試みる．

　被膜化された異物の分解が進まないと，マクロファージおよび異物巨細胞からサイトカインが放出され，線維芽細胞が誘導される．線維芽細胞はコラーゲンを産生し，異物のまわりに肉芽腫を形成する．さらに，マクロファージ系細胞からトランスフォーミング増殖因子（TGF-β）が産生され，線維芽細胞からのコラーゲン産生が促進され，時間とともに肉芽コラーゲン組織の線維化が進行し，肉芽腫は線維性被包膜となり，異物であるバイオマテリアルは，生体内においてほかの組織から隔離・排除される（カプセル化）．カプセル化はバイオマテリアルが長期に埋込まれた場合に起こる最も一般的な生体応答反応である．人工血管内腔面の器質化，乳房再建用バッグなどでは，過度のカプセル形成がバイオマテリアルの性能を損なったり，患者の生活の質（QOL）を低下させたりするなどの問題がある．カプセル化は，その形成で終了するのではなく，異物排除の最終段階への移行期である．カプセル化された異物は，生体内での固定基盤をもたないため，ゆっくりではあるが体内を移動し，場合によってはカプセル層が皮膚と融合して内部の異物を生体外に排出する場合もある．

3・3・6 炎　症

a. 炎症の全体像　炎症は単一の反応ではなく，生体防御のための複数の免疫反応からなる．炎症の形態には四つの症状があり，それらは腫脹，発赤，発熱，疼痛である．腫脹は局所の血管透過性が変化し，細胞や体液が組織内に流れ込む結果生じる．発赤や発熱は，その部位で血液量が増加することによって生じる．疼痛はマスト細胞，好酸球，好塩基球などが複数の炎症性物質が放出され，そのうちのいくつかが痛みレセプターを刺激することによって生じる（図3・62）．

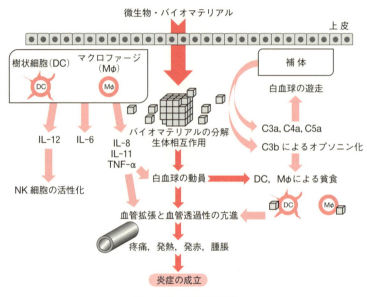

図 3・62　炎症の全体像

また，炎症反応はその継続期間や症状によって急性炎症と慢性炎症に大別される．急性炎症とは，血管の拡張および透過性の亢進による血清タンパク質の産出と好中球の動員および活性化に基づいて上記の四つの症状を呈するが，早期に終息する炎症反応をさす．一方，慢性炎症はおおむね1カ月以上にわたって炎症反応が持続し，炎症部位での線維化や瘢痕組織形成（組織リモデリング）を伴った症状を呈することをさす．慢性炎症は，関節リウマチ全身性エリテマトーデスなどの免疫疾患の原因となることから，研究は盛んである．

傷害や感染を受けた部位に浸潤した食細胞が活性化されると，さまざまな炎症性

サイトカイン（IL-1, IL-6, IL-8, IL-12, TNF など）が産生され，それによってさまざまな免疫応答が惹起される．活性化された食細胞から産生される TNF-α や IL-1 などの炎症性サイトカインは血管透過性を亢進させ，またその部位への血液の流入を増加させる．さらに TNF-α, IL-1, IL-6 などは肝臓に作用し，急性期タンパク質とよばれるタンパク質産生を促す．急性期タンパク質は病原体の拡散を抑制する効果があり，補体構成成分，I 型インターフェロン，フィブロネクチン，プロテアーゼインヒビター，C-反応性タンパク質（CRP）などが含まれる．IL-6 により合成が促進される CRP は，感染してから 24〜48 時間以内に著しく増加し，細菌表面に存在するホスホリルコリンと結合し，オプソニンとして作用する．急性期タンパク質のいくつかは視床下部に作用して体温上昇させて発熱をひき起こす．

IL-12 は NK 細胞を活性化させて IFN-γ の産生を誘導する．IL-8 は炎症部位や感染部位に白血球の一つである好中球を誘導する作用を保つ．活性化した食細胞が放出するケモカイン（IL-8）やアナフィラトキシン（C5a, C4a, C3a など）によって，多くの好中球が炎症部位や感染部位に集積し，炎症反応を加速する．

また，細菌に応答して産生される TNF が高濃度になると，内皮に血栓形成を促進し，心筋収縮力の低下作用，血管拡張と漏出が組合わされて血圧を低下させる．重篤な，全身性の細菌感染は，しばしば低血圧（ショック症状），播種性血管内凝固症候群（DIC），代謝性障害により特徴づけられる敗血症性ショックとよばれる致死的な症状をひき起こす．

炎症の際，実際の組織破壊は，たいていの場合，補体や食細胞といった自然免疫応答によってひき起こされる．炎症は，自然免疫応答と獲得免疫応答の共同作業であり，獲得免疫応答は自然免疫応答を増強する．

b. バイオマテリアルと炎症　バイオマテリアルが治療に用いられる場合には，その使用形態によって炎症の機構が異なる．人工血管や人工関節などとして生体組織に埋込まれた場合には，それらのデバイスを埋込むために行われる外科的操作によって，炎症反応が生じる．外科的切開によって組織，細胞，血管は損傷を受け，その傷害に対する修復反応すなわち炎症反応が生じることになる．また，人工心肺回路や透析など体外循環デバイスとして用いられる場合には，おもに血液との反応による炎症反応が生じる．また，DDS あるいは遺伝子デリバリー用担体として用いられる場合にも，血液との反応による炎症反応を考慮する必要がある．近年，細胞免疫学の飛躍的な進展によって多くの免疫機構の解明が進展しているため，バイオマテリアルによる炎症反応の機構も明らかになるとともに，その全体像

はますます広がっている．

バイオマテリアルによる炎症反応を考える場合には，材料の物理物性（形状，機械的刺激），材料の表面物性（タンパク質吸着性，補体との相互作用など），溶出物（残留モノマー，可塑剤など）の有無，摩耗，デバイスあるいは細菌を用いて調製した医薬品に混入する細菌成分（エンドトキシン，パイロジェン），生分解性材料の場合には分解産物による環境変化（pHや浸透圧など），生体内で反応させるデバイス（歯科用レジン，骨セメントなど）による重合熱，生体との接触時間（外科手術中の短期間，移植材料として長期間など）など多くの因子によって炎症反応が起こる可能性があることを考慮すべきである．

3・3・7 アレルギー

a. 過敏反応　長期間，あるいは繰返し抗原に曝露され続けると，過剰または不適当な免疫応答が起こり，ときおり宿主の組織に傷害を及ぼす．これらの反応は過敏反応とよばれ，細胞を活性化する化学物質や炎症を起こす分子を放出して，組織傷害をひき起こす．これらの反応は，過敏反応とよばれ，組織傷害を起こす機序によって四つの反応型に分類される．Ⅰ～Ⅲの型は抗原抗体反応を必要とするが，Ⅳ番目の型は抗体に依存せず，細胞を介する免疫応答のみが関係する（図3・63）．

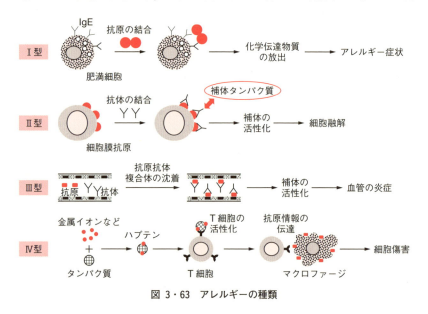

図3・63　アレルギーの種類

i) I型（即時型）過敏反応

通常，アレルギー性反応とよばれ，抗原曝露から数分以内に起こる急速な反応である．一般的には無害であるような物質（アレルゲン）に対してIgEを産生すると，IgEはマスト細胞と好塩基球の細胞膜上の高親和性IgEレセプターに結合し，高親和性IgEレセプターとIgEの複合体は，繰返し起こるアレルゲン曝露に際してアレルゲンと結合し，マスト細胞や好塩基球からの脱顆粒と血管作動性アミン（ヒスタミン）の放出をひき起こす．ヒスタミンや炎症性メディエーターは血管透過性を亢進させて浮腫を生じさせたり，毛細血管を拡張させ血圧を低下させることによりアナフィラキシーショックをひき起こしたりする．ほかにもアレルギー性鼻炎，食物アレルギー，気管支喘息，蕁麻疹，湿疹など多くのアレルギー症状が即時型過敏反応である．

ii) II型（抗体媒介性）過敏反応

細胞や組織上に表現された抗原決定基にIgM抗体，IgG抗体が結合すると抗体のFcフラグメントが構造変化し，これがFcレセプター発現細胞（単球，好中球，好酸球，NK細胞）や補体によって認識され，細胞が融解される反応である．疾患としては，自己免疫性溶血性貧血，突発性血小板減少紫斑病，グッドパスチャー症候群，重症筋無力症，悪性貧血，リウマチ熱などがある．受容体に対する抗体が産生されて，これが受容体を刺激することで起こる過敏反応の場合を，V型過敏症とよぶこともある．代表的疾患にバセドウ病がある．

iii) III型（免疫複合体媒介性）過敏反応

抗原-抗体複合体が血液中を循環して組織に沈着し，そこで炎症をひき起こす反応で，傷害される部位が局所的な範囲であるものをアルサス（Arthus）型反応といい，抗原-抗体複合体の全身にわたる広汎な拡散によって起こるものを血清病とよぶ．血清病には全身性エリテマトーデス，急性糸球体腎炎などがある．

iii) IV型（遅延型またはT細胞媒介性）過敏反応

感作されたCD4$^+$T細胞が抗原と反応してケモカインやサイトカインなどの炎症性メディエーターを放出し，単球，マクロファージによる組織破壊を起こす反応である．またはCD8$^+$T細胞が細胞表面抗原に対して細胞を融解する．抗体の関与はない．炎症細胞を動員するため反応に24〜48時間ほどの時間がかかるため，遅延型過敏反応（アレルギー）ともよばれる．接触性皮膚炎（かぶれなど），ツベルクリン反応，薬物アレルギー，金属アレルギー，移植免疫，腫瘍免疫などがある．バイオマテリアルが影響するアレルギー反応である．最近では，制御性T細胞の機

能低下も原因の一つとして考えられている．

b. IV型アレルギーとバイオマテリアル　一般に，過敏反応（アレルギー）は抗原であるタンパク質やタンパク質フラグメントがひき起こすが，IV型アレルギーの場合は，金属への接触や薬物の摂取によってもアレルギー反応が起こる．これは，分子量の小さな（分子量10000以下）金属イオンや薬物が，適当なタンパク質と結合することによって免疫原性をもつ抗原（ハプテン-タンパク質複合体）となることによる．このような低分子量の物質をハプテン（hapten，不完全抗原）とよぶ．

　金属による接触性皮膚炎の場合には，皮膚のバリアを透過できるような分子がハプテンとなるため，金属が汗などの水分にさらされて金属イオンが生成し，これが皮膚を通過してタンパク質と結合し，ハプテン-タンパク質複合体が形成される．これが感作物質となり，まず免疫が成立する．2回目に金属イオンが進入すると，抗原特異的T細胞が抗原を認識し，マクロファージを遊走させるケモカインや炎症性サイトカイン（IFN-γ）を放出し，IV型アレルギー（金属アレルギー）が起こる．金属アレルギーは，バイオマテリアルが原因となる病態で有名であるが，金属そのものが原因ではなく，金属イオンの生成が問題である．このため，金属と接触するあるいは金属バイオマテリアルを生体に適用する場合には，高温多湿な環境や，適用部位に必要以上に炎症を誘起し局所pHを下げないような配慮が必要である．金属アレルギーの症状は，皮膚炎，発疹，かぶれ，掌蹠膿疱症（しょうせきのうほう）や扁平苔癬（たいせん）など日常生活を著しく阻害するものが多い．金属バイオマテリアルは，歯科材料として広く用いられているが，金属アレルギーへの注意が必要である．金属アレルギーは，Ni，Co，Cr，Hg，PdやAuおよびTiでも起こることが報告されている．Auでも報告されているように，イオン化しにくい貴金属では金属アレルギーにならないというわけではなく，なりにくい程度と認識すべきである．

　Niについては報告も多く，欧州ではピアス用材料で$0.2\,\mu g/cm^2/week$以下の溶出量，そのほかの皮膚に接触する製品（イヤリング，ネックレス，腕時計，衣服用ジッパーなど）では$0.5\,\mu g/cm^2/week$以下とする規制が定められている．

c. アレルゲンとしてのバイオマテリアル　一般的には，アレルギー反応をひき起こす原因物質（アレルゲン）となるのはタンパク質や糖タンパク質である．バイオマテリアルがアレルゲンとなるためには，ある一定以上の高分子量物質であって，樹状細胞などの食細胞に貪食され分解されて，抗原提示される必要がある．このようなプロセスを通常のアレルゲンと同様に経ることは，合成材料ではほ

とんどないため，バイオマテリアル自体がアレルゲンとなる可能性は低いものと考えられる．金属材料の場合は，汗，唾液，生体内での炎症環境で溶け出した金属イオンがタンパク質と結合し，アレルゲンとなると考えられている．高分子材料の場合，添加された化学物質（残留モノマー，開始剤，離型剤，可塑剤，滅菌ガスなど）や分解産物の溶出によりアレルギー反応が生じる可能性がある．

3・3・8 創傷治癒

バイオマテリアルを体内に埋込む場合，必然的に皮層の切開，組織や血管の切断，臓器や骨の部分切除など，多かれ少なかれ生体を傷つける．侵襲を受けた生体はその傷を修復しようとする一方，侵入異物に対する防御反応も開始する．ここでは異物や感染などのない一般的な外科手術後の生体の創傷治癒過程を想定し，埋植されたバイオマテリアル周辺での修復過程と，創傷治癒治療に用いられるバイオマテリアルについて紹介する（図3・61参照）．

a. 創傷治癒の過程 創傷とは一般的に，皮膚が外傷を受けて外部に開いた領域をさす．皮膚は生体防御の第一線であり，生体が受傷すると，生体防御とそれに引き続く創傷治癒が連続して起こる．創傷治癒は，大まかに受傷直後から血液凝固による止血が完了するまで（1日），炎症反応による防御反応と損傷部位の再構築の同時進行期（2日から14日），再構築された組織の成熟（14日以降）の3期に分類できる．

i) 受傷時～血液凝固

生体は創傷面を外界から保護するために，受傷後数分以内に出血あるいは浸出液が出現し，血小板が創傷面に付着して凝固反応が開始され，続いてフィブリン網目が生成してそこを補強する．これらの反応と平行して，創傷部から放出される補体因子（C5aなど），ヒスタミン，アナフィラトキシン，プロスタグランジンなどの化学伝達物質により急性炎症反応が開始される．ヒスタミンは受傷部周辺の血管の透過性を亢進させる．

ii) 炎症反応～組織再構築

凝固反応によって止血されたあとに，好中球が化学伝達物質の濃度勾配を検知し，その勾配方向に基づいて創傷部へ移動する．創傷部の細い血管は上述の化学物質の作用によって拡張し，さらに血管の内皮細胞同士の間隙も開き，白血球が血管外へ出やすくなる．創傷部に集結した好中球は，そこに細菌が存在すれば食作用によってそれを細胞内に取込んで殺菌消化する．これが生体の防御反応の第一歩であ

る．多数の細菌が存在しても，好中球は血液からつぎつぎと補給される．細菌数が増加しなければ，好中球の活動は5時間ほどでピークに達し，約12時間後には単球が創傷部に向かって集まってくる．マクロファージや単球は細胞の死滅片などを貪食して消化する．2日後ころにマクロファージは最も活発に創傷部を掃除する．免疫応答が活発化し始めるのもこのころである．また，コラゲナーゼによるコラーゲンの分解が開始され，その結果生じるコラーゲンの分解ペプチドは線維芽細胞の遊走因子となる．つぎに，創傷部の収縮が起こる．この創収縮は数日の潜伏期を経たのち，つまり側面に十分肉芽組織が形成されたあとに起こり始める．創収縮の終結した状態は瘢痕拘縮（はんせきこうしゅく）とよばれる．外界に開かれた開放創をできるだけ縮小する役割がある．

炎症反応の活動が下降すると，創傷の修復が上昇する．マクロファージは炎症反応だけでなく修復過程においても重要な役割を担っている．血小板から放出される血小板由来増殖因子（PDGF）により，マクロファージは損傷部に誘導されるとともにトランスフォーミング増殖因子-β（TGF-β）の分泌を促される．マクロファージは血栓塊中のフィブリン網目や破壊された組織片を分解し，組織再構築に必要な環境整備を行う．毛細血管が周囲の血管から創傷部に伸び，周辺組織から線維芽細胞が浸潤してくる．線維芽細胞は新生毛細血管からの栄養供給を受け，コラーゲンやムコ多糖などを産生する．この時期に働く重要な物質は血管内皮細胞増殖因子（VEGF），PDGF，TGF-β，線維芽細胞増殖因子（FGF）であり，血管新生，線維芽細胞増殖やコラーゲン合成を促進させ，細胞外マトリックス（ECM）の合成を促進する．線維芽細胞は，4～5日目ころからコラーゲンのみでなく，ムコ多糖やタンパク質も産生し始める約14日間にわたってこれらの高分子が空隙を満たしていく．空隙がコラーゲン線維で満たされ，多糖分子が結合して肉芽組織が形成されると線維芽細胞からのコラーゲン分泌は減少し，細胞自体もいわゆる静止期の線維細胞となる．創傷治癒過程の肉芽組織においては，I型，Ⅲ型コラーゲンが高濃度に存在していることが知られている．Ⅲ型コラーゲンは，ほかのものより血小板凝集能が優れ，血管壁や幼若な真皮に多く含まれており，創傷部にⅢ型コラーゲンが産生蓄積されたあとにI型コラーゲンに置き換えられてゆくと考えられている．このようなコラーゲン線維の形成によって傷口が閉じ，新生組織が収縮する．

iii）再構築組織の成熟

コラーゲン線維が産生され，それらが集合・架橋するとともに，新生組織の強度も増大していく．受傷後，2週目以降にタンパク質の産生は極大を迎え，同時にコ

ラーゲンの分解も起こり，応力方向へコラーゲン線維が配列していく．しかし，再構築組織は，コラーゲン線維の配列，内在細胞数も毛細血管数も正常組織より少なく，もとの組織が再生するのではない．創傷治癒によって形成された正常組織とは異なる再構築組織は，瘢痕組織・肉芽組織とよばれる．

iv) 移植バイオマテリアル周囲での創傷治癒

非分解性バイオマテリアルが生体内，特に軟組織内に移植されると，バイオマテリアル周辺での炎症メディエーターの産生が継続し，線維芽細胞が過度のECMを産生することによって肉芽腫形成およびカプセル化が起こる．肉芽腫の形成は一般的に，マクロファージが貪食した病原体などの異物を分解できない場合，類上皮細胞（形状が上皮細胞に類似した活性化マクロファージ）に分化し，さらにそれらがIL-4やIFN-γの作用により融合して異物巨細胞（FBGC）となることで起こる．バイオマテリアル周囲に進出したマクロファージは，バイオマテリアルを認識しつつも貪食できないためFBGCを形成し，線維芽細胞を遊走させ，ECMの産生を促す．やがてバイオマテリアル周囲をコラーゲンで包囲して隔離し，生体との直接の接触を断つ．多くの場合，内包されたバイオマテリアルの体動による力学的刺激により，形成されたカプセル層の成熟が進み，肥厚化した線維層となる．これはしばしばバイオマテリアルの体内位置固定を阻害したり，バイオマテリアルに付着した細菌がカプセルとの接触面で増殖する感染の温床となったりなどの問題をひき起こす．

b. 創傷治癒の細胞生物学　創傷治癒を制御している細胞として，マクロファージが注目されている．マクロファージは創傷治癒過程で活性化され，炎症および治癒を制御する役割を果たしている．活性化マクロファージの表現型には，古典経路活性化マクロファージ（M1）と第二（代替）経路活性化マクロファージ（M2）の二つのサブセットが存在するとされてきたが，近年はM2マクロファージがさらに細かく分類されつつある（M2a～M2d）．M1マクロファージは一酸化窒素や活性酸素，炎症性サイトカイン（IL-1，IL-12，TNF-αなど）を産生する炎症性マクロファージである．一方，M2マクロファージはTh2細胞などが産生するIL-4およびIL-13によって誘導され，抗炎症性サイトカイン（IL-10やTGF-βなど）を産出し，組織のリモデリング（再生）に導く抗炎症性マクロファージである．M2マクロファージのなかでも，IL-10によって誘導されるM2cもしくはM2dマクロファージが創傷治癒を主導すると考えられている．

c. バイオマテリアルと創傷治癒　創傷治癒に影響する因子には全身的な因

子と局所的な因子がある．全身的な障害因子として，血液の組成と循環障害，代謝障害，疾患，薬剤，放射線などがあり，局所的な障害因子として，壊死組織の存在，異物の存在，血腫の残存，感染，局所の血行不全，浮腫，機械的外力，化学的刺激，乾燥，放射線照射，縫合糸の結紮法，などがある．

これらのうち，バイオマテリアルが関与する因子として，異物としてのバイオマテリアルの存在とそれによる局所の血行不全，生体との物理特性の違いによる機械的外力（刺激），溶出物による化学的刺激などがあげられる．バイオマテリアルを生体に移植する場合には，これらの要素を最小限にすることを考える必要がある．

一方，上にあげた創傷治癒の障害因子を取除いて，正常に近い創傷治癒を実現するために開発されたバイオマテリアルもある．創傷被覆材とよばれるバイオマテリアルは，受傷部位からの水分の蒸発を抑制して浮腫と乾燥のバランスをとり，同時に細菌感染を抑制して早期の治癒を可能にしている．

3・3・9 骨形成・石灰化

骨は，生体の構造維持，CaとPの貯蔵および造血を担当する組織であり，コラーゲンマトリックスにリン酸カルシウム，炭酸カルシウムが沈着して構成されている．骨組織以外でカルシウム塩の沈着が生じる現象を石灰化とよび，おもに動脈，心臓弁などの循環器系組織で起こるが，生体の体液はCaについて過飽和の状況であるため，石灰化はどの組織・臓器にも起こりうる現象である．おもに骨形成は金属・セラミックバイオマテリアルと関係し，石灰化は高分子バイオマテリアルに深く関係する．

a. 骨形成メカニズム　骨では，常に形成と分解（吸収）が生じており，バランスが保たれている．骨形成を担当する細胞は骨芽細胞（osteoblast），骨吸収を行う細胞は破骨細胞（osteoclast）である．骨において大部分（90％以上）を占める骨細胞は，骨芽細胞が自ら形成した骨組織に埋込まれたものである（図3・64）．

骨芽細胞の細胞質は好塩基性を示し，アルカリホスファターゼ活性をもっている．骨芽細胞は，基質タンパク質であるコラーゲンを分泌したのち，そこにmatrix vesicleとよばれる100 nm程度のサイズの小胞を埋込む．この小胞内で最初のリン酸カルシウムの結晶が生成する．この結晶が十分に成長したのち，matrix vesicleからヒドロキシアパタイト結晶がコラーゲンマトリックス中に放出され，コラーゲンを足場とし，マトリックス内の体液中のCa^{2+}とリン酸イオンの供給を受けて結晶が成長し，骨を構成する．骨形成にはビタミンDおよび性ホルモンの存在が重

要である.骨芽細胞はアンドロゲン(男性ホルモン)とエストロゲン(女性ホルモン)のレセプターをもっており,アンドロゲンは骨芽細胞の活動性を低下させ,エストロゲンは骨芽細胞を刺激する.閉経後の女性に骨粗しょう症が多くなるのは,性ホルモンであるエストロゲンの分泌が急速に低下するためである.

破骨細胞は,骨髄由来の単球系細胞が分化・融合した大型で樹枝状の運動性細胞である.数個から数十個の核をもつ多核巨細胞で,細胞質は好酸性を示す.破骨細胞はコラゲナーゼや水素イオンその他の酵素を放出し,コラーゲンの分解やカルシウム塩結晶の融解をひき起こし,骨基質を溶かして吸収する.破骨細胞は,副甲状腺ホルモン(PTH)やカルシトニン(CT)によって,その働きがコントロールされている.カルシトニンは,血中の Ca^{2+} 濃度を下げる働きをし,また破骨細胞の働きを抑制する.副甲状腺ホルモンは,骨芽細胞による Ca^{2+} の細胞外液への輸送と破骨細胞による骨吸収を促進して,反対に Ca^{2+} の量を増やす.

また,1957年に保田岩夫・深田英一らによって,骨は応力を与えると電圧が発生する圧電体であることが見いだされた.これを応用し,骨折治癒のために電気刺激が臨床的に応用されている.

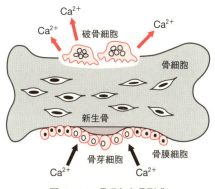

図 3・64 骨吸収と骨形成

b. 骨折治癒メカニズム バイオマテリアルにおいて骨形成が問題となるのは,骨折した際の治癒過程である.周辺組織の損傷・挫滅などを伴わない骨折の場合,破損した骨の断端を密着させておくと,骨の吸収も仮骨の生成もほとんど起こらず,骨単位が骨折断端部から直接生成し,それによって骨が再結合する.このような骨折治癒は骨プレートを用いて骨断端部を正確につなぎ合わせたときにも認められる.

一般的な骨折の場合，まず骨が折れると，血管が破断し骨折部が血腫で充填される．つぎに炎症反応が起こり，骨折部のpHが7.4から約5程度まで低下し，骨の脱カルシウム化，骨吸収，壊死部分の再編成などを助長する．血腫の部分に炎症細胞とともに線維芽細胞が浸潤し，線維性化骨が形成され，さらに骨膜部分が修復され，内部の癒合が開始する．線維性化骨内に毛細血管が新生し，栄養環境が整うと，周囲から骨細胞が骨折部分に浸潤する．

約2週間たつと骨折部は仮骨によって安定化され，線維芽細胞によるコラーゲン産生が始まり，骨芽細胞が骨髄内に骨梁をつくり始める．その後，すべての血腫（フィブリンネットワーク）がコラーゲンによって置換され，骨梁の再構築が進行する．3～4週以降には化骨が縮小し全体が骨によって置換され，5～6週後になると，皮質骨および骨梁の再構築が活発に進行する．正常な骨膜に覆われた骨となるには4カ月～12カ月程度の期間を要する．

c. バイオマテリアルと骨形成　バイオマテリアルと骨形成を考えるうえで，骨伝導能と骨誘導能の二つの特性に注意する必要がある．**骨伝導能**は医療材料を生体内の自然骨内に埋入したとき，材料表面に沿って骨が形成され，材料と骨が結合して一体となる機能のことであり，**骨誘導能**は医療材料を生体内の骨がない部位，たとえば筋肉内に埋入したとき，材料表面に沿って骨が形成される機能をいう．

リン酸カルシウム系セラミックス材料は一般的に骨との親和性が高く，骨伝導能を有している．生体内で分解・吸収を受けるものもあり，広く人工骨として骨折治療に用いられている．一部のセラミック材料では骨誘導能が報告されているが，骨形成因子（BMP）と比較すると，その活性は低い．

金属材料は一般的に骨伝導能をもたないが，表面処理によって付与することが可能である．広く応用されている例がTi基合金であり，材料表面の酸化皮膜形成を緻密に制御することで，強い骨結合能が実現できることが知られている．

d. 石 灰 化　石灰化とは軟組織にリン酸カルシウムの沈着が起こる現象であり，骨や歯の形成などの正常な石灰化と異常な状態で起こる病的石灰沈着に分類される．病的石灰沈着は，損傷や病変を受けた組織に発生し，異所性石灰化ともよばれている．高カルシウム血症や高リン血症による転移性石灰化と，腫瘍，炎症などにより変性・壊死した細胞や組織にリン酸カルシウムの沈着を起こす異栄養性石灰化が知られている．転移性石灰化は慢性腎不全に伴う軟組織石灰化があり，異栄養性石灰化は弁膜症，動脈硬化症などに伴う石灰化として知られている．

バイオマテリアルにおける石灰化は，その材料の表面，内部にリン酸カルシウム

の沈着が生じる現象である.人工骨など硬組織用材料では,石灰化は必要な反応である.一方,軟組織埋植用材料や血液接触材料などにおいては,石灰化は材料の物性を損ない,多くの問題が生じさせる.ウシやブタの組織を用いた生体弁,人工心臓の血液接触面,人工血管,コンタクトレンズなどで報告されている.動物実験では,ヒドロゲルが著しい石灰化をひき起こすことから,体液と接触した材料と Ca^{2+},リン酸イオンの相互作用により石灰化が起こると考えられている.また,材料表面に粘着した細胞や,形成された組織が原因となる場合が知られている.これは,異栄養性石灰化と同様に,壊死細胞を起因としたものと考えられている.すなわち細胞膜を構成するリン脂質は,膜を形成している際には,脂質部分は体液とは接触していないが,細胞死ののちに疎水性の脂質部分が体液に曝露されることにより,リン酸カルシウム沈着の核形成を生起すると考えられている.

3・3・10 軟組織接着

バイオマテリアルと軟組織接着性については,大まかに二つの観点がある.一つは,材料そのものの接着性であり,もう一つは,軟組織同士を接着させるためのバイオマテリアルおよび技術である.ここでは,まず材料自体の軟組織接着性とそれを制御する技術について,および軟組織を接着させるマテリアルおよび技術について解説する(図3・65).

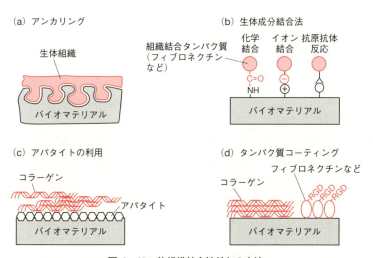

図 3・65 軟組織結合性付与の方法

a. 物理的な結合（形状効果）

材料の種類を問わず，内部に空間を形成したり表面に凹凸をつけたりして，創傷治癒反応に伴う軟組織再生を材料内部に誘導したり，接触面積を増加させることで物理的に結合させる方法である（図3・65a）．多孔体，メッシュ状，外部溝など種々の形状が検討されている．ポリエステル製人工血管やメッシュのように，バイオマテリアル自体と軟組織の接着性が低い場合，再生された軟組織は当初はそれ自体の強度は低いものの，材料が構築する空間を充填して接合強度を示す．しかし，治癒の進行とともに再生組織が収縮して強度が増すとともにバイオマテリアル界面との相互作用は減少する．力学的刺激がバイオマテリアルにかかると，再生組織および周囲組織のリモデリングが起こり，数年単位の長期では，接合が解離する事例が報告されている．また，多孔体の内部に浸潤した軟組織が長期に安定して存在するためには，適当な口径が必要であるといわれている（100〜500μm）．

b. 化学的な結合

高分子：高分子材料の軟組織接着性は高くない．人工血管用材料としてポリエチレンテレフタラートおよびポリテトラフルオロエチレンが用いられているが，いずれも軟組織接着性は低い．移植用素材として用いられている高分子は，ほかにシリコーン，ポリウレタン，ポリプロピレン，ポリメタクリル酸メチル，ポリエチレンなどがあるが，いずれも疎水性材料で，細胞やタンパク質の接着・吸着性も高くなく，軟組織との接着性は低い．高分子材料の特性を生かして，材料表面を化学処理し，フィブロネクチン，コラーゲンなどの接着性タンパク質やヒドロキシアパタイト粒子を結合することで軟組織接着性に改質することが可能である（図3・65b）．

セラミックス：骨の成分であるリン酸カルシウムは，軟組織との相互作用が強く，特にヒドロキシアパタイトは，高い軟組織接着性を示す．ヒドロキシアパタイト単体で，あるいはヒドロキシアパタイトのナノ結晶を材料表面に結合させた経皮デバイスが報告されている（図3・65c）．

金属：金属材料において軟組織接着が必要である代表的な応用部位は歯科インプラントの歯肉上皮組織との結合である．この結合は，歯周組織への細菌の侵入を防ぐために重要である．天然歯の場合には歯根部と歯槽骨の間に歯根膜組織が存在し，歯肉部分ではなく歯根膜部分で外界との境界層を形成している．一方，現在用いられている歯科インプラントは歯周組織と接着するものはない．金属材料と軟組織接着を実現するために，コラーゲンの複合化，ヒドロキシアパタイトの複合化など種々の検討が行われている（図3・65b, c）．このほかにも，ペースメーカーの

ケース，血管内などに用いられるステントなどのデバイスで軟組織接着が必要と考えられている．

軟組織用接着剤：軟組織を接着するための接着剤が開発されている．軟組織は，切断された創面において創傷治癒により接合するが，空間が存在すると瘢痕組織により接合する．生体接着剤は，断面を密着させて創傷治癒により組織同士が接着するために用いられる．使用の際，接着面に塗布して用いるフィブリン，ゼラチンと，接着面ではなく表層部分に塗布して用いるシアノアクリラート，ポリウレタン接着剤がある．

フィブリン糊：ヒト血液より分離されたフィブリノーゲンに使用直前にトロンビンを混合して糊状にして患部に用いる．創傷治癒反応の過程で線維芽細胞が浸潤し，再構築組織に置換される．

ゼラチン：ゼラチンは免疫反応が少なく，生体組織との親和性も高いが，強度が低く，生体吸収性が早いなどの特徴がある．これらの特長を生かし欠点を克服するために，ゼラチン水溶液をホルムアルデヒド・グルタルアルデヒドで架橋させて接着剤として用いられている．問題点としてホルムアルデヒドの炎症性・毒性が指摘されている．

シアノアクリラート：瞬間接着剤として広く知られているシアノアクリラートが生体接着剤として用いられている．シアノアクリラートは，接着速度が速く，接着強度も高いが，硬化後の物性が硬すぎる，粘性が低すぎて広い面に使用しづらい，硬化後に起こる加水分解によりホルムアルデヒドが生成し，毒性を示す可能性があるなどの問題点がある．

ポリウレタン：硬化後の柔軟性を保持できる弾性生体接着剤として反応性ウレタンプレポリマーによる接着剤が開発された．この接着剤の特徴は，生体組織表面の水分を吸収して硬化するため生体組織との密着性が高まり，また反応速度が速い，生分解性であるなどの特徴がある．成分内のイソシアナートの毒性が問題としてあげられていたが，毒性の低い成分への改良が行われて実用化されている．

3・3・11 バイオフィルム形成

バイオフィルムとは，固体表面に付着した細菌が増殖し，それが産生する細胞外多糖（extracellular polysaccharide, EPS）により細菌・EPS が一体となったマトリックスのことである．"フィルム"とよばれるが，二次元体ではなく，厚み方向にも異方性・構造をもつ三次元構造体として理解する必要がある．バイオフィルム

は自然界，ヒトの生活圏に広く存在しているが，生体に埋植される形で応用されるバイオマテリアルにとってその形成は細菌感染の最終形態であり，これを予防するために構造や形成過程を正しく理解する必要がある．

a. バイオフィルムの形成過程　バイオフィルムの形成は，まず固体表面への細菌付着が開始点となる（図3・66）．細菌の付着に関しては，細胞接着の初期過程と同様に，表面自由エネルギーおよび表面電荷などの非特異的相互作用での解析が行われている．特に，細菌表面に存在する多糖成分が高い含水性を示し，種々の表面に強固に付着できることが報告されている．吸着した細菌は，固体表面上で増殖し，EPSを産生する．EPSは多糖，タンパク質，核酸からなる複合体で，多くの物質が負電荷をもっており，体液中の二価カチオン（Ca^{2+}など）によって架橋されていると考えられている．EPSは一般に親水性物質であり（一部疎水的なものもある），高濃度，高含水率のマトリックスを形成し，外界とは異なる環境を構築する．バイオフィルム内では，好気性細菌だけでなく嫌気性細菌も生着可能であるため，内部にはさまざまな細菌のコロニーが形成されている．バイオフィルムが成長すると一部が剥離・脱離することがあり，他所で新たなバイオフィルム形成が進む．

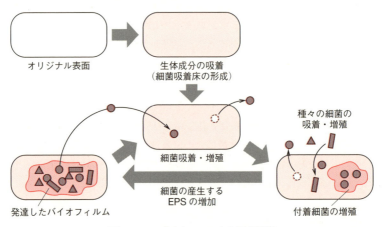

図3・66　バイオフィルムの形成過程

バイオフィルム内では，酸素，栄養分の供給が均一に行き渡らず，不足する箇所もあるが，これらがバイオフィルム内の環境を多様化しており，その環境下で生育できる細菌がコロニーを形成する．これらの環境やコロニーが一体となって，バイ

オフィルム内で共生関係を構築しており，またバイオフィルムへの対策を困難にしている．バイオフィルムは高含水マトリックスで，物質移動が遅く，外部からの抗生物質の効果が減弱される．また，酸素，栄養分の供給不足により細菌の代謝能が低下しており，これも薬剤に対抗するうえで有利に働いていると考えられる．

b. バイオフィルムとバイオマテリアル　医療器具のバイオフィルム汚染は，患者の生命にかかわるだけでなく，院内感染においても重要な因子である．消毒薬であるヒビテンの貯留容器内でもバイオフィルムが確認された例が報告されている．汚染された医療器具をエチレンオキシド，オートクレーブ，放射線などで滅菌処理した場合，微生物は死滅しても，細菌壁の残物などが付着している可能性がある．グラム陰性細菌外膜の構成物であるリポ多糖（LPS）は通常の滅菌法では不活化されず，生体内に導入されると激しい炎症をひき起こす．

血管カテーテル，尿道カテーテル，腹膜透析用カテーテル，人工血管，心臓弁など，生体内に移植される医療デバイスでは，バイオフィルム形成は重要な問題である．これらにバイオフィルムを形成する細菌は，強い感染性や病原性のある細菌というよりも緑膿菌，表皮ブドウ球菌，カンジダなどの日和見感染を起こす細菌が多い．これらの細菌の侵入経路としては，デバイスへの付着，手術時の持ち込み，経皮的な挿入口からの侵入（いわゆるトンネル感染），汚染した体外輸液セットからなどがあげられている．また，近年では，歯周病組織から血中に入り込んだ細菌による感染性心内膜炎の発症の可能性が指摘されているが，このような経路からも人工血管，人工弁などの医療デバイスへのバイオフィルム形成の危険性が考えられている．

バイオフィルム内では，種々の細菌により多様な環境が構築されているが，それらのうち，局所で pH を変化させる環境が発達すると，セラミックスや金属の腐食の原因となる可能性が指摘されている．また，口腔内で使用される歯科修復・補綴材料および歯科インプラントでは，口腔バイオフィルムの形成が問題となる．口腔内細菌の人工材料，特に金属表面への付着に関する研究はほとんどなく，通常の歯・歯周組織に形成する口腔バイオフィルムの研究の範ちゅうと考えられている．

生体内に埋植されるバイオマテリアルでは，創傷治癒反応で形成されるカプセル層が細菌の生息層となり，バイオフィルムの形成が起こる原因の一つと考えられている．カプセル層では，走行している血管網が少なく，免疫細胞の働きが不十分になりやすく，細菌感染の危険性がある．

c. バイオフィルム形成予防法　上述したように，バイオフィルム内の物質

移動性は低いため，抗生物質の投与の効果は低い．最も有効と考えられている手段は，細菌の付着および早期の細菌増殖の段階で抑止する方法である．市販の衣類・生活品などでは種々の抗菌性商品が販売されているが，医療デバイス・バイオマテリアルへの応用はほとんどない．これは，たとえば抗生物質や抗菌薬剤などをデバイス表面に固定したとしても，薬物と細菌が接触しないかぎりは効果を発揮しにくく，固定化薬物と細菌の接触はデバイス表面に限られ，少し離れた生体組織中で増殖する細菌には効果がない．また，抗菌薬物を徐放する材料を用いたとしても，材料の移植初期には効果があっても，細菌を全滅できない可能性が高く，移植後に進入してきた細菌に対応するまでの時間的ギャップの問題や，いったんバイオフィルムが形成されると薬物の透過性の低さから効果が得られないなどによる．現時点でも決定的な方法論はなく，多くの試みが検討されている．

バルク形状と表面特性の検討により，バイオフィルム形成の場となりうるカプセル層の形成を抑制する方法が提案されている．また，軟組織との密着性を高めて，外部からの細菌の侵入を防止してトンネル感染を予防するために，高分子や金属材料の表面にヒドロキシアパタイトを複合化する方法も提案されている．

3・3・12 毒性・発がん性

広義の毒は，"少量で生体機能に有害な作用を及ぼすことができる化合物"といえるが，文頭の"少量で"が表すように，毒性を表現する場合には，"用量"の概念が必須となる．つまり，あらゆる化学物質は，用量によって有害となる可能性がある（図3・67）．用量については，おおむね毒性を示さない量（閾値）の100分の1程度以下を1日に摂取量としているものが多く，実際にはそれよりも低量で使用されている．

バイオマテリアルの毒性について，最近注目されている概念にTTC（threshold of toxicological concern：毒性学的懸念の閾値）がある．これは，おもに遺伝子など1分子でも生体に重要な影響を与える物質が存在することを念頭に置いて，バイオマテリアルを製造および使用する際に生じた原料以外の物質が生体に放出された場合の閾値をどう考えるのか，という懸念が存在することを示している．現実には，化合物の1分子計測は非常に困難であり，リスクをどのように評価するかを議論する必要がある．

毒性の分類にはいくつかの方法がある．たとえば，毒性が発現する様式によれば，時間的な概念（急性毒性と慢性毒性），毒性の範囲の概念（全身毒性と局所毒

性）などがあり，試験法の分類では，一般毒性試験と特殊毒性試験で評価されるものがある．ここでは，前者で評価される毒性を一般毒性，後者で評価される毒性を特殊毒性として紹介する．

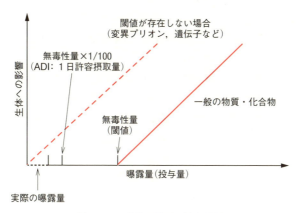

図 3・67　毒性・発がん性と用量

a. 一般毒性　明らかな形で（しばしば全身症状として）現れる毒性で，ふつう経口投与法で試験される．日常的に毒性といえば，こちらをさす．一般毒性は，さらにつぎのように分類できる．

急性毒性: 投与直後から数日以内に発現する毒性である．試験では14日間程度観察する．急性毒性の強さの尺度として用いられるのは**半数致死量**（LD_{50}）である．これは，同量投与された動物のうち半数が死に至る用量である．単位としては普通 mg/kg（体重 1 kg 当たりの投与 mg）あるいは，mg/m^3，または ppm（吸入毒性の場合，吸入ガス中濃度）を用いる．毒物・劇物などは LD_{50} を目安に指定されている．投与経路としては経口，皮下，静脈内，吸入などの経路で1回投与する．

慢性毒性: 1 カ月から 2 年程度の長期間にわたり連続投与または反復投与されることにより発現する毒性である．投与期間の長短によって，亜急性（2〜4 週間），亜慢性（4 週間〜6 カ月），慢性（3 カ月〜24 カ月）などに分類する場合もある．

特定の臓器・組織に機能異常または病変が現れる場合には，その臓器・組織の名を冠して"心毒性"，"肝毒性"，"神経毒性"などと称する．また体内の細胞（または培養細胞）に対する毒性（細胞構造の破壊，細胞死，増殖阻害など）を"細胞毒性"という．

b. 特殊毒性 以下にあげる毒性は，特別に計画された方法を用いてある限られた範囲の毒性を判定するものである．投与方法としては，経口（強制的投与，飼料添加および飲水添加）と非経口（経皮，吸入，筋肉内，静脈内，腹腔内）などがある．

生殖・発生毒性：生物の生殖細胞の形成や次世代の成長発達など，広く生殖・発生の過程に対して有害な反応を起こす毒性．生殖細胞形成の障害，受精，着床の障害，胚・胎児の死亡，発達遅滞，奇形発生，出産時および出生後の母体や新生児に生じる障害などがあげられる．

変異原性（遺伝毒性）：変異原性はDNAの障害をもたらす性質であり，これによって突然変異，染色体異常などが生じる．変異原性試験は，遺伝子突然変異，染色体異常，DNA障害を指標とする試験系に分けられる．変異原性は一般には閾値はないと考えられている．変異原性試験の重要な役割の一つに，発がん性の疑いのある物質を検出することがあげられる．代表的な変異原性試験として，エームズ（Ames）試験，染色体異常試験，小核試験の三つがある．

c. 発がん性 発がん性を評価するための試験は，ほぼ動物の生涯にわたる長期試験となる．投与経路はヒトでの曝露経路に基づくため，薬物の場合には経口，経静脈，吸入，経皮など，医療機器・バイオマテリアルの場合には埋込試験が行われる．マウス，ラットなどの小動物を100匹以上用い，ラットで30カ月にもおよぶ時間をかけて実際の発がん所見を観察し，統計学的解析によって発がん性を検討する．これまでにバイオマテリアルについては，明確な発がん性は報告されていないが，上記のように，ヒトの投与経路とまったく同じ形で長期間の観察を行うことが困難な場合が多く，不明な点が多い．

d. 抗原性 特定抗原によって，感作された個体にひき起こされる著しい反応性免疫反応であるアレルギーや免疫機能の抑制反応などをさす．免疫毒性ともよばれる．物質自体によって起こる急性的影響を**一次刺激性**といい，物質によって特異的にアレルギー反応が起こされる場合を**感作性**という．

e. 光毒性 化学物質を投与後，光に当たった場合に，投与物質の作用が光の関与で増強されて免疫反応が現れるものをいう．

f. バイオマテリアルの毒性 バイオマテリアルの毒性については，使用部位，用量などが多岐にわたり，一般的な整理は困難である．大まかには，バイオマテリアルのバルク特性（大きさ，形状など）にかかわるものと，分解，溶出などによって体液中に放出される物質にかかわるものがある．

高分子材料では，低分子量成分，残留モノマー，滅菌に用いられた物質の残留物

（エチレンオキシドガスなど），開始剤，離型剤，可塑剤などが問題となる．近年では，軟質ポリ塩化ビニルの可塑剤として用いられているフタル酸ジ-2-エチルヘキシル（DEHP）が内分泌撹乱化学物質（環境ホルモン）ではないかと話題になったが，現在では精巣毒性を示す一般毒性物質であるとされている．ポリカーボネートやエポキシ樹脂に用いられているビスフェノールAについても同様の議論があったが，直接的な生体への影響について諸説あり，現状では積極的な曝露を避けることが推奨されている．

セラミック材料では，無機イオンの溶出などが考えられるが，大きな問題は報告されていない．一方，焼結体などでは種々の結晶構造のセラミックスが得られるが，フィラーなどに用いられる微粒子では，その形状が問題となる可能性がある．アスベストのような針状結晶は生体に悪影響があるとされている．

金属材料では，おもに腐食によって溶出した金属イオンあるいはその誘導体である酸化物，水酸化物，塩錯体などが毒性を示す場合があることが知られている．金属イオンは，体液と反応して酸化物，水酸化物，塩などを形成して安定化するものと，体液と反応しない，あるいは反応生成物が安定でないものとに大別できる．前者は生体分子と反応する確率は低く，後者では高くなる．前者の例としてはTiイオンやZrイオン，後者の例としてはNiイオンやCuイオンがあげられる．現在は，耐食性，溶出した金属イオンの生体活性の低さからTiおよびTi基合金が安全性の高い金属材料と考えられている．

バイオマテリアル全般の問題として，異物発がんがある．これは医用デバイスが埋植されてから数年が経過した以降にデバイス周辺に見られるがんであり，原因は不明である．これまでに，材料の大きさ，形態，表面粗さなどの因子が指摘されている．これらの因子は直接的に発がんを誘導するのではなく，バイオマテリアル周囲に形成されるカプセル層の厚さ・緻密さが増すことにより，カプセル層周辺の血流が低下することにより，発がんの可能性が高まることが報告されている．これを回避するために，形状を多孔体，メッシュ状，不織布状など，カプセル層形成を抑制したり，血流を確保したりする工夫が重要である．

参考文献（§3・3）
1) 嶋林三郎，寺田 弘，岡林博文 編，松田武久 著，"生体コロイドII，25 医用高分子材料"，廣川書店，p.777（1990）．
2) 筏 義人 著，"生体材料学"，産業図書（1994）．

3) 中林宣男ほか 著,"バイオマテリアル",コロナ社(1999).
4) 石原一彦ほか 著,"バイオマテリアルサイエンス",東京化学同人(2003).
5) 岩田博夫 著,"高分子学会 編,"高分子先端材料 One Point 3, バイオマテリアル",共立出版(2005).
6) 堀内 孝,村林 俊 著,"臨床工学シリーズ 12, 医用材料工学",コロナ社(2006).
7) 塙 隆夫,米山隆之 著,"バイオマテリアルシリーズ 1, 金属バイオマテリアル",コロナ社(2007).
8) 石原一彦 著,"バイオマテリアルシリーズ 2, ポリマーバイオマテリアル",コロナ社(2009).
9) 岡崎正之,山下仁大 編著,"バイオマテリアルシリーズ 3, セラミックバイオマテリアル",コロナ社(2009).
10) 田中順三ほか著,"バイオセラミックス",コロナ社(2009).
11) 石原一彦,塙 隆夫,前田瑞夫 編,"バイオマテリアルの基礎",日本医学館(2010).
12) 古薗 勉,岡田正弘,"新版ヴィジュアルでわかるバイオマテリアル",秀潤社(2011).
13) B. D. Ratner ほか 編,"Biomaterials Science(3rd Edition)",eds. by Academic Press, Waltham(2013).
14) 松嶋綱治,山田幸宏 訳,"アバス-リックマン-ピレ 著,"基礎免疫学(原著第4版)",エルゼビア・ジャパン(2014).
15) 矢田純一,高橋秀実 監訳,"イラストレイテッド免疫学(原書第 2 版)",丸善出版(2013).
16) 日本微生物生態学会バイオフィルム研究部会 編著,"バイオフィルム入門",日科技連(2005).
17) 鹿取 信 監訳,今井 正,宮本秀七 編,"標準薬理学(第 6 版)",医学書院(2001).
18) 厚生労働省ホームページ, http://www.mhlw.go.jp/topics/bukyoku/iyaku/kigu/topics/080707-1.html

4

バイオセパレーション
（分離，吸着）

■ 4・1 タンパク質分離，アフィニティークロマトグラフィー

　タンパク質は 20 種類存在するアミノ酸が鎖状に配列してできた高分子化合物であり，各アミノ酸が分子内の異なる部分を非共有結合で結ぶことで安定な三次元構造をとる．タンパク質は細胞に形や構造を与えるだけでなく，代謝や免疫応答などでさまざまな機能を担う重要な物質である．一方で，タンパク質の変性によってアルツハイマー病などの疾患をひき起こすことが知られている．このように，生体における生命機能や疾患の原因などの解明が急速に進んでいるが，これには目的のタンパク質を正確に回収するタンパク質分離技術の著しい進歩が貢献している．たとえば細胞から産生されるある特定のタンパク質を選択的に分離して解析を行ったり，目的の単一タンパク質からなる結晶を作製して構造解析を行ったりすることで，疾患の原因やメカニズムを分子レベルで評価することができる．さらに，得られた結果から新たな治療薬の開発も可能となるため，工学から医学，薬学と幅広い分野でタンパク質の分離技術が用いられている．

　タンパク質はそれぞれ大きさ，形，電荷，疎水性などが異なり，これらを利用したタンパク質の分離が可能である．一般的に用いられる手法の一つにカラムクロマトグラフィーがある[1]．これは，充填剤をカラムに詰めて展開溶媒を満たし，その上部にタンパク質を含む混合溶液をのせる．そして，溶媒を流して混合溶液をカラム内に通す．充填剤との相互作用の仕方はタンパク質によって異なるために溶出速度が変わり，カラム底部から流出する分画を順次集めることで目的のタンパク質を回収することができる（図 4・1）．タンパク質の選択的な回収にはタンパク質の性

＊　執筆担当：島　史明，明石　満（4 章）

質に適した充填剤を選択する必要がある．おもな充填剤として，電荷をもつもの（**イオン交換クロマトグラフィー**），多孔性をもつもの（**ゲル濾過クロマトグラフィー**），タンパク質と特異的に相互作用するもの（**アフィニティークロマトグラフィー**）がある．

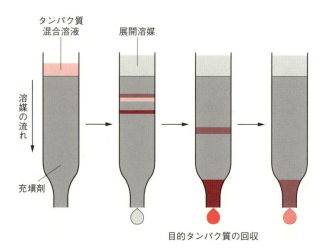

図 4・1　カラムクロマトグラフィーによる目的タンパク質の回収

　電荷をもつ充填剤を用いると，これと反対の電荷をもつタンパク質との相互作用が強くなるためにカラム内の通過が遅くなり，その速度の違いで目的のタンパク質の分離が可能である（図 4・2 a）．ジエチルアミノエチルセルロースやカルボキシメチルセルロースなどの荷電基で修飾されたビーズ状の充填剤がよく用いられている．前者は正電荷をもつため，負電荷をもつタンパク質と相互作用し，後者は負電荷をもつために正電荷をもつタンパク質と相互作用する．各アミノ酸の電荷は溶液の pH に依存するため，タンパク質の電荷も pH で変わる．したがって，高効率で回収するためには，タンパク質ごとに展開溶媒の pH を調整する必要がある．

　タンパク質を大きさで分離する場合は，多孔性をもつビーズ状の充填剤を用いる（図 4・2 b）．デキストランやアガロースなどの多糖が架橋されたビーズが一般的に用いられている．孔に入る大きさのタンパク質はカラムの通過が遅くなり，入れないものは早く通過するため溶出速度が変わり，この違いから目的のタンパク質を分離できる．用いる充填剤の孔の大きさがあらかじめわかっているため，回収したタ

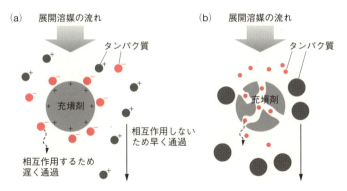

図 4・2 (a) イオン交換クロマトグラフィーと (b) ゲル沪過クロマトグラフィー

ンパク質の大きさを推定することも可能である．

　タンパク質などの生体物質がほかの物質を特異的に認識することを利用して分離する方法は，アフィニティークロマトグラフィーとよばれる．基質-酵素，抗原-抗体，リガンド-受容体，核酸の相補的な結合などを利用している．デキストランやアガロースなどのビーズに目的のタンパク質と特異的に相互作用する分子（基質，リガンド，抗原）が修飾されており，目的のタンパク質はこれらと相互作用することで捕捉される．ほかの物質は相互作用しないため，カラムを通過する．洗浄用の緩衝液を流して目的以外の物質を除去したのち，pHを変えた溶液や高濃度の塩溶液（溶出液）を流すことで，充填剤に捕捉されたタンパク質を回収する（図4・3）．

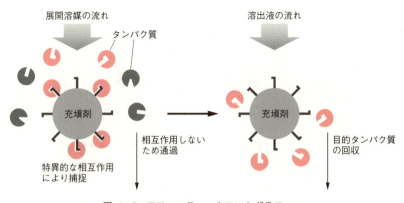

図 4・3 アフィニティークロマトグラフィー

洗浄で不純物が除去される効率と，回収時における目的のタンパク質の溶出性が高いほど高純度なものが得られる．電荷や大きさでタンパク質を分離するクロマトグラフィーに比べ，アフィニティークロマトグラフィーは，目的のタンパク質の分離・精製を1段階で行える点が利点である．また，短時間で大量の混合溶液の処理を行うことができ，タンパク質の濃縮も可能なため，微量かつ不安定なタンパク質の分離にも用いることが可能である．

医療分野，なかでも腎機能が低下している患者に対する血液透析においても特定のタンパク質分離は重要な課題である[2~4]．正常な腎臓は，体内で産生される老廃物や体内に侵入する有毒物質を沪過して体外に排出している．しかし，腎機能に異常が生じると，この機能が低下してさまざまな症状が現れ最悪の場合は死に至る．そのため，患者の体液中から人工的に老廃物などを除去し，病態を改善させる治療が必要となる．この血液浄化で用いられるものが**人工透析器（ダイアライザー）**であり，半透膜の一方に血液を流し，他方に透析液を流すことで尿素やクレアチニン，β_2-ミクログロブリン（β_2MG）などの尿毒性物質を拡散・沪過により除去する（図4・4）．ダイアライザーの膜には平膜（キール型），チューブ（コイル型），中空糸型があるが，安全性や効率に優れた中空糸型が主流となっており，内径180～200 μm で膜厚5～20 μm 程度の中空糸を数千～1万本束ねたものが長さ約30 cm の筒状のプラスチックケースに充塡されている．膜素材としては，セルロース系とポリメタクリル酸メチル，ポリスルホンなどの合成高分子膜に分類される（表4・1）．

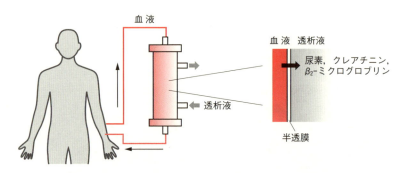

図 4・4　人工透析器（ダイアライザー）による血液透析

セルロース系は，優れた力学強度をもっており，古くから用いられてきた．セルロース膜をそのまま使用すると，血液透析開始初期に観察される補体活性や白血球

の減少などがみられたが,これは,セルロース中のヒドロキシ基が原因であることがわかった.そのため,セルロースのヒドロキシ基を2～3個置換したセルロースジアセテートやセルローストリアセテートが一般に用いられている.膜の血液適合性を改良するために,ポリオキシエチレンオキシドをグラフトした膜や,透析中に産生される過酸化物を減らすためにビタミンEを固定した膜なども開発されている.

透析が治療に用いられ始めた初期は,尿素やクレアチニンなどの低分子量の尿毒性物質を除去するためにセルロース系が広く用いられた.しかし,人工透析器を用いた治療の普及により腎不全患者の生存率が上昇し,長期にわたり血液透析を行うことが多くなると,低分子量タンパク質の β_2MG の除去が課題となった.透析で取除かれない β_2MG は骨・関節に蓄積して骨関節障害をひき起こすことが明らかとなり,β_2MG の選択的な除去が求められた.その結果,ポリメタクリル酸メチルやポリスルホンなどの合成高分子からなるハイパフォーマンス膜が普及するようになった.β_2MG(分子量 11800)の除去では,この分子量の近傍にある有用アルブミン(分子量 65000)との分離が完全に行われる必要がある.そこで,β_2MG のみを選択的に除去するために従来と比べて大孔径の孔をもつ膜が開発され,たとえば

表 4・1 血液透析膜に用いられている素材の一例

膜素材	化学構造	製造メーカー
セルロースジアセテート		Althin テイジン AKZO
セルローストリアセテート		東洋紡 テイジン
ポリメタクリル酸メチル		東 レ
ポリスルホン		Fresenius Minteck 東 レ 旭メディカル テルモ

ポリスルホンからなる膜では，β_2MG およびアルブミンのふるい係数が 0.4〜0.8 および 0.02 以下で β_2MG を拡散により除去することが可能となった．さらに，工業用材料として用いられるプラスチック（エンジニアリングプラスチック）であるポリスルホンは耐熱性が高く，ポリスルホンからなる中空糸膜は加熱蒸気での滅菌が可能であり，生体適合性も優れるといった利点もある．

　ポリメタクリル酸メチルからなる膜は，β_2MG を吸着することが可能である．ポリメタクリル酸メチルから単純な膜を形成すると，血液透析に求められる物質透過性と力学強度を同時に満たすことができない．しかし，立体規則性をもつイソタクチック体とシンジオタクチック体のポリメタクリル酸メチルを混合して凝固させるとファンデルワールス力による相互作用で高分子鎖が DNA のようならせん構造を形成し，物質透過性と力学強度の高い膜が得られ，透析膜としての利用が可能となる（血液透析の具体例は§5・4・1を参照）．

　このように，目的タンパク質の選択的分離はタンパク質の機能解析を行う研究分野だけでなく，人命を救う医療現場においても重要な課題となっている．なかでも，医療用分離膜は直接血液と接触するため，素材の安全性や効率，コストなど多岐にわたる課題が存在する．これらを解決するためには，高分子化学や医学などの分野を融合させて包括的に課題に取組む姿勢とその環境が必要である．

4・2 細胞分離

　白血病や再生不良性貧血における骨髄移植や活性化リンパ球をがんの治療に用いる養子免疫療法など，疾患の治療を目的に細胞を利用することは古くから行われてきた．さらに，近年では胚性幹細胞（ES 細胞）や人工多能性幹細胞（iPS 細胞）の調製技術の発展に伴い，これらの細胞を再生医療へ応用しようとする試みが盛んに行われている．さらに，免疫学の発展により自身の樹状細胞や T 細胞などのリンパ球をがん治療などに利用する研究も行われている．このように，細胞を用いた疾患の治療は今後もさらに加速すると予想される．そのうえで重要となるのが，目的の細胞を選択的に分離・回収する技術である．ES 細胞や iPS 細胞を分化させて目的の細胞を調製した際，すべての細胞がその細胞になるわけではなく，細胞混合溶液から必要な細胞のみを回収する必要がある．また，疾患治療に用いる細胞を骨髄や全血などから選択的に回収することは，不要な細胞の混入による治療効果の低下を防ぐだけでなく，副作用を抑えるうえでも重要である．

4・2 細 胞 分 離

細胞をその密度の違いで分離する方法（**密度勾配遠心分離法**）がある．末梢血などからリンパ球や単球を選択的に回収する際，スクロースとエピクロロヒドリンを共重合した分子量 40 万程度のポリスクロースを含む細胞分離用媒体がよく用いられており，GE ヘルスケア社（Ficoll™）やセダレーン社（Lympholyte®）などから市販されている．この溶液上に細胞懸濁液をのせて遠心分離を行うと，密度の違いで細胞が分離して複数の層に分かれる．赤血球や死細胞は底に沈殿し，リンパ球や単球などは細胞分離用媒体上に層となって現れる（図 4・5）．これを回収して洗浄することで，細胞の機能や形態が維持されたリンパ球や単球を 70％以上の回収率で得られる．密度勾配遠心分離法による細胞分離では，溶液の温度と密度が重要である．密度は温度の影響を受けるため，分離処理中は温度管理を適切に行う必要がある．また，回収する細胞の種類によって最適な密度が異なるため，密度調整を厳密に行う必要がある．

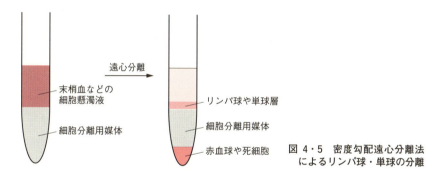

図 4・5 密度勾配遠心分離法によるリンパ球・単球の分離

目的の細胞を細胞 1 個単位で選別する手法としてセルソーターがある（図 4・6）[4]．目的の細胞に発現している抗原を蛍光色素が修飾された抗体で標識後，細い管中に流しながらレーザーを照射して各細胞の蛍光を検出する．次に振動ノズルなどで細胞 1 個が 1 個の液滴に含まれた状態にし，先ほど検出した蛍光の情報から目的の細胞を含む液滴に正あるいは負の電荷をかけることで回収する．この装置では，1 秒間に 1～7 万個程度の細胞を選別することができる．本手法を用いると細胞を生きたまま回収できるため，特定の細胞の機能や特性などを詳細に評価できる．

磁気ビーズを用いた細胞分離でも目的の細胞を選択的に回収できる（図 4・7）．50 nm 程度の超常磁性を示すフェライトからなるビーズに，細胞表面に発現している抗原に対する抗体を修飾したものがおもに用いられている．この磁気ビーズを全血などの細胞混合溶液に加えることで，目的の細胞に選択的にビーズを修飾する．

その後，この溶液を磁場に通すと磁気ビーズが修飾されていない細胞はそのまま流れるのに対して，目的の細胞は磁場に捕捉される．磁場を取除くことで，目的の細胞を選択的に回収できる．

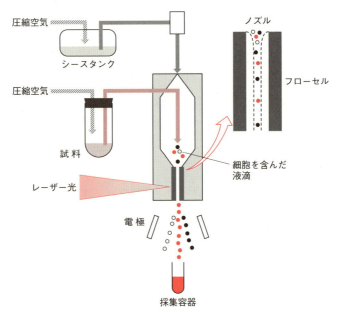

図 4・6　セルソーターによる**目的細胞の分離**〔荒木孝二ほか著，"有機機能材料"，p. 168，東京化学同人（2006）より〕

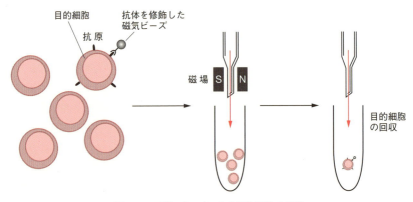

図 4・7　磁気ビーズによる目的細胞の分離

4・3 白血球分離

　近年の科学技術や医療技術の発展に伴い，全血・骨髄・臍帯血などの体液から目的に応じて必要な成分や細胞のみを分離・除去することで，副作用を抑えながら治療効果を高める方法が普及している．なかでも白血球は生体の免疫機能を担う重要な細胞であり，病原体から生体を守る役割を果たす．一方で白血球が過剰に増加すると関節リウマチなどの自己免疫疾患の原因となり，また，輸血などで他者の白血球が体内に入ることによって発熱やウイルス感染などの副作用をもたらす．そのため，疾患治療や輸血時の副作用を防ぐために白血球を簡便かつ選択的に分離・除去する手法が求められている．

　従来の白血球分離方法として，上述した密度勾配遠心分離法が用いられていたが，操作が煩雑であるうえに除去効率が低かった．また，閉鎖系での処理が困難であり異物や菌が混入する問題があった．そこで，白血球のみを選択的に捕捉可能な不織布フィルターが開発された（図4・8a）[5]．ポリエチレンテレフタラート（PET）などのポリエステルからなる不織布は，白血球を立体的に高密度に捕捉することができる．不織布フィルターでは，平均繊維径が小さくなるほど白血球除去率が高くなり，3 μmで顕著になる．また，不織布による白血球の捕捉において繊維表面への吸着効果と繊維間隙によるサイズ濾過効果が重要である[6]．平均繊維径 1.8 μm の繊維からなる不織布フィルター（セパセル® R-500）では，赤血球の機能を保ちながら全血中の99％以上の白血球を除去でき，従来の白血球除去方法に比べて輸血時の副作用防止効果に優れる．さらに，親水基と正電荷基をもつポリマーを繊維表面に被覆することで，PET不織布の血液濡れ性を向上させ濾材有効利用率を向上させると同時に，正電荷基が白血球を効率よく捕捉することで99.999％の除去率が達成可能である（セパセル® RZ）．また，フィルターと血液バッグをつなぎ合わせることで全血から無菌的に白血球を除去し，白血球に起因する赤血球の溶血や凝集塊発生などの保存障害の減少や菌増殖の抑制などを実現している．

　体外循環で血中の白血球を除去することで，各種疾患の症状を改善する治療（白血球除去療法）にも白血球除去フィルターは用いられている（セルソーバ®）[6]．これは不織布を円筒状に巻いており，血液を円筒状フィルターの外側から内側に向かって濾過させることで白血球を捕捉する．本フィルターを用いることで，慢性関節リウマチ患者の血液から白血球を高効率で除去することに成功している．

　不織布フィルターを用いて白血球を選択的に回収する試みも行われている．平均

繊維径が2〜20μm程度のポリエステル繊維表面を，親水性ポリマー（メタクリル酸2-ヒドロキシエチルとメタクリル酸2-(ジメチルアミノ)エチルの共重合体）で被覆したフィルターに血液を通過させることで，白血球を捕捉する．次に，血液を流した方向とは逆方向にデキストラン溶液などの回収液を流すことで，簡便かつ選択的に白血球を回収する（図4・8b）．

以上のように，遠心分離による白血球除去と比較してフィルターを用いた場合の利点は高い選択性である．また，本手法を治療に応用することで自己免疫疾患の病態を改善するだけでなく，選択的に回収した白血球を治療へ応用することも可能になる．バイオマテリアル技術による表面改質や繊維の構造・組成改良を加えることで，さらなる選択性の向上や特異性の付与が期待される．

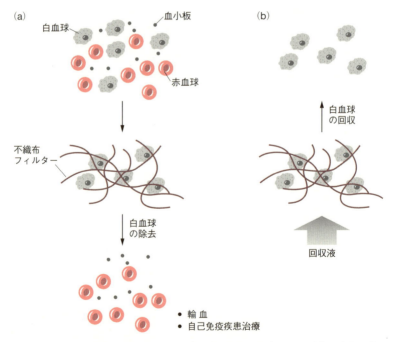

図4・8 (a) 不織布フィルターによる白血球の選択的除去および (b) 選択的回収
〔安武幹智，"医療用マテリアルと機能膜 第Ⅲ編 バイオセパレーション"，第2章 血球分離フィルター，p.152 (2005) をもとに作成〕

参考文献（4章）

1) B. Alberts ほか著，"Essential 細胞生物学"，原書第2版，p.162 (2005).
2) 越川昭三，小林 力 著，"バイオマテリアルの開発（第1版）"，第5章 腎疾患系，p.412，シーエムシー出版 (2001).
3) 須磨靖徳 著，"医療用高分子材料の開発と応用（第1版）"，第3章 医療膜用高分子材料，p.105，シーエムシー出版 (1998).
4) 荒木孝二ほか著，"有機機能材料"，§7・2 血液透析膜，p.174，東京化学同人 (2006).
5) 西村隆雄，"医療用マテリアルと機能膜"，第Ⅲ編 バイオセパレーション，第1章 白血球除去フィルター，p.137，シーエムシー出版 (2005).
6) 安武幹智，"医療用マテリアルと機能膜"，第Ⅲ編 バイオセパレーション，第2章 血球分離フィルター，p.148，シーエムシー出版 (2005).
7) G. Karp 著，山本正幸ほか 訳 "カープ 分子細胞生物学（第4版）"，p.626，東京化学同人 (2006).

人工臓器・医療デバイス

5・1 整形外科（人工骨，人工靱帯）

5・1・1 人 工 骨（§3・3・9 "骨形成・石灰化"も参照）

　病気や事故などにより大規模な骨欠損が生じると，整復（変形を矯正し，正しい位置に戻すこと）のみで修復を行うことは困難であり，骨移植が行われる．骨移植に用いられる材料（骨補填材）には，患者自身の骨である**自家骨**，他人の骨である**他家骨**，人工物である**人工骨**の選択肢がある．日本では，骨移植事例のおよそ60％で自家骨が，40％で人工骨が選択されており[1]，他家骨は制度や社会文化などの事由によりほとんど使用されない．自家骨は骨移植の材料として最も優れているが，採骨のために手術を伴うことや患者の多くを占める高齢者からは採骨が困難であることなどの問題がある．他家骨は，ついで好適な材料であるが，供給量がわずかであること，処理方法によっては感染の問題が否定できないなどの問題がある．人工骨は，供給量の問題がなく，さまざまな寸法・形状，顆粒などがあるが，患者の骨との親和性や周辺骨から骨が新生し癒合する性能を示す骨伝導能や骨誘導能（§3・3・9c参照）などで，自家骨，他家骨に劣っている．これまで，人工骨は自家骨（他家骨）の性能を目指して，おもに材料の種類と物理化学的な構造を工夫することで改良が重ねられてきた．

　a. 材 料　古くは骨の補填材として，サンゴや石膏が使用されていたが，日本では1980年代にヒドロキシアパタイト焼結緻密体が登場した．骨の成分で構成されていることから，毒性や親和性の問題がなく，骨伝導能は飛躍的に改善されたが，緻密体であることから周辺骨とは物性が異なり，適用に限界があった．これを

＊ 執筆担当：檜垣達彦（§5・1）

克服すべく，骨補塡材を多孔体（たくさんの気孔をもった構造体）とし，骨伝導能を向上させ，材料内に新生骨を産生せしめ周辺骨との一体化を図る改良がなされてきている．1999年には，リン酸カルシムの一種であるリン酸三カルシウム（β-TCP）の製品が登場（"オスフェリオン"；オリンパステルモバイオマテリアル社）した．この骨補塡材は，生分解能をもつことから人工骨の分解に伴い隙間を埋めるようにして新生骨が産生し，最終的には骨欠損部が自家骨に置換することが期待される．さらに最近では，ヒドロキシアパタイトとコラーゲンからなる人工骨も登場した．しかし，使用されている材料はわずかにこれだけである．これまで多くの新しい機能材料が研究されてきたが，どうして製品にならないのであろうか．たとえば，インプラント用途の新規材料の場合，非分解性材料ならば患部埋入後の長期にわたる安全性を，分解性材料ならば分解物の生体内での挙動を科学的に立証し，有効性と安全性を担保しなければならない．これには，多大な費用と時間を要することから，新規材料がこれに釣り合う大きな利点をもたないかぎりは製品化が困難である．つまり，旧来の材料がいまだ使われている理由は，"リスクベネフィットバランス"がとれる材料が出てこないためであろう．

b．構造 そこで，人工骨の機能，性能向上の技術革新は，もっぱら材料の構造を工夫することで行われてきた．先に述べたように，人工骨は初期に緻密体で設計されたが，その後，材料内に新生骨を産生させ，より骨伝導性を高めた多孔体が多く登場してきている．それぞれ，気孔径や気孔構造に特長をうたうが，最近では，人工骨内部での骨新生の鍵となる，早期の血管形成や細胞侵入を企図した気孔構造が外部と連通している連通孔を特長とするものもある．

c．製品 多孔体の多くは，発泡剤などで気孔を形成している．HOYA Technosurgical 社の"アパセラム-AX®"（図5・1a），"スーパーポア®"は大きさの異なる三重気孔構造をもち，コバレントマテリアル社の"ネオボーン®"は，三次元連通気孔構造を特徴とし，いずれも早期の骨形成をうたっている．またクラレ社の"リジェノス®"（図5・1b）は，氷柱をテンプレート（鋳型）とする大孔径配向連通気孔構造を特徴とし，体液の速やかな侵入や早期の血管形成を特徴としている．また，HOYA Technosurgical 社からヒドロキシアパタイトとコラーゲンからなる無機-有機複合材料の"リフィット®"が出され，注目されている．ほかに，リン酸カルシウムの粉体と水系の硬化液を用時調製（使用時にその都度調整すること）にてペースト状で用いる人工骨がある．形状付与や欠損部への充塡が容易であり，水和反応により体内で硬化し，ヒドロキシアパタイトとなる．国内で販売されてい

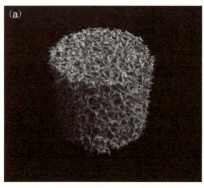 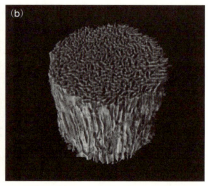

図 5・1 人工骨に用いられる多孔体の材料の μX 線 CT 像　(a) アパセラム-AX®（HOYA Technosurgical 社），(b) リジェノス®（クラレ社）．いずれも直径 $\phi 2\,mm$

る，代表的な人工骨を表 5・1 に示す．このように，日本には多種多様の骨補塡材が存在している．骨移植が必要な部位は多岐にわたることや，患者の年齢，性別，基礎疾患などを考慮し，これらの特長を使い分けながら治療に用いることが提案されている[2]．

d. 今後の展開　このように高度な展開を経てきた人工骨であるが，依然，自家骨との性能の差は埋まっていない．今後は，人工骨を足場と捉えた検討，あるいはこれに細胞や薬剤，成長タンパク質などを固定化するなどの検討が進められている．

5・1・2 人 工 靱 帯

靱帯は，関節の安定的な動きをコントロールすることが役割である．骨同士を線維性組織で仲介することから，コラーゲン線維からなる実質部と，徐々に石灰化線維軟骨組織から骨組織に移行する骨付着部からなる．靱帯は，非線形の応力-ひずみ歪曲線を示し，粘弾性をもつことから，人工靱帯設計に多くの高分子材料が適用されてきた（§2・1・6d の iii "力学的特性" を参照）．

初期には，"ゴアテックス®"（ポリテトラフルオロエチレン + ポリウレタン）などで全置換型の人工腱が使用されたが，断裂や磨耗など，耐久性が問題となり，しだいに姿を消していった．ついで，埋植初期には炭素繊維やポリエステルからなる基布が強度を受けもち，しだいにその上に靱帯組織を形成せしめる担持型の人工靱帯が登場した．自家組織を採取しないで済むのが利点であるが，耐久性の問題を抱

えている．さらには，両端の骨接合部分に人工靱帯（ポリエステルが主流）を，中央部分は移植腱を用いる方法（併用型）が提案された．症例の多い前十字靱帯再建術では，人工靱帯を両端の骨接合部に用い（金属で固定），中央部は移植腱〔半腱

表 5・1　国内で販売されている代表的な人工骨

タイプ	素材[†]	製造	販売名	気孔率(%)	特徴
形状品	HA	HOYA Technosurgical	アパセラム®	0〜60	
		HOYA Technosurgical	アパセラム-AX®	85	三重気孔構造
		オリンパステルモバイオマテリアル	ボーンセラム®	0, 35〜48	
		コバレントマテリアル	ネオボーン®	75	連通孔
		クラレ	リジェノス®	75	配向連通孔構造
	HA+TCP	日本特殊陶業	セラタイト	0, 35, 50	
	β-TCP	オリンパステルモバイオマテリアル	オスフェリオン®(60)	60, 75	
		HOYA Technosurgical	スーパーポア®	67	三重気孔構造
		カタリメディックス	オスティナート®	75	
		日本特殊陶業	セラリボーン®	35	
	HA+コラーゲン	HOYA Technosurgical	リフィット®	95	
ペースト		日本特殊陶業	セラフィット®		
		HOYA Technosurgical	バイオペックス®		

† HA: ヒドロキシアパタイト，TCP: リン酸三カルシウム

表 5・2　国内で販売されている代表的な人工靱帯

タイプ	素材	製造販売	販売名	固定具
併用型	ポリエステル	スミス・アンド・ネフューエンドスコピー	エンドボタン CL	あり
	ポリエチレンポリエステル	Arthrex Japan	レトロボタン	あり
	ポリエステル	アイメディック	テロス	なし
担体型	ポリエステル	ユフ精器	Leeds-keio メッシュ	なし

様筋腱（semitendinous tendon）＋薄筋腱（gracilis tendon）〕で構成する **STG 法** が主流である．このように，これまで多くの人工靱帯が設計されてはいるものの，長期にわたって安定的に性能を発現することは難しく，特に繊維が擦れ合うことによる微粒子の発生，粘弾性の劣化，断裂などの問題が解決されていない．よって，手術療法の場合，自己組織の移植が第一に選択される．国内で販売されている，代表的な人工靱帯を表 5・2 に示す．

参考文献（§5・1）
1) 日本整形外科学会移植・再生医療委員会, 日本整形外科學會雑誌, **80**, 469 (2006).
2) 名井 陽, 吉川秀樹, 日本整形外科學會雑誌, **83**, 463 (2009)

5・2 整形外科（人工関節，髄内釘，脊椎固定器具）

　はじめに，ここでの対象品 3 種類の市場規模を述べる．各領域の 2012 年確定値の市場規模をみると，人工関節置換術の総セット数（日本国内での手術のための出荷数）は，前年から 5.4％ アップの 194,390 セット，髄内釘固定は同 8.0％ アップの 34,852 セット，脊椎固定器具は同 2.3％ の 75,443 セットとなっている（株式会社矢野経済研究所（矢野経済）の"2013 年版メディカルバイオニクス（人工臓器）市場の中期予測と参入企業の徹底分析"より）．この 3 種類のなかで最大規模をもつ人工関節部位別について 2012 年確定値をみると，股関節置換術（人工骨頭置換術を含む）が前年から 5.1％ アップの 113,808 セットで最大を占め，膝関節置換術（片側置換術を含む）が同 6.8％ アップの 75,576 セットである．つづいて人工肩関節置換術が同 12.3％ アップで 2161 セットとなっている．それ以外の人工関節としては肘関節，足関節（足首），指関節（手）があるが，いずれも年間各 1000 セットに満たない．髄内釘は 2003 年までは拡大傾向で，近年は飲酒運転防止強化策による交通事故減少や自動車の安全機能向上，若者の車離れなどにより外傷性骨折件数が減少したことを受け，大腿骨，下腿骨の症例数減少傾向が続いていたが，2010 年より上腕骨用の髄内釘の症例が増加傾向にある（優れた髄内釘の導入，高齢化によるもの）．脊椎固定器具は **低侵襲手術**（minimally invasive surgery, MIS）の積極

＊　執筆担当：若月 元（§5・2）

導入で，2009年までは年率平均で6％の伸長率になっていたが，脊椎炎にリウマチ治療薬投与が行われ，該当症例は以前ほど伸びていない状況となっている．

医薬品や経済環境の影響という市場成長におけるマイナス・不確定要因もあるものの，それを補う高齢社会化および健康寿命の延長によって，一昔前には手術適応とならなかった高年齢層においても手術を受ける件数が増え，またインプラント材料・手術手技・手術器械の改良によって，インプラント耐用年数も延長され，比較的若年層においても人工関節手術を施行するケースが増えている．一方で，事実上の材料価格に直結する保険償還価格の見直しもあり，市場規模金額ベースの伸びは症例数の増加ほどではない．人工関節，髄内釘，脊椎固定器具のいずれにおいても海外メーカーが市場シェアの大方を占めている状態であるが，いまだ小規模ながら国産メーカーも国内有力研究機関や大学と連携し，今までにない技術開発と臨床応用を進めている．以下では，人工関節，髄内釘，脊椎固定器具のなかでも最大部分を占める人工関節のうち股関節インプラントを中心に歴史的背景および材料について述べる（§2・2・3を参照）．

5・2・1 人工股関節の歴史と材料

1902年，股関節形成術として関節面へ金箔を応用したのはR. Jonesであり，つづいてMurphyは筋膜や脂肪組織を挿入して短期成績を得た．その後，S. Petersenはガラス，パイレックス，ベークライトを用いて臼蓋側の形成を行ったが，材料破損で不具合を生じたとされている．その後，1938年にステンレス鋼製の人工股関節置換術がP. Wilesによって行われたのが世界初と認識されている．これは関節摺動面が金属対金属（metal on metal, MOM）で構成され，寝たきりの状態から歩行可能となった．1例のみが術後13年まで追跡されたが，固定していたスクリューやボルトはレントゲン学的評価においては機械的機能は破綻していた．大きな転換期を迎えたのは，J. Charnleyの開発した人工股関節の成功である．Charnleyは関節摺動時の摩耗により発生するトルクが臼蓋側カップと臼蓋骨との固定性を破綻させる要因と考えトルクを小さくするために骨頭径を約41 mmから約22 mmまで小径化した．しかし，カップ側の材料であるテフロンが摩耗した摩耗粉がインプラント周囲の骨溶解を誘引し，短期に不具合が発生した．そこで開発された超高分子量ポリエチレン（UHMWPE）に注目して臨床応用した結果成功をおさめ，1970年代より**Charnley式人工股関節システム**として世界に広まった[1]．大腿骨側ステムインプラントの固定方法は**骨セメント**（PMMA，ポリメタクリル酸メチル）での固

定が長らく主流であり，セメントステムに用いられる材質はステンレス鋼より Co-Cr 合金へ移行し主流となっている．その後，セメント非使用のものとして骨とステム間での新生骨の成長（ボーニングロース，バイオロジカルな固定）を促進させるチタンメッシュポーラス構造をもつ Ti 基合金のセメントレス固定ステムが導入され，今日では同仕様にヒドロキシアパタイトのコーティングを施したセメントレス（プレスフィット）仕様も含めてセメント固定を上まわる使用比率となっている．現在では，人工股関節の長期成績を獲得する主要素として，ポリエチレン摩耗粉による骨溶解発生抑制やインプラントと骨との固着性を早期に獲得することが基

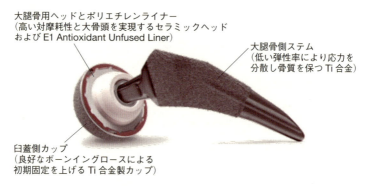

図 5・2　人工股関節の構成例

表 5・3　現在主流の人工股関節材料

部　位	材　質	特　徴
臼蓋側カップ	Ti 合金	・ポーラス構造をもち臼蓋側骨との早期生着を促進し固定性能を向上
ポリエチレンライナー	超高分子量ポリエチレン	・HXLPE やビタミン E 浸透・HXLPE ・長期耐用性を保持しつつ厚みを軽減させることで大骨頭使用ニーズに対応
大腿骨用ヘッド	・Co-Cr 合金 ・セラミック（アルミナ・ジルコニア複合）	大骨頭を使用し最大可動域確保および脱臼抵抗性向上を実現
大腿骨側ステム	・Ti 基合金 ・Co-Cr 合金 ・ステンレス鋼	・Ti 基合金：セメントレスタイプ ・Co-Cr 合金：セメントタイプ ・ステンレス鋼：セメントタイプ

（出典：上記画像および表はバイオメット・ジャパン社内資料）

本的な重要事項として整形外科医の間では認識されている．ポリエチレン摩耗抑制はUHMWPEにγ線や電子線を照射後，融点までまたは融点以上に熱することでフリーラジカルを排除するという方法が主流であり，この方法は，ハイリークロスリンク超高分子量ポリエチレン（HXLPE）とよばれる．また最近では，体内でUHMWPE，HXLPEの酸化を抑制するためにビタミンEをHXLPE内へ浸透させる技術も確立され，臨床応用されている．また，これら技術革新により耐摩耗性能を向上させながらUHMWPE自体の厚みを薄くすることも可能になり，より大きなヘッド径を使用することが可能になった．ヘッドの大径化は股関節可動域の拡大，脱臼リスクの軽減を実現させた．現在主流の人工股関節を図5・2に，そのインプラント材料を表5・3に示す．

5・2・2 髄内釘の歴史と材料

髄内釘は上腕骨，大腿骨，下腿骨などの長管骨骨折時に骨折部を開創せずに骨髄腔内に金属釘を挿入して骨折部の整復固定を行う骨接合材料である．前述のとおり外傷性骨折件数の減少により症例数の伸長がみられなくなったが，高齢人口の増加に伴い，low energy（おもに転倒）による骨折が増え，上腕骨髄内釘症例数は大きく増加している．

骨幹部骨折を骨髄腔内より固定する考えは古くからあり，象牙，骨，動物の角などでつくった短いペグで固定が行われていた．その後，金属材料の開発が進むとより長いロッドが使用されるようになり，1913年にはSchoneが2.8〜4.0 mm径の銀製のピンを用いて尺骨骨折を固定した．その後，髄内釘の父といわれるドイツの外科医 Kuntsher G（キュンチャーG）がV2Aスチール材質でクローバー型の長い釘を発表した．この釘は画期的なものであったが，回旋力と粉砕骨折時の骨短縮に課題があり改善が必要であった．その後，Kuntsher Gの弟子にあたるKaessmannがクローバー釘の先端に孔の開いた釘を発表し，1968年にはKuntsher Gより髄内釘をボルトで横止めするアイディアが報告されている[2]．日本では1972年に"髄内釘ねじ横止め法"が発表され，そののち世界各地でさまざまな製品が導入されるようになった．国内では長らくステンレス鋼製の髄内釘が臨床応用の中心であったが，より柔軟性に富むTi基合金製の釘の開発が進み，現在ではTi基合金製の髄内釘が主流となっている（図5・3）．左右，部位，サイズの識別を容易にするために陽極酸化法技術（アノダイズ加工）を用いてサイズ別に色分け（カラーコード）することにより，臨床現場で手術室スタッフの作業の効率化に役立っている．

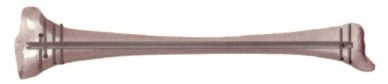

図 5・3　髄内釘の構成例　　脛骨用髄内釘とロッキングスクリュー（共に Ti 基合金製）

5・2・3　脊椎固定用具の材料

　脊椎固定の領域でも長らくステンレス鋼合金が主流であったが，その材質は生体親和性，材料特性に優れる Ti 基合金へと移行してきた．すでに現在の脊椎固定分野では Ti 基合金が最も多く使用される材料である（図 5・4）．脊椎固定では固定器具の X 線透過性を求めるため，前述の人工関節，髄内釘ではみられない二つの非金属材料が積極的に臨床応用されている．一つめは **PEEK** 素材といわれる材料（polyetheretherketone の略称）である．この素材の特徴は X 線透過性であり，Ti 合金に比べて弾性係数が皮質骨に近いため，皮質骨と PEEK の間でのひずみの差が少なく，沈み込みが起こりにくくなっていると考えられている．もう一つは炭素繊維強化ポリマーの**炭素繊維強化プラスチック**（carbon fiber reinforced plastic, CFRP）である．CFRP は炭素繊維を高分子（エポキシ樹脂）で固めたものであり，鉄筋コンクリート構造に模され，鉄筋が炭素繊維で，コンクリートが高分子にたとえられる．CFRP も PEEK と同じ X 線透過性であるが，製品自体の加工のしやすさは PEEK のほうが優れているとされる（PEEK は型抜き，CFRP は削り出しにて製造）（§2・5"複合材料"を参照）．

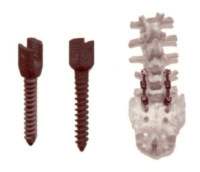

図 5・4　胸腰椎用システムの構成例
固定用スクリューとロッド（共に Ti 製）

参考文献（§5・2）
1) 菅野伸彦, "人工関節の歴史と人工股関節最新デザインコンセプト", 人工臓器, 40巻1号（2011）.
2) 糸満盛憲 著, "運動器外傷治療学", 医学書院（2009）.

5・3 循環器科

5・3・1 ステント

a. ステントとは　ステントは, おもに動脈硬化症によってひき起こされた血管の狭窄に対して大腿や手首などの動脈からカテーテルとよばれる細い管を通して治療を行う際に使用されるデバイスで, 狭窄した血管を内腔から支持して血流を確保するためのものである. 血管のバルーン拡張による治療の一部では, 動脈硬化部に解離が生じて冠閉塞を起こしたり, バルーンによって拡張された部分が時間を経過すると再狭窄を起こしたりするため, ステントはその抑制に有効であるため, カテーテルで多く普及してきた. 特に冠動脈の再狭窄を防止するために, ステント表面に薬剤をコートした薬剤徐放ステント（drug eluting stent, DES）が急速に普及してきた（図5・5）. また, 動脈硬化症は, 冠動脈だけでなく脳動脈, 下肢動脈, 腎動脈など全身に起こるもので, それぞれに必要とされるステントの性能が異なるため使用される材料が異なってくる.

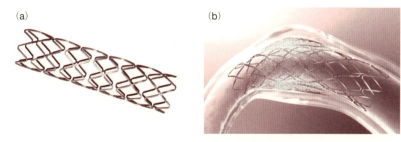

図5・5　ステントの例　(a) 冠動脈ステント, (b) 血管に留置した冠動脈ステントのイメージ

b. ステントに必要な性能　ステントの大きな役割は, 血管内腔を支持することであり, そのためには, まず血管を拡張させる力（ラジアルフォース）が必要

＊ 執筆担当：粕川博明（§5・3）

である．また，血管拡張後にステントの外径が小さくなるリコイル現象により再狭窄のリスクが上がるとされているため，血管内径を縮小させないことも重要とされる．そのほか，血管の屈曲部や分岐部にステントを留置した際に，ステントのエッジ付近に応力が集中して再狭窄を起こすことがあり，ステントの血管追従性（コンフォーマビリティー）も必要である．一方，留置後のステントは長期間，生体環境下に曝されるので，耐食性，耐久性，生体適合性が必要とされる．

c. ステントの性能を発揮するための材料　　冠動脈ステントは，バルーン拡張型ステントといわれ，ステンレス鋼，Co 基合金が使用されている．SUS316L は加工性が高く，ステンレス鋼のなかでも高い耐食性をもち，ステント以外の生体材料としても多くの応用例がある．SUS316L ステンレス鋼の機械的特性は，国際標準化・規格設定機関である ASTM の F138 による規格値では，耐力 190 MPa，引張強さ 490 MPa，伸び 40 ％ となっている．冠動脈ステントは，現在 Co 基合金の使用が主流となっており，これはステントの肉厚を減少させて，炎症や再狭窄率を下げる狙いがある．肉厚を減少させても血管内腔を支持するために十分なラジアルフォースを得るためには，材料の高強度化が必要となる．

一方，下肢などのほかの動脈に使用されるステントは，自己拡張型ステントといわれ，その多くは Ni-Ti 合金を使用している．Ni-Ti 合金は形状記憶・超弾性特性をもち，ステントにはゴムのように変形させてももとの形状に戻る超弾性特性が利用されている．これは，下肢の動脈が，膝の曲げなどの運動によって曲げやひねり，圧縮や引張などの大きな変形を生じるため，その際にステントが塑性変形してしまうと血管などを損傷するおそれがあるため，超弾性特性を使用している．

d. 今後について　　これまでステントは，血管内腔を長期間保持して，血流を確保するもので永久に体内に残るものであった．しかし最近では，体内で分解・吸収されるステントが開発されている．このステントはポリ乳酸で構成され，狭窄した血管を一定期間開存させたあと消失するため，血管の通常の動きを回復させることができるとして注目されており，今後の普及が期待される．

5・3・2　ステントグラフト

a. ステントグラフトとは　　ステントグラフトとは，大動脈が局所的に拡大した大動脈瘤の治療に用いられる医療機器である[1]（図 5・6）．ステントグラフトは，人工血管に自己拡張性のあるステントが接合されており，その端部を大動脈瘤近傍の正常血管にそれぞれ留置することで，血液が人工血管内を流れ，動脈瘤への

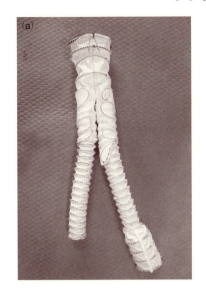
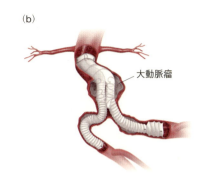

図 5・6 ステントグラフトの例　(a) 腹部大動脈瘤用ステントグラフト，(b) 血管に留置した大動脈瘤ステントグラフトのイメージ

血流および血圧の負荷を低減するものである[2]．近年，その低侵襲性からステントグラフトを用いた治療数は増えており，国内でも，2013年度において 12000 例の腹部および胸部の大動脈瘤治療にステントグラフトが用いられている[3]．

b. 必要な性能と市販品での課題　ステントグラフトは，生涯血管内に留置されることを前提としている．したがって，材料には長期の生物学的安全性と機械的安定性が必要である．以下，ステントグラフトに用いられている材料を三つのパートに分けて要求される機能を示す．

i) **人工血管**（§5・3・3 参照）

① 留置部位全長および全周にわたり血液に接触していることから，生体適合性の高い材料が好ましい．

② 血流および血圧の負荷を動脈瘤病変部と遮断するため，血液のしみ出しにくい，透水率の低い材料が好ましい．

③ ステントグラフトの両端部では，血管内壁に密着し，瘤内への血液流入を防がなければならないことから，血管壁への追随・密着性が高い，軟らかい材料が好ましい．

④ ステントグラフトは経血管的に挿入される．たたみ込まれたステントグラフトの太さが挿入時の患者への負担となることから，体積の小さい（薄い）材

料が好ましい．

現在市販されているステントグラフトは，人工血管としての実績があるポリエステル織布か延伸多孔質化させたポリテトラフルオロエチレン（ePTFE）が用いられている．透水率の高い人工血管では，それ自体を血液が通過し，動脈瘤内に血液が漏れ出す"エンドリーク"の原因として，指摘されている[4]．

ii) ステント

① 人工血管を折りたたまれた状態から既定の径まで押し広げ，瘤内への血液流入を防がなければならない．したがって，形状変化の広い弾性変形域をもち，血管壁に人工血管を密着させるに適当な拡張力をもつ材料が好ましい．また，当該機能は，材質だけではなく，デザインにもよる．

② ステントグラフトは経血管的に挿入される．たたみ込まれたステントグラフトの太さが挿入時の患者への負担となることから，体積の小さい（薄い）材料または，デザインが好ましい．

市販品においては，ステントとして実績があるステンレス鋼や超弾性合金（Ni-Ti 合金）が用いられている．ステンレス鋼は，超弾性合金に比べ弾性変形域が狭いことから超弾性合金を使用した商品が主流となってきている．

iii) 人工血管とステントの接合材料

ステントグラフトを構成する高分子材料の人工血管と金属材料のステントは，① たたみ込まれた状態，② 既定の径まで押し広げる過程，③ 留置時の拍動がかかる状態において，一体に接合されていなければならない．相互の自由度があると，各場面においてステントが人工血管を擦り，穴をあける可能性がある．人工血管の破損は，血液の漏出（エンドリーク）の発生につながる．市販品においては，ポリエステル織布を人工血管に用いる場合は，ポリエステルもしくはポリオレフィンのマルチフィラメント糸によりステントと接合されている．ePTFE を人工血管に用いる場合は，ステントは接着剤により接合されている．

c. 今後のステントグラフトに求められる材料　ステントグラフトは，大動脈瘤治療の低侵襲化によって開発が進められ，臨床医の努力と製造業者の製品改良により，一定の成績を得るまでに至った．今後は，より難しい病変（蛇行した血管での使用，主要分枝（腎動脈など）を含む動脈瘤での使用，短い固定部への留置など）への適応や，さらなる低侵襲化デバイスへの進化が求められる．特に，ステントグラフトの細径化は挿入時の患者への負担を減らすことから，期待が大きい．以下の特性を満たす材料により，ステントグラフトの細径化は，さらに進むと考え

られる.
① 現行構造のままの細径化
- より高強度なフィルムを用い,人工血管の体積を減らす.
- より弾性変形域の広い金属材料を用い,ステントの体積を減らす.

② 構造の変更
- 自己拡張力をもつ人工血管材料を開発する.

今後,新たな材料の使い方や新しい構造で,より安全・安心に治療ができるステントグラフトの開発が望まれる.

5・3・3 人工血管

a. 人工血管とは 血管とは,組織に血液を運ぶための流路として全身に張りめぐらされている人体を構成している臓器の一つである.血管が病気や外傷により,血液の流路として機能を果たせなくなった際に,代替物としておもに使用されるのが人工血管である.最近では,生活習慣病の増加に伴い,大動脈にできた動脈瘤を治療するために口径の大きい人工血管で置換したり,末梢の動脈に血栓ができて狭窄・閉塞した際に口径の小さい人工血管でバイパスしたり,さらに糖尿病などで腎機能が失われた際に行う血液透析のアクセスとして造設される**シャント**(大量の血液を取出すために手術でつくる血管)や,外傷にて損傷を受けた血管に対して人工血管を使用したりすることがある.

b. 必要な性能(抗血栓性,生体適合性など) 人工血管に要求される性能は,血液の流路として長期に安定して働き続けることであるため,その性能を発揮するためにさまざまな条件が要求される(表5・4).これらの条件を満たすために参考となる代表的な規格については,ISO 7198, ISO 10993 シリーズなどがあげられる(§3・3・3 "血栓形成,血液適合性" を参照).

表5・4 人工血管に要求される条件(人工臓器学会HPより)

1. 宿主との生体適合性がよく,毒性,発がん性,抗原性がない
2. 生体内で劣化しにくく,丈夫である
3. 感染に抵抗性である
4. 滅菌と保存が容易である
5. 種々のサイズのグラフトがそろっている
6. 操作性がよい
7. 対処できないほどの血液の漏れが人工血管からない
8. 無血栓性である
9. 値段が高すぎない

c. 性能を発揮するための材料　人工血管の歴史は，要求される条件を満たすための素材選定の歴史ともいえる（表5・5）．初期（1950年以前）には素材そのものを管状体に成形したもので試行錯誤が繰返され，1950年以降では，素材に加えて構造を工夫することにより性能の高い人工血管の研究が行われてきた．その結果，一定期間ではあるが血管の代わりとなるような人工血管が開発され，現在市販されている数多くの人工血管の原型となるものが生み出されてきた．

表 5・5　人工血管として検討されてきた素材（1990年以前）

素　材	年　代	報告者
象　牙	1897	Nitze
マグネシウム	1900	Payr
アルミニウム	1907	Carrel
ガラス	1912	
バイタリウム	1940	Blakemore
メタクリル酸メチル	1947	Hufnagel
ポリエチレン	1949	Donovan
	1950	Moore
ビニヨン-N	1952	Voorhees
	1954	Blakemore
シリコーンゴム	1955	Egdahl
金属メッシュ	1955	Blades
オルロン	1955	Hafnagel
ナイロン	1955	Deterling
アイバロン	1955	Shmway
ダクロン	1957	Julian
テフロン	1958	Edwards
延伸ポリテトラフルオロエチレン（ePTFE）	1972	松本 Soyer
ポリウレタン	1984	Gilding

現在では，これまでのさまざまな素材でつくられた人工血管の研究および臨床での実績から，ポリエステル製，ePTFE製，ポリウレタン製の人工血管などが主流となり，その性能により使用される部位や用途によって使い分けられている（表5・6）．また，新たな機能を付加した人工血管も市販されるようになり，これまで

血液の漏出を防ぐ目的で使われてきたゼラチンやコラーゲンといった生物由来材料にかわり，合成高分子からなるシール材を用いたより高性能な人工血管や，抗血栓性コーティングが付与された人工血管も良好な成績を収めている．

表 5・6　使用されている素材・構造による人工血管の分類
（主要なものについて記載．§2・2も参照）

大口径（内径 10 mm 以上）　おもに大動脈の再建・置換・バイパスとして使用
●ポリエステル製（編み，織り構造） 　シール材（血液シール性）：ゼラチン・コラーゲン・アルブミンなど（生物由来），エラストマー素材（非生物由来）
●延伸ポリテトラフルオロエチレン（ePTFE）製
小口径（内径 10 mm 未満）　末梢用血管再建・置換・バイパス，透析用シャントなどで使用
●ポリエステル製（編み，織り構造） 　シール材（血液シール性）：ゼラチン・コラーゲン・アルブミンなど（生物由来），エラストマー素材（非生物由来）
●延伸ポリテトラフルオロエチレン（ePTFE）製 　コーティング材（抗血栓性）：ヘパリン（生物由来），カーボン（非生物由来） 　コーティング材（血漿漏出軽減）：ゼラチン（生物由来） 　シール材（血液シール性）：エラストマー素材（非生物由来）
●ポリウレタン製 　シール材（血液シール性）：ポリウレタン（非生物由来）
●複合構造（複層構造） 　ポリエステル，エラストマー（血液シール性），ポリオレフィンの組合わせ 　延伸ポリテトラフルオロエチレン（ePTFE），ポリエステルの組合わせ

d. 人工血管の今後について　人工血管に要求される最大の性能は，血液を運ぶための流路として長期に安定して使用できることである．その意味では，市販されている大口径人工血管は，手術手技と組合わせて一定の成績を残すまでのレベルに達しており，今後の課題として，血液・血漿成分の漏出を抑えつつ手術の成否に最も影響を与える操作性（術者の扱いやすさ）などの向上を図ることが課題となってくると考えられる．また，脱生物由来材料という視点からも，よりシール性能の高い合成高分子を使用したシール材への切替えが重要となってくると考えられる．一方で，大口径人工血管が必要となるような侵襲性の高い外科的な手術に対して，侵襲性の低いステントグラフトでの治療が普及してきたことにより，ステントグラフトと組合わせて使用することが可能な人工血管の要求も高まってきている．

大口径人工血管では，人工血管を閉塞させてしまうような血栓が形成されるようなことはないが，小口径人工血管（特に直径 4 mm 以下）では，この点が最大の課題となってくる．特に下肢で使用される細い人工血管や，まだ長期的に実績のない冠動脈用の人工血管では，いかに血栓形成を抑え長期開存させることができるかが重要になってくる．また，人工血管の開存性に影響を与える手術時の操作性や，人工血管の物性などをいかに向上させられるかも今後の研究・開発で重要となってくると思われる（表 5・7）．

表 5・7　人工血管の課題

今後必要な人工血管	要求される性能	必要となる技術
末梢用（下肢），冠動脈用，透析用（直径 2～5 mm）	長期開存性，内膜肥厚抑制，耐感染性，抗血栓性，操作性，耐久性	抗血栓（素材・コーティング），生体親和性（素材・コーティング），薬剤溶出（素材，薬剤），再生医療・組織工学など，素材成形・加工

現在市販されている人工血管は，手術手技などと組合わせて一定の性能を発揮するように設計され，完全に生体血管そのものの機能を代行するまでの設計がされていないため，再度生体血管を手本としてこれまで積み上げられた人工血管開発の歴史を振返り，より生体に受け入れられるような人工血管の研究・開発を進めることが必要である．その視点から考えたときに，現在さまざまな領域で研究が進められている再生医療の技術を応用した人工血管が，当たり前のように使用される時代がくるかもしれない．

5・3・4　人 工 心 臓

a. 人工心臓とは[5,6]　人工心臓とは，機能不全に陥った心臓のポンプ機能を代行するための機械システムである．開発当初は，左右二つの拍動流型ポンプで自然心を置換する完全置換型の**人工心臓**（total artificial heart，TAH）を空気圧で駆動するタイプが主流であったが，その後，自然心を残し左心に設けたバイパス回路にポンプを付加してポンプ機能を補助する**左心補助人工心臓**（left ventricular assist device，LVAD）でも 8 割程度の対象患者が救命しうるという認識が広がり始め，よりリスクの低い LVAD が主流となり，現在に至っている．駆動システムは，冷蔵庫大の駆動部を必要とする空気圧駆動に代わり，体表に装着可能な小型制御装置とバッテリーで駆動可能な電動モーター駆動が主流となり，ポンプ形式は，繰返し変形による疲労破壊がある駆動膜と逆止弁が必要となる拍動流型から，可動部が羽

根車のみの連続流型（遠心式および軸流式）へと変遷してきた（図5・7）．現在欧米では，5社の装着型連続流式 LVAD，1社の空気圧駆動拍動流式 TAH，3社の空気圧駆動体外設置型拍動流式 LVAD が臨床使用されている．症例数は近年急激に増え，すでに年間5000例を超えているが，そのほとんどが米国2社の装着型連続流式 LVAD である．日本では1990年に2社の空気圧駆動体外設置型拍動流式 LVAD が保険適用となり，現在でもそのうちの1機種が使用され続けている．2011年にはテルモ社，サンメディカル社の2社が装着型連続流式 LVAD を上市し，2013年には米国2社の装着型連続流式 LVAD も保険適用となっている．

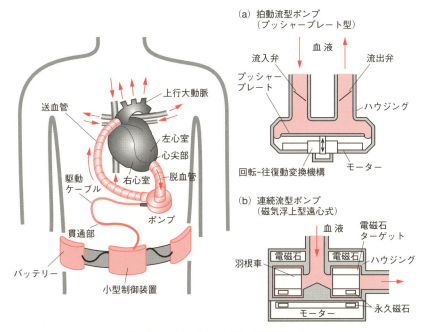

図5・7 人工心臓の構成（左）とポンプの駆動システム（右）

b. 人工心臓用バイオマテリアルでの生体反応と関連因子[7] 　現在最も一般的な埋込型 LVAD では，心尖部から脱血した血液は，横隔膜下部のポケットに埋設されたポンプにより上行大動脈に送血される．このポンプは体表に装着される制御装置と皮膚を貫通する駆動ケーブルでつながれている（図5・7）．開発初期の拍動流型ポンプでは，人工弁および血液チャンバー内に発生する血栓，および繰返

し変形に伴う駆動膜の疲労破壊が最大の開発課題と捉えられていた．しかし，1980年代初頭に5例実施された永久使用を目指した空気圧駆動のTAHの臨床応用では，微小血栓による脳神経障害とともに，ポンプ周囲でのポケット感染が問題となり，血液適合性とともに，組織適合性の重要性が再認識されることになった．連続流型ポンプにおいては，繰返し変形する部材がないため，疲労破壊の問題はないが，当初は羽根車の回転を支持する血液チャンバー内の接触軸受部での摩擦熱などによる血栓発生が耐久性を制限する最大要因であった．そこで，磁気軸受もしくは動圧軸受により羽根車を浮上させる方式が開発されることになった．連続流型ポンプは拍動流型ポンプの数分の一の大きさであるため，組織との接触面積が小さくポケット部での感染率は大きく低下している．また，空気圧駆動では直径 10 mm 以上の空気圧チューブが皮膚を貫通しており，拍動に伴うチューブの外径変動が，組織とチューブの密着性を低下させ，貫通部の感染の要因になっていたが，電動ポンプでは，駆動ケーブルは直径 4〜8 mm 程度と細い配線のみであり外径変動もないため，皮膚貫通部の感染も激減した．表5・8に示すさまざまな生体反応と関連因子のなかで，人工心臓に特に重要であるのは血流のせん断応力であり，近年，数値流体力学（computational fluid dynamics，CFD）の発達により，詳細に流体力学的因子を把握できるようになったことが人工心臓の実用化に大きく貢献した．

表 5・8　人工心臓用バイオマテリアルでの生体反応と関連因子

適合性区別	関連部位	生体反応	関連因子
血液適合性	血液チャンバー 送脱血管内面 羽根車，軸受 駆動膜，逆止弁	血栓形成，溶血 血小板，タンパク質吸着 補体，凝固因子活性化 Ca沈着，石灰化	面積，表面粗さ，部材間隙間 血液速（せん断応力），血液粘度 摩擦熱，応力集中 化学組成，表面電荷
組織適合性	ハウジング 送脱血管外面 駆動ケーブル	炎症反応，異物反応 感染 カプセル化	化学組成，純度，汚染 力学的不整合，面積 金属イオンの溶出

c. 実際の人工心臓用バイオマテリアル[7]　ここでは，実際に使用されてきた具体的なバイオマテリアルを種別に示す．

i) **高 分 子**（§2・2参照）

おもに拍動流型ポンプの駆動膜として使用され，初期のポリ塩化ビニルから，シリコーンゴム，ポリエステル型ポリウレタンを経て，現在はセグメント型ポリウレ

タンが使用されている．駆動ケーブルの外周にシリコーンゴム，送血用人工血管のキンク（折れ曲がり）防止保護管として，超高分子量ポリエチレン（UHMWPE），PTFEが使用されている．

ii) **金　属**（§2・4参照）

連続流型ポンプにおける羽根車，拍動流型，連続流型両ポンプのモーターなどを含めたポンプ機構を収納するケース（ハウジング）部材，脱血管，送脱血管とポンプとの接続部材などに使用され，当初はSUS304などのステンレス鋼が使用されたが，現在はほぼすべてTi基合金（Ti-6Al-4V ELI）である．

iii) **無機材料（セラミック）**

接触軸受式連続流型ポンプの軸受け部材として使用されており，ルビー，サファイア，SiCなどが使用されている．

iv) **血液接触面の表面処理**[8]

血液接触面の抗血栓性向上のため，ヘパリンの共有結合処理，2-メタクリロイルオキシエチルホスホリルコリン（MPC）ポリマー，ダイヤモンドライクカーボン（DLC），TiNなどの有機，無機材料のコーティングが実施されている．

d. 今後の課題　米国の主要2機種の装着型連続流式LVADでは，8％程度の症例に血栓発生があり[9]，ポンプ内での血栓に加え，脱血管と心筋の接触部にできる血栓（wedge thrombus）も問題となっているが，これは，脱血管と心筋の密着性不足が大きな要因と考えられている．また，患者の再入院の最大要因となっている感染については，空気圧駆動に比べれば大幅に減っているが，駆動ケーブルの皮膚貫通部が現在でも最大の好発部位である．古くからこの課題を解決するために，電磁誘導を用いたワイヤレス給電が検討されているが，この方式では体内に制御装置，バクアップバッテリー，ワイヤレス給電コイルなどを埋込む必要があり，手術侵襲が著しく増大するという大きな問題点がある．ほかの選択肢として，皮膚貫通部のケーブルと周囲の組織の密着性を高めるために貫通部ケーブル周囲に設けるスキンボタン（骨に固定する場合は金属もしくはカーボン，軟組織の場合は，多孔質プラスチック，繊維などの円環状構造体）も以前から検討されている．強固に固定できるため，皮膚と人工物間の動きが少なく，密着性が得られやすい，頭蓋骨に固定するタイプが実用化されているが，複雑な設営手技が必要であり，より簡便な腹部貫通部でのスキンボタンの実現が試みられている．このような，生体組織と人工物の力学的整合性の向上はこれまで脇役的な扱いであったが，今後はより注目されてしかるべき課題である．

参考文献（§5・3）

1) J. C. Parodi ほか，"Transfemoral intraluminal graft Implantation for abdominal aortic aneurysms", *Ann. Vasc. Surg.*, **5**, 491 (1991).
2) 大木隆生 著，"腹部大動脈瘤ステントグラフト内挿術の実際"，医学書院 (2010).
3) ステントグラフト実施基準管理委員会 追跡調査情報　http://stentgraft.jp/pro/report/index.html
4) H. Geoffrey ほか，"Type III and Type IV Endoleak: Toward a Complete Definition of Blood flow in the Sac After Endoluminal AAA Repair", *J. Endovasc. Surg.*, **5**, 305 (1998).
5) 野尻知里ほか，"日本における人工心臓開発について"，循環制御，**29**, 42 (2009).
6) M. S. Slaughter ほか，"Advanced Heart Failure Treated with Continuous-Flow Left Ventricular Assist Device", *N. Engl. J. Med.*, **361**, 2241 (2009).
7) 井街 宏，"人工心臓とバイオマテリアル"，バイオマテリアル，**23**, 178 (2005).
8) D.-C. Sin ほか，"Surface coatings for ventricular assist devices", *Expert. Rev. Med. Devices*, **6**(1), 51 (2009).
9) R. C. Starling ほか，"Unexpected Abrupt Increase in Left Ventricular Assist Device Thrombosis", *N. Engl. J. Med.*, **370**, 33 (2014).

5・4　泌尿器科（血液透析，腹膜透析，輸液バッグ）

　泌尿器とは，尿をつくり出し，その尿を体外に排出する器官を示し，具体的には腎臓，尿管，膀胱，尿道を総称して泌尿器とよぶ．多くの高等動物では生命を維持するため体内環境を一定の状態にする恒常性の機能を兼ね備えおり，生命維持に必要な物質を体外環境から取入れる必要があるが，その一方で体内環境は恒常性を維持するため不要な物質を排泄しなければならない．その排泄を担うのが泌尿器の役割である．

　泌尿器科における人工臓器，医療デバイスは特に腎臓の機能（老廃物の排泄，水分・電解質の調節，ホルモン分泌やビタミンDの活性化など）の老廃物の排泄，水分・電解質の調節を補うものが多く，その機能を代替する治療法を一般に**透析療法**とよぶ．本節では透析療法に用いられる人工臓器，医療デバイスなどについて概説する．

＊　執筆担当：狩野智一（§5・4）

5・4・1 血液透析

　一般に血液透析（hemodialysis, HD）は**血液浄化器（ダイアライザー）**とよばれる人工臓器を用いて体内に蓄積した老廃物を除去する方法である．血液浄化器は平板積層（キール）型と中空糸（ホローファイバー）型の2種類があり，現在では安全性や効率に優れた中空糸型の透析器がおもに使用されている．

　一般的な中空糸型ダイアライザーは，ストロー状の半透膜の中空糸透析膜（内径 180～200 μm，膜厚 10～50 μm 程度）を約千本程度束ね，長さ約 30 cm の筒状の透明プラスチックケース（ハウジング）に充填したものである（図 5・8）．中空糸型ダイアライザーは使用されている中空糸の膜材質や製膜方法で性能（機能）が異なる（表 5・9）[1,2]．血液透析器（中空糸型）の機能分類 2013 では β2-ミクログロブリン（β2-MG）クリアランスおよびタンパク質非透過/低透過型とタンパク質透過型で分類（表 5・10）されている[3]（§2・2・3e の ii "膜"を参照）．血液透析療法は図 5・8 のように，透析装置（コンソール）に血液回路でダイアライザーを取付け，シャントとよばれる手術でつくった大量の血液を取出す血管に穿刺により，つなげて中空糸の内側を血液，外側に透析液を流し，半透膜を介して水分（限外ろ過作用による）と老廃物（拡散作用による）を血液から透析液側へ移行させ除去する血液浄化方法である．このように血液透析療法では，分子量に基づき物質が移動す

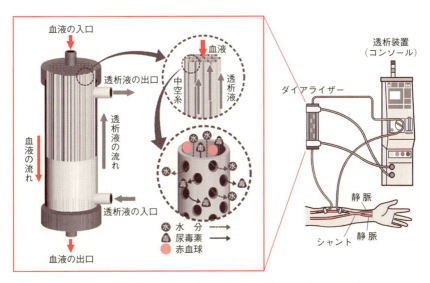

図 5・8　中空糸（ホローファイバー）型ダイアライザーと血液透析療法

るため,老廃物だけでなく必要な成分も除去されてしまう.また,電解質の調節,ホルモン分泌やビタミンD活性化などの腎機能を代償しているわけではない.それゆえ,老廃物の特異的除去だけでなく,本来の腎機能に少しでも近づく透析療法についてさまざまな研究が行われている.

表 5・9 透析膜に使用される医療用高分子とその特徴[1),2)]（§2・2参照）

膜種類			特徴
天然高分子	再生セルロース膜	銅アンモニア法（キュプロファン）酢酸セルロース法ビスコース法	耐熱性あり,オートクレーブ可能,製膜製良好 白血球の一過性減少,臨床実績豊富 親水性で水中で膨潤
	セルロースアセテート膜	ジアセテート膜（CDA膜）トリアセテート膜（CTA膜）	耐放射性あり,γ線滅菌,水中で膨潤しない 補体活性,白血球変化がわずかで生体適合性良好
	表面改質再生セルロース膜	ヘモファン膜	耐熱性あり,オートクレーブ可能 白血球の一過性減少を改善
合成高分子	ポリアクリロニトリル系膜（PAN膜）		タンパク質吸着あり,補体活性,白血球変化がわずかで生体適合性良好
	ポリメタクリル酸メチル膜（PMMA膜）		B2-MG吸着能が高い,白血球の一過性減少を改善 補体活性,白血球変化がわずかで生体適合性良好
	エチレン・ビニルアルコール共重合体膜（EVAL膜）		耐熱性がよくないため,EOGまたはγ線滅菌 均質膜構造で,生体適合性に優れ,抗血栓性が高い
	ポリスルホン膜（PSU膜）ポリエーテルスルホン膜（PES膜）		耐熱性あり,オートクレーブ可能 非対称膜構造,ポア形成剤添加で親水性を示す
	ポリアミド膜（PA膜）		3層膜構造,エンドトキシン保持能が高い 電気化学的に中性,ポリビニルピロリドンにより親水性を示す

5・4・2 腹膜透析

腹膜透析（peritoneal dialysis, PD）は生体膜である腹膜を透析膜として用いる透析療法である.腹膜透析では透析液を腹腔内に貯留するため,**腹膜灌流用カテーテル**とよばれるシリコーン性チューブを留置する手術が行われる（図5・9a）.その後の透析は,成人では1回約1.5～2Lの腹膜透析液を腹腔内に注入し,4～8時

間滞液後に排液除去する操作を，1日当たり3〜5回連続して行い，それを毎日継続する方法をとる．

腹膜透析療法は一般に**連続携行式腹膜透析**（continuous ambulatory peritoneal dialysis, CAPD）とよばれ，透析患者自身が自宅や職場など，社会生活のなかで行う在宅療法である（図5・9b）．CAPDは24時間連続した透析を行うため，日中も腹膜透析液の交換を行うが，患者の状態によっては夜間腹膜透析に行う療法がある．この療法は夜間就寝中に行う腹膜透析のため，**自動腹膜灌流装置**（automated peritoneal dialysis, APD）を用いて透析液交換を行うため**APD療法**とよばれている．腹膜透析療法は患者自身の腹膜（腹腔内）に埋植したカテーテルに腹膜透析液を接続して透析液を交換するため，その接続に際しては感染を起こさないように細心の注意を払う必要がある．接続方法は一般に清潔環境下で清潔操作により，手で腹膜透析液との接続・交換を行うが，一部のメーカーからは接続補助具，紫外線による殺菌を利用した接続システムやチューブを熱で切断・接合する無菌接合装置が出されており，感染防止対策が取られている．

腹膜透析療法では，生体内外をつなぐカテーテルに関連した問題として，カテーテルを埋込んだ部分の感染（出口部感染）や透析液を腹腔内に入れるときの感染による腹膜炎がある．前述したとおり感染を防ぐ目的で各社工夫を凝らした接続システムを開発しているが，感染がなくなるまでには至っていない．今後，腹膜透析の

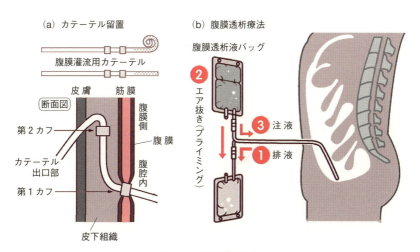

図5・9 腹膜透析療法

最大の問題である感染をひき起こさない医療材料，用具や機器の開発が待たれる．

5・4・3 輸液バッグ

輸液とは，第16改正日本薬局方（局方）[4]では，"1) 静脈内投与する，通例，100

表 5・10 血液浄化器（中空糸型）の機能分類 2013

治療法	HD				
血液浄化器	血液透析器[1]				
	Ⅰ型		Ⅱ型		
	Ⅰ-a 型 (蛋白非透過/ 低透過型)	Ⅰ-b 型 (蛋白透過型)	Ⅱ-a (蛋白非透過/ 低透過型)	Ⅱ-b (蛋白透過型)	
測定条件	膜面積 A (m^2)	1.5			
	血流量 Q_B (mL/min) 希釈後 Q_B (mL/min)	200±4			
	透析液流量 Q_D (mL/min) 流入 Q_D (mL/min)	500±15			
	濾液流量 Q_F/補充液流量 Q_S (mL/min)	15±1 (10±1 mL/min/m^2)			
性能基準[†1]	尿素クリアランス (mL/min)	125≦		185≦	
	$β_2$-MG クリアランス (mL/min)	<70		70≦	
	アルブミンふるい係数 SC	<0.03	0.03≦	<0.03	0.03≦
透析液または補充液水質基準	超純粋透析液水質基準				
特徴[†3]	小分子から中分子(含むβ2-MG) 溶質の除去を主目的とする．	小分子から大分子でブロードな溶質の除去を主目的とする．	小分子から中分子(含むβ2-MG) 溶質の積極的除去を主目的とする．	大分子(含むα1-MG) 溶質の除去を主目的とする．	

1) それぞれの血液透析器はⅠ型/Ⅱ型/S型のいずれか1つの型として使用されなければならない．
2) それぞれの血液透析濾過器は，後希釈用もしくは前希釈用のどちらかの性能基準を満たさなければならない．基準を満たしたものは，膜を介して濾過・補充を断続的に行う "間歇補充用" にも使用可能である．
†1 性能基準値については，表中膜面積の値とする．他の膜面積では勘案して読み替えるものとする（その際，測定条件も適宜変更する）．

mL 以上の注射剤, 2) 主として, 水分補給, 電解質補正, 栄養補給などの目的で投与されるが, 持続注入による治療を目的にほかの注射剤と混合して用いることもある" と記載されている. このような液剤を輸送, 保管する輸液バッグやボトルの内面は, 直接薬液に触れるために, 容器そのものの安全性が問われている. その一方

(川西秀樹ほか, 透析会誌, **46**(5), 501 (2013) より)

		HDF		HF
		血液透析濾過器[2]		血液濾過器
	S 型 (特別な機能をもつもの)	(後希釈用)	(前希釈用)	
		2.0		2.0
		250±5	250±5 490±10	250±5
		500±15 60±2 (30±1 mL/min/m^2)	600±18 360±11 240±4 (120±2 mL/min/m^2)	60±2 (30±1 mL/min/m^2)
	125≦	200≦	180[†2]≦	55≦
	0≦	70≦	70[†2]≦	30≦
		濾過型人工腎臓用補充液またはオンライン透析液水質基準		濾過型人工腎臓用補充液またはオンライン透析液水質基準
	特別な機能[†4]: 生体適合性に優れる. 吸着によって溶質除去できる, 抗炎症性, 抗酸化性をもつ, など.	拡散と濾過を積極的に利用し, 小分子から大分子まで広範囲にわたる溶質の除去を目的とする[†5].		濾過を積極的に利用し, 中・大分子溶質の除去を主目的とする.

†2 希釈補正後の値
†3 特徴については, あくまでも一つの目安を示すもので厳格に分類されるものではない.
†4 特別な機能については, 別途それぞれ評価するものとする.
†5 内部濾過促進型は含めない (血液透析器に含める).
治療当たりのアルブミン喪失量の設定は, 低アルブミン血症をきたさぬよう十分配慮すべきである.

で，製造上は加工しやすく，安価であることも要求されている．一般に輸液バッグ・ボトルは，ガラスおよびポリ塩化ビニル，ポリエチレンやポリプロピレンなどのプラスチックでつくられる．また，プラスチック容器では"資源の有効な利用の促進に関する法律"に基づいて，プラスチック製容器包装に材質を表示することが2001年4月より義務化されている[5]．

プラスチック製の輸液バッグやボトルの安全性（生体適合性）を担保する試験の一つとして，局方の一般試験法にプラスチック製医薬品容器試験があり，医薬品（注射剤）を入れる容器は本試験に適合しなければならない．プラスチック製医薬品容器試験[4]には，1. 灰化試験（強熱残分，重金属，鉛，カドミウム，スズ），2. 溶出物試験（泡立ち，pH，過マンガン酸カリウム還元性物質，紫外吸収スペクトル，蒸発残留物），3. 微粒子試験，4. 透明性試験，5. 水蒸気透過性試験，6. 漏れ試験，7. 細胞毒性試験が定められており，使用するプラスチック容器の物理的性質，機能，毒性や生体適合性を評価することを義務づけ，安全性の担保としている．

参考文献（§5・4）
1) 秋葉 隆，峰島三千男 編，石田和寛，木全直樹 著，"ダイアライザの種類と選択"，CE技術シリーズ 血液浄化法，p.46，南江堂（2004）．
2) 中本雅彦ほか 編，峰島三千男 著，"血液浄化膜の構造と特徴"，透析療法辞典，p.45，医学書院（1999）．
3) 川西秀樹ほか，"血液浄化器（中空糸型）の機能分類2013"，透析会誌，**46**(5)，501（2013）．
4) プラスチック製医薬品容器試験法．第十六改正日本薬局方，日本薬局方電子版（平成二十三年三月二十四日 厚生労働省告示第65号，p.122（2011）．
5) 資源の有効な利用の促進に関する法律（平成三年四月二十六日法律第四十八号 平成十二年六月改正）

5・5 脳神経外科

5・5・1 人工硬膜

硬膜は機能的に脳内と脳外を分けている厚さ約0.6 mmのしっかりとしたコラーゲン線維の被膜である．脳神経外科手術において硬膜欠損が生じた場合，何らかの

＊ 執筆担当：川上 理，山田圭介，宮本 享（§5・5）

補填が必要となる．

　これまで代用硬膜として自己組織（筋膜，頭蓋骨膜），同種組織（ヒト献体由来凍結乾燥硬膜），異種組織（牛心膜），および人工材料など種々のものが用いられてきた．自己組織は異物反応の点では理想的であるが，採取のための新たな切開を必要とし，常に必要な大きさが得られるとは限らない．異種組織や同種移植ではクロイツフェルト・ヤコブ病などに代表されるようにプリオン病の原因となりうることから，安全性の問題が否定しきれない．また人工材料として非吸収性素材としてシリコーンシートが用いられたことがあったが，非吸収性素材の宿命である周囲組織への慢性刺激に起因する被膜（硬膜の下にある膜組織）からの内出血による合併症が数多く報告され，汎用されるに至らなかった．

　従来広く使用されていたヒト献体由来凍結乾燥硬膜（LYODURA®）が1997年4月以降禁止されてから，臨床現場では自己筋膜，骨膜のほか，非吸収性人工材料であるePTFEを使用したゴアテックス®シート，吸収性人工材料であるポリ乳酸カプロラクトン共重合体を用いたSeamdura®が用いられている[1,2]．

5・5・2　脳動脈瘤治療材料（脳動脈瘤クリップおよび脳動脈瘤塞栓コイル）

　くも膜下出血の原因となる脳動脈瘤の代表的な治療方法は，脳動脈瘤クリップである．動脈瘤の根元の部分を閉塞して動脈瘤を完全に血流が通わない状態にする開頭術（クリッピング）と，血管の中からカテーテルを動脈瘤の根元まで入れて白金性コイルを送り込んで動脈瘤内部を埋める血管内治療（コイル塞栓術）がある．

　a. 脳動脈瘤クリップ　　脳動脈瘤クリップを図5・10に示す．脳動脈瘤クリップに要求される性能として，閉鎖圧が安定していること（弱いとクリップをかけた動脈瘤からはずれる．強すぎれば脳血管が挫滅する），磁気共鳴映像法（MRI）による撮影が可能（非磁性体）であることなどがあげられる．

　当初用いられたステンレス製の脳動脈瘤クリップは，閉鎖圧が一定でなく挟み込んだクリップが拍動によりずれることもあった．その後，エルジロイ（1976年）やフィノックス（1983年）といったCo基合金を用いることにより閉鎖圧や開き幅の改良が進むとともに，導磁率が1.003となり非磁性体（$\mu \leq 1.005$）となった．Co基合金クリップはMRIによる検査でも安全性に問題を生じることはないと考えられている．しかし，画像診断の点でMRIではアーチファクトが起こりクリップ近傍の情報が欠落することや，最近ではより強磁場MRIが出現していることから，より低磁性のクリップの開発が求められた．

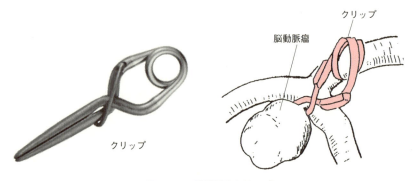

図 5・10 脳動脈瘤クリップ

1995 年以降，クリップ素材として Ti，Ti 基合金も用いられるようになった．代表的な製品として Yasargil® clip（ACECULAP）や Sugita clip（MIZUHO）があげられる．これにより導磁率は 1.0003 と Co-Cr 合金の 1.003 に対してさらに低くなり，安全性と画像判読性が改善された．ただし，チタン製は閉鎖圧が Co 基合金製に比較して弱いことから，症例に応じて使い分ける必要がある．なお同一部位における Co 基合金製クリップとチタン製クリップの併用は，ガルバニー腐食（異種金属間腐食）によりクリップの強度を低下させるおそれがあり注意が必要とされている．

b. 脳動脈瘤塞栓コイル　脳動脈瘤塞栓コイルを図 5・11 に示す．カテーテルを用いて脳動脈瘤内に塞栓物質を送り込む脳動脈瘤コイル塞栓術は，画像診断法や使用器材の発達により近年急速に発展し，その治療適応が拡大している．これまでにさまざまな塞栓材料が開発されたが，1991 年 G. Guglielmi により開発されたコイル（Guglielmi detachable coil，GDC™）の出現により急速に普及した[3,4]．GDC™ は，形状記憶された非常に柔らかい白金製コイルで，径，長さ，太さ，柔

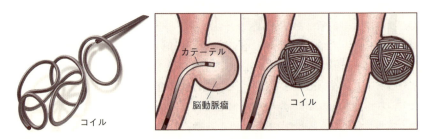

図 5・11 脳動脈瘤塞栓コイル

らかさなど形状の異なる百種類以上のなかから治療する動脈瘤の大きさ，形に適したコイルを選択できる．このコイルは，デリバリーワイヤーに通電することにより，外力を加えず安全に離脱できるため，コイルの径，長さが適切でないと判断されれば，離脱前に回収が可能である．現在，GDC™ 以外にも Target® (Stryker 社)，Cerecyte® (J&J Codman 社)，ED コイル (カネカ社)，Complex (テルモ社)，Axium™ (Covidien 社) など複数のコイルが実際の臨床で使用可能となっている．

コイル塞栓術脳動脈瘤に対するコイル塞栓術の初期成績は良好であり，症例を選べば直達手術に勝る結果が得られているが，脳動脈瘤のコイル塞栓術が直達手術と比べて劣る点は根治性および長期成績である．大きなサイズの動脈瘤，頸部の大きな動脈瘤，瘤内に血栓を伴う動脈瘤では，完全閉塞が得られず，高率に動脈瘤内への血流の再開通が起こってくる．さまざまな手技の工夫，道具の改良にもかかわらず，瘤内のコイルの容積占有率は最大でも 30～40％で，根治のためには残りの 60～70％ を占める不安定な血栓が自然に器質化することを期待するしかない．

瘤内にコイルを密に充填し動脈瘤内への血流の再開通を防ぐため，コイルの改良が試みられている[5〜14]．塞栓コイルも形状，柔軟性など多種多様な製品が発売されており，物理的に従来よりも塞栓率を上げやすくなっている．このほか，従来のベアプラチナコイル (bare platinum coil) を加工して，線維器質化を促進したり，容積塞栓率を上げたりするため，さまざまな工夫を凝らした製品が出現している．線維器質化を促進させる加工を行った platinum coil として Stryker 社の Matrix2®[9] や J&J Codman 社の Cerecyte® が臨床使用可能となっている．Matrix2® は GDC™ の表面に生体吸収性ポリマーである PGLA (polyglycolic/polylactic acid copolymer) を被覆している．Cerecyte® は PGA (polyglycolic acid) が bare platinum coil の中に入っている．これらはいずれも生体内で吸収される過程でコイル周囲の線維器質化を促進させると考えられている．容積塞栓率を上げる目的では，コイル表面が高分子吸水性ポリマーで被覆され，生体中で膨潤することによって塞栓率を上げるテルモ社の HydroCoil® も臨床応用されている．

参考文献 (§5・5)
1) K. Yamada ほか, *J. Neurosurg.*, **86**(6), 1012 (1997).
2) K. Yamada ほか, *J. Neurosurg.*, **96**(4), 731 (2002).
3) G. Guglielmi ほか, *J. Neurosurg.*, **75**(1), 1 (1991).
4) F. Viñuela ほか, *J. Neurosurg.*, **86**(3), 475 (1997).
5) J. M. Abrahams ほか, *Neurosurgery*, **49**(5), 1187 (2001).

6) A. C. Desfaits, *Stroke*, **31**(2), 498 (2000).
7) A. N. de Gast, *Neurosurgery*, **49**(3), 690 (2001).
8) D. F. Kallmes, *Radiology*, **207**(2), 519 (1998).
9) Y. Murayama, *J. Neurosurg.*, **94**(3), 454 (2001).
10) J. Raymond, *Stroke*, **34**(12), 2801 (2003).
11) T. Ohyama, *J. Neurosurg.*, **102**(1), 109 (2005).
12) T. Hatano, *Neurosurgery*, **53**(2), 393 (2003).
13) O. Kawakami, *Neurosurgery*, **56**(5), 1075 (2005).
14) O. Kawakami, *Neurosurgery*, **58**(2), 355 (2006).

5・6 形成外科（創傷被覆材）

5・6・1 創傷被覆材とは

　創傷とは機械的な外力，あるいは内的要因によって生じた皮膚損傷のことである．皮膚の一部が開放性に離断された創傷を被覆する材料を創傷被覆材（ウーンドドレッシング）とよぶ．創傷被覆材の使用目的は創傷を保護し，細菌の侵入を防ぎながら水分の透過を抑制することで創傷を湿潤環境に保ち，肉眼形成や上皮化など本来生体のもっている創傷治癒過程が進行するのに適した環境を提供することである．創傷治癒の進行には湿潤状態に保たれることが必要条件であるが，創傷内部に存在する細菌も湿潤環境で増殖するので，特に慢性期の創傷に対する創傷被覆材の使用に際しては感染への配慮が重要である（§3・3・8 "創傷治療" も参照）．

　深い皮膚欠損創に対し，足場を提供して血管や細胞を誘導し真皮様組織を再生させる目的で使用される材料は，創傷被覆材と区別して**人工真皮**とよばれる．

5・6・2 創傷被覆材の種類

　創傷被覆材は表 5・11 に示すように多様なものが開発されている．成分や構造によって分類されるが，必ずしも明確に分けられるわけではない．材料として合成材料と生体由来材料がある．また抗菌性が付加されたものもある．

5・6・3 おもな創傷被覆材

　a. 合成材料　　**ポリウレタンフィルム**は，ポリウレタンを薄い膜状に加工した

＊　執筆担当：鈴木茂彦（§5・6）

ものて，創傷面に接する側には接着剤がついており，創傷周囲の健常皮膚に固着する．微小な小孔をもっており，水分や細菌は透過しないが水蒸気は透過する．水蒸気が透過するので，創傷周囲の皮膚は浸軟しにくい．透明であるため，貼付したままての創傷の観察がしやすい．縫合創や浸出液の少ない浸出液の少ない浅達性Ⅱ度熱傷や浅い採皮創に最適である．接着剤の代わりに低刺激性のヒドロコロイドを粘着層として使用したフィルム剤も使用されている．食品包装用のポリエチレンやポリ塩化ビニリデンのラップも創傷被覆材の代用に使用されることがある．安価なことが利点であるが，滅菌包装がなされていないこと，接着層がないために浸出液などが漏れやすいこと，逆に密閉されると水分の透過性が低いため液が貯留しやすく感染を悪化させやすいことなどの欠点がある．

ヒドロコロイド複合膜は，物理的強度を保ち，細菌侵入を防御するポリウレタンの外層と内層のヒドロコロイド層の2層構造をもっている．ヒドロコロイド層はおもにカルボキシルメチルセルロースからなっており，創傷面に貼付すると浸出液を吸収してゲル化し，創傷を湿潤状態に保つ．フィルム材に比べて大量の浸出液を保持できる．製品により吸収できる浸出液の量が異なる．外層のポリウレタン膜を薄く軟らかく半透明にした製品は浅い創傷に適する．浸出液で溶けた素材が創傷面に残りやすいのが欠点である．最初からゲル化した**ヒドロゲル創傷被覆材**は，ヒドロ

表 5・11　おもな創傷被覆材

分類	名称	おもな素材
合成材料	ポリウレタンフィルム	ポリウレタン膜，接着剤またはヒドロコロイド
	ヒドロコロイド複合膜	親水性ポリマー
	ヒドロゲル創傷被覆材	水分を多く含むジェル
	親水性ポリウレタンフォーム創傷被覆材	非固着性ポリウレタンと親水性フォーム，防水性の硬いフォーム
	ヒドロポリマー創傷被覆材	ヒドロポリマー
	ヒドロファイバー創傷被覆材	カルボキシルメチルセルロースナトリウム不織布
生体由来材料	アルギン酸創傷被覆材	アルギン酸塩またはフォーム
	キチン創傷被覆材	キチン質
抗菌性材料	銀含有ヒドロファイバー	ヒドロファイバー，銀
	銀含有アルギン酸創傷被覆材	アルギン酸銀

コロイド複合膜に比べて浸出液の保持力に劣る.

親水性ポリウレタンフォーム創傷被覆材は,吸収性のあるフォーム（発砲）材に,創傷面との固着を防ぐためのポリウレタン構造を組合わせたものである.適度な湿潤環境を保つことができ,多量の浸出液を吸収することができる.さらに吸収性を増強した製品や創傷との接着面にソフトシリコンを用いた製品も開発されている.創傷面にポリマーの残渣を残さないのが利点である.これに少量のアクリルポリマーを含むのがヒドロポリマー創傷被覆材である.

b. 生体由来材料　**アルギン酸創傷被覆材**は,昆布から得られる親水性多糖類であるアルギン酸を繊維性またはフォーム材に加工したもので生体親和性が高い.浸出液に触れると可溶性のゲルに変わり,創傷を湿潤状態に保つ.上からポリウレタンフィルムなどを貼付し水分の透過を抑制する.

キチン創傷被覆材は,エビやカニの甲羅から得られるキチンを,アルギン酸と同様に生体親和性繊維性ドレッシング,スポンジ状ドレッシングとして使用したものである（ドレッシング：創傷面を保護するために包いたりするものの総称）.

c. 抗菌性材料　**銀含有ヒドロファイバー創傷被覆材**は,浸出液に触れると可溶性のゲルとなる合成材料のカルボキシメチルセルロースナトリウム素材とするヒドロファイバーに,銀を加えて抗菌性をもたせたものである.自重の 25 倍の水分吸収量をもち,創傷を湿潤環境に保ちながら被覆材内の感染を抑制する.やや深めの創傷に感染予防的に使用されることが多い.すでに感染している創傷を治療できるほどの抗菌力は付与されていない.

5・6・4　人工真皮

人工真皮はコラーゲンスポンジ（図 5・12）とシリコーンフィルムの 2 層構造を

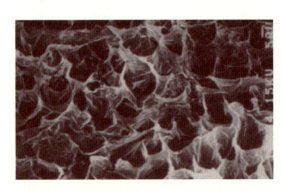

図 5・12　走査型電子顕微鏡によるコラーゲンスポンジの拡大写真

もっている．コラーゲンスポンジは真皮様組織再生の足場となり，シリコーンフィルムは外界からの細菌の侵入やコラーゲン層の乾燥を防ぐ．人工真皮を深い皮膚欠損創に貼付すると，創傷の下面や縁からコラーゲンスポンジ内に線維芽細胞や毛細血管が侵入し増殖する．やがてスポンジ内で増殖した線維芽細胞から新しくコラーゲンがつくられ，もとのコラーゲンスポンジはしだいに分解吸収され，2〜3週間で真皮様組織が形成される．この時点でシリコーンフィルムをはがし，形成された真皮様組織の上に薄い植皮を行う．真皮様組織への植皮は生着しやすく，薄めの植皮でも術後の創収縮が少ないため機能的・整容的に優れた結果が得られる．皮膚欠損創が狭ければ，植皮を行わず，自然上皮化を待つことも可能である．

5・7 眼　科

5・7・1 コンタクトレンズ（§2・2・3 e の ii "膜" を参照）

a. コンタクトレンズの基礎知識　コンタクトレンズ（contact lens，以下CL）は，角膜上に直接装用して屈折異常の矯正を行うことを目的とした高度管理医療機器である．CLに求められるおもな性能は，"安全性"，"良好な視力"，"快適な装用感"，および "良好な操作性" である．CLはハードCLおよびソフト（またはヒドロゲル）CLに大別されるが，歴史的には，ポリメタクリル酸メチル（PMMA）製のハードCLが1951年に製造され，その後，メタクルリル酸2-ヒドロキシエチル（2-HEMA）製のソフトCLが製品化された．さらに，ガス透過性ハード（rigid gas permeable，RGP）CLが1970年代末に製品化され，1999年ごろ，シリコーンヒドロゲルレンズが登場した．角膜にCLを装用すると，大気からの酸素供給が遮断され，角膜は酸欠に陥る．PMMAにはガス（酸素）透過性はないが，まばたき（瞬目）時のレンズの動きに伴う涙液交換により若干の酸素が供給される．一方，ソフトCLでは材料中の水を介して酸素が透過する．RGPCLおよびシリコーンヒドロゲルレンズではフッ素あるいはかさ高いシリコーンをもつモノマーから成り，CLの材料自体に酸素が透過する．シリコーンは，ケイ素（Si，シリコン）を含む連続したシロキサン結合（−Si−O−）を骨格とした高分子の総称である．メタクリル酸シロキサニルは，シロキサニル骨格を側鎖にもつ酸素透過性モノマーの代表である．

＊　執筆担当：市島英司（§5・7）

b. ソフトコンタクトレンズの種類　ソフトCLは，米国の食品医薬品局（FDA），国際標準化機構（ISO）の規格[1]および日本工業規格（JIS）[2]により，その含水率（50％未満/以上）およびイオン性/非イオン性によってグループⅠ～Ⅳに分類され，さらにシリコーンヒドロゲルレンズがグループⅤとして規定されている．

欧米で販売されているCLの主成分は，米国のUSAN（United States Adapted Name）に登録されている．ソフトCLのおもな構成モノマー（図5・13）は，2-HEMA，メタクリル酸（MA），*N,N*-ジメチルアクリルアミド（DMA），ジアセトンアクリルアミド（DAA），モノメタクリル酸グリセロール（GMA），メタクリル酸エトキシエチル（EEMA），*N*-ビニルピロリドン（NVP），ビニルアルコール（VA），2-メタクリロイルオキシエチルホスホリルコリン（MPC）などである．GMAは2-HEMAと類似した分子構造であるが，ヒドロキシ基が1分子当たり2倍多い．ポリ（2-HEMA-GMA）は，涙液中のムチンの成分であるオリゴ糖の構造

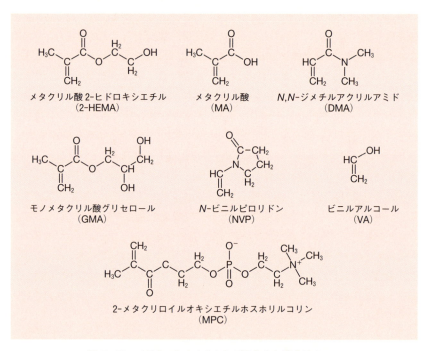

図5・13　ソフトコンタクトレンズのおもな構成モノマー

と類似しており，涙液との親和性が高く，高い水濡れ性と保水性が期待されている．また，生体膜（細胞膜）の構成成分と類似したMPCから成るポリ(2-HEMA-MPC)はレンズ汚れが付着しにくく，装用感がよいといわれている．

c. RGPコンタクトレンズの種類　RGPCLもFDA，ISO[1]およびJIS[2]により，フッ素あるいはケイ素（シリコーン成分）の存在によってグループI～IVに分類される．RGPCLのおもな構成モノマー（図5・14）は，メタクリル酸メチル(MMA)，メタクリル酸ヘキサフルオロプロピル(6FMA)，メタクリル酸トリストリメチルシロキシシリルプロピル(SiMA)，シロキサニルスチレン(SiST) などである．

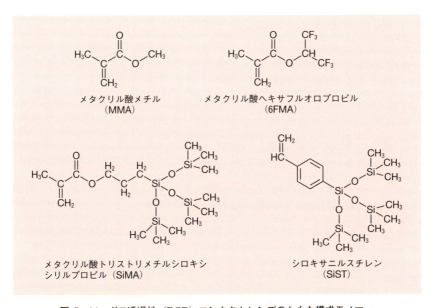

図5・14　ガス透過性（RGP）コンタクトレンズのおもな構成モノマー

d. シリコーンヒドロゲルレンズの種類　シリコーンヒドロゲルレンズのおもな構成モノマーは，酸素透過性の高い疎水性成分としてトリメチルシロキシシラン(TRIS)，モノファンクショナルポリジメチルシロキサン(mPDMS)，トリストリメチルシロキシシリルプロピルビニルカルバマト(TPVC)などがあり，親水性成分として2-HEMA，DMA，NVPなどがある．

e. ハイブリッドコンタクトレンズ　ハイブリッドCLとは，光学部はハー

ドCLのポリマー，周辺部（スカート部）はソフトCLのポリマーから成るCLである．1980年代に最初に開発されたハイブリッドCLは，PMMAの光学部に2-HEMAのスカート部をハイブリッドさせた円錐角膜用CLおよび不正角膜用CLであった．2014年現在では光学部にRGP材料のスチレン系シロキサン，フッ素系のメタクリル酸エステルなどが用いられ，スカート部にはシリコーンヒドロゲルが用いられている．

f. コンタクトレンズへの添加剤　CL装用時の不満足の主原因の一つは乾燥感である．レンズ表面の保湿性を保ち，うるおい感を補い，装用感を向上させる目的で，ソフトCLに添加剤が配合されている．CLポリマーのマトリックスに混ぜ入れる方法では，ポリビニルアルコール（PVA），ポリビニルピロリドン（PVP），ヒアルロン酸などが用いられている．また，ソフトCLの1次包装（ブリスターパック）中の流通保存液には，PVA，PVP，メチルセルロース（MC），メチルエーテルセルロース，ヒドロキシプロピルMC，ポリエチレングリコール（PEG），ポロキサマー108などが添加されている．

5・7・2　眼内レンズ

a. 眼内レンズの基礎知識　眼内レンズ（intraocular lens，以下IOL）は人工の水晶体であり，白内障手術で水晶体が摘出された無水晶体眼に挿入される．近年では，近視矯正の目的で有水晶体眼に挿入される有水晶体IOLもある．IOLの歴史は，英国のH. Ridleyが1949年にPMMA製の分厚いレンズを白内障摘出眼に挿入したときから始まった．PMMAは第二次世界大戦時に戦闘機の風防ガラスとして用いられており，その破片により眼を負傷したパイロットの眼で異物反応がほとんどなかったため，IOL材料として使用された．IOLは挿入固定する位置により，前房型，後房型および虹彩支持型に分けられる．IOLは光学部および支持部からなり，それぞれを別々の材料でつくり接合したものをスリーピースIOL，同一の材料で成形したものをシングルピースIOLとよぶ（図5・15）．

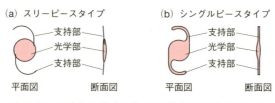

図 5・15　眼内レンズ（IOL）の種類（ほぼ原寸で示した）

b. 眼内レンズの材料　最初の IOL は PMMA 製（光学部）であり，支持部にはポリプロピレン，ポリフッ化ビニリデン，ポリイミドなどが使われた．現在は軟質（フォールダブル）IOL が主流であり，光学部を折りたたみ小切開創から眼内へ挿入できる．軟質 IOL は，親水性アクリル IOL，疎水性アクリル IOL およびシリコーン IOL に大別される．親水性アクリルポリマーは，一般に 2-HEMA を主成分とする共重合体である．疎水性アクリルポリマーは，アクリル酸エステルモノマーとメタクリル酸エステルモノマーの共重合体であり，アクリル酸エチル，アクリル酸ブチル，メタクリル酸ブチルなどの（メタ）アクリル酸アルキルや，高屈折率化が可能なアクリル酸フェニルエチル，メタクリル酸フェニルエチルといった芳香族系の（メタ）アクリル酸エステル，また，表面のべたつき改善などのためにアクリル酸フルオロアルキルなどが使用される．シリコーンポリマーの代表はポリジメチルシロキサンであるが，側鎖の一部をフェニル基に置換した高屈折率のシリコーンも用いられている．

c. 眼内レンズへの添加剤　紫外線（UV）による網膜傷害への対策として IOL には 380 nm 以下の光線を除去する UV 吸収材（ベンゾフェノン系，ベンゾトリアゾール系など）が含有されている．また，青視症対策としてメチン染料およびアゾ系黄色染料などを含有する着色 IOL も開発されている．この着色 IOL は 400～500 nm の短波長でエネルギー量が多い青色光を除去するため，青色光網膜傷害を抑え，さらに加齢黄斑変性の予防効果も期待されている．

参考文献（§5・7）

1) ISO 18369-1, Ophthalmic optics. Contact lenses. Part 1：Vocabulary, classification system and recommendations for labeling specifications. 2006. および，ISO 18369-1, Ophthalmic optics. Contact lenses. Part 1：Vocabulary, classification system and recommendations for labeling specifications. AMENDMENT 1. 2009.
2) JIS T 0701, コンタクトレンズに関する用語及び材用の分類方法．2013.

5・8　呼吸器科

心疾患・肺疾患の治療の際，一時的に心臓，肺の機能を代替する医療機器として人工心肺がある．人工心肺について図5・16に示す．人工心肺は患者より血液を導

＊　執筆担当：竹内和彦（§5・8）

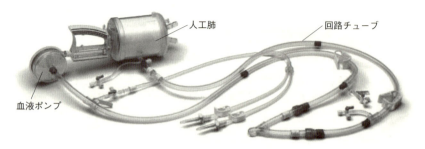

図 5・16 人工心肺

き出す管（カニューレ），血液の流路となる回路チューブ，血液のガス交換を行う肺の機能を代行する人工肺，血液を全身に送る心臓の機能を代行する血液ポンプからなる．材料はポリカーボネート，ポリオレフィン系樹脂，ポリウレタン，塩化ビニル樹脂などの高分子材料およびステンレス鋼などの金属から構成されている．

　人工心肺を構成する高分子材料は添加剤を含め安全性の高いものが使用されているが，血液が人工材料と直接接触することより，材料表面に血漿タンパク質が吸着，変性し，これをきっかけとして，血小板，白血球，補体系，線溶系，キニン系などの血液活性反応が起こる（§3・3・3"血栓形成，血液適合性"も参照）．この結果，患者において，手術後の異常出血や臓器不全がひき起こされる．この活性の抑制ため，人工心肺の血液接触面にはコーティングが施されているものもある．コーティングは当初，抗血液凝固剤であり生体由来材料であるヘパリンをコーティングしたものが主流であったが，生体由来材料を使わないポリマーを用いたコーティングも実用化されている．各種コーティングを表 5・12 に示す．各ポリマーコーティングともに，血液と人工材料が接触する際の初期反応である血漿タンパク質の材料表面への吸着を少なくすることにより血液活性反応を抑制している．

表 5・12　各種コーティング

コーティング種類	コーティング材
ヘパリンコーティング	ヘパリン（共有結合型）
	ヘパリン（イオン結合型）
ポリマーコーティング	ポリメタクリル酸メトキシエチル
	ポリメタクリロイルオキシエチルホスホリルコリン
	ポリオキシエチレンヒマシ油

5・8 呼吸器科

　肺の機能を代行する人工肺はガス交換膜を介して血液相とガス相のガス分圧差により血液中より二酸化炭素を排出し，酸素を添加している．ガス交換膜を介したガス交換をガス分圧の面より模式化したものを図 5・17 に示す．ガス交換膜は中空糸形状のものが主流となっており，中空糸の外側を血液，内側に酸素や空気などのガスが流れる構造となっている．ガス交換膜の材質・構造の代表例を図 5・18 に示す．最も代表的なガス交換膜はポリプロピレンを用いた多孔質膜である．多孔質膜

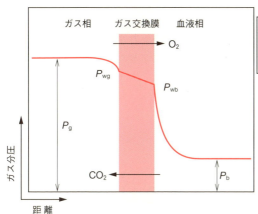

図 5・17　ガス交換膜を介したガス交換の模式図

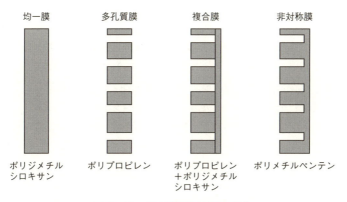

図 5・18　ガス交換膜の材質・構造

は細孔を通じてガス交換を行うため，その圧倒的なガス交換性能の高さが特徴である．長時間の使用における血漿成分の細孔侵入，漏出については他構造のガス交換膜には及ばないものの体外循環の大半を占める開胸手術では使用時間が数時間であるため多孔質膜は広く使用されている．一方で長時間にわたる心臓・肺の補助循環の使用用途においては，多孔質膜の細孔が親水化され，血漿成分が細孔に侵入，漏出し，ガス交換を妨げるという問題がある．このため，ポリメチルペンテンを用いた非対象膜やポリプロピレンとポリジメチルシロキサンによる複合膜などが実用化されている．ポリメチルペンテンやポリジメチルシロキサンは材料のガス透過性が高く，薄膜であれば材料のガス透過により充分なガス交換が行えるため，実質的な孔が必要なくなり，血漿成分の漏出によるガス交換能力の低下を防ぐことができる．一方で薄膜の欠点である機械的強度については多孔質部分で補っている（§2・2・3eのⅱも参照）．

5・9 歯 科

5・9・1 歯科材料

歯科治療では，う蝕や歯周病，外傷などによって欠損した部位を補う歯冠修復や欠損補綴のほか，歯内療法や歯列矯正，口腔外科などの治療においても，金属，高分子，セラミックスなどさまざまな材料が特性によって使い分けられている（§3・1・11c"歯の構造"も参照）．

5・9・2 成形修復

歯の欠損が比較的小さい場合，可塑性の修復材を充填，成形したのちに硬化させることによって修復を行う．銀，スズ，銅を主成分とするアマルガム合金粉末と水銀を練和して用いる歯科用アマルガムが長く用いられてきたが，現在では，高分子材料のマトリックス中に微小なセラミックス粒子のフィラー（強度などを上げるために混ぜる物質）を多量に配合した**コンポジットレジン**が広く使用されている．コンポジットレジンは，修復する歯面に接着させるための前処理材を塗布してから形態に合わせて充填，成形し，光照射により重合硬化させる．歯の色に合わせて色調が調整されているため，審美性も良好である．

---

* 執筆担当：米山隆之（§5・9）

5・9・3 間接歯冠修復

歯の欠損部が比較的大きい場合，口腔外で製作した修復物を**歯科用セメント**で合着することによって修復を行う．欠損部の形態により，歯の内側に適合させる**インレー**と歯にかぶせるように修復する**クラウン**に大別される．間接歯冠修復では，まず，歯質を削って修復に適する形態を与え，修復する歯列および対合歯列の型（印象）を採る．つぎに，印象と咬合関係記録によって石膏模型を作製し，そのうえで修復物を製作する．修復物は口腔内で調整したのち，研磨仕上げし，歯科用セメントで合着される．間接歯冠修復物の材料としては，金属，セラミックスおよびコンポジットレジンが使用され，合着材としては接着性レジンセメントやグラスアイオノマーセメントなどが用いられる．

一般に，金属製の歯冠修復物はロストワックス法の精密鋳造によって製作される．まず，模型上でろう（ワックス）を用いて原型をつくり，これを埋没，焼却して鋳型を作製して鋳造を行う．歯科鋳造用合金としては，金合金，銀合金，Co-Cr 合金，Ti 合金などが使用される．金属製の歯冠修復物は良好な機械的性質を示すが，審美性が劣るため，鋳造冠（クラウン）の一部に歯科用陶材やコンポジットレジンを接合させた前装冠も広く用いられている．陶材は金属の上で焼成することによって焼き付けられ，コンポジットレジンは金属に接着される．また，近年 CAD/CAM (computer aided design/computer aided manufacturing) による加工法の導入により，セラミックスやコンポジットレジンを加工成形して製作された審美性修復物も臨床応用されるようになった．図 5・19 に，CAD/CAM で加工したジルコニア上に数種類の歯科用陶材を焼成して作製した審美性修復物の臨床例を示す（上顎の中央 4 歯が修復物）．

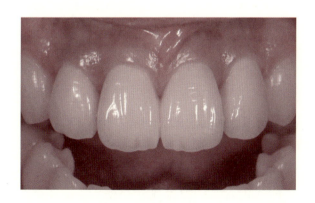

図 5・19 ジルコニアを使用した審美修復物の一例（日本大学歯学部小峰太先生提供）

5・9・4　義　歯

1〜数本の歯が欠損している場合，残っている歯に設置する歯冠修復物を連結して橋渡しすることによって形態と機能を回復する補綴装置を**ブリッジ**とよぶ．歯冠修復と同様，鋳造冠や前装冠を応用して製作するのが一般的であり，多数歯にわたるブリッジの製作では，ろう付けやレーザー溶接も行われる．近年，高強度セラミックスのジルコニアが導入され，オールセラミックスのブリッジも製作することが可能になっている．

歯の欠損に対する補綴装置としては，可撤性（取外しができる）義歯も広く用いられており，残存歯がある場合の部分床義歯と全部床義歯（総義歯）がある．可撤性義歯は，歯肉色に着色された高分子材料のポリメタクリル酸メチル（加熱重合型，常温重合型），コンポジットレジンや陶材の人工歯と，必要な場合には金属材料を組合わせて製作される．義歯の骨格や脱落を防ぐ維持装置は歯科用合金を鋳造して作製するのが一般的であるが，磁石の吸引力を維持力に利用する**磁性アタッチメント**も応用されている．

5・9・5　歯科インプラント

歯の欠損を補綴するために顎骨内に埋植されるのが**歯科インプラント**で，近年，広く臨床応用されるようになった．歯科インプラントの歯根部（**フィクスチャー**）は顎骨内に埋植され，その一部は軟組織とも接触するため，高度な生体安全性，組織適合性が要求される．現在ほとんどの歯科インプラント製品が純チタン製である．チタンには，"オッセオインテグレーション"といわれる光学顕微鏡レベルで骨組織と密着する性質があり，骨との結合性を高めるために各種の表面処理が施されている．骨伝導能のあるバイオセラミックスのコーティングも応用されている．このようなフィクスチャーの上に支台となる**アバットメント**（連結部）を固定し，さらにその上に上部構造とよばれるクラウンやブリッジあるいは床部分をもつタイプの補綴装置を装着することにより欠損補綴が行われる．

5・9・6　根管充填材

う蝕の程度が進むと，歯の内部にある軟組織の歯髄まで細菌に侵される．歯髄の細菌感染を治療する**歯内療法**では，感染した歯髄を除去するとともに歯髄周囲の根管を拡大，清掃し，根管充填材で封鎖する．根管充填材としては，天然ゴムのガッタパーチャなどを成分とする棒状のポイントや薬理効果のあるセメント，レジン系

の材料などが使用される．

5・9・7 矯正用ワイヤー

歯列矯正で歯を目的の位置に移動させるために金属製の矯正用ワイヤーが使用され，その素材はステンレス鋼，Co-Cr 合金，Ni-Ti 合金，Ti-Mo 合金などである．特に，超弾性による特殊な変形挙動を示す Ni-Ti 合金ワイヤーは，歯の移動に適する矯正力を持続的に発揮することから広く臨床応用されている．矯正用ワイヤーには，四角形，円形の断面形状のほか，束状により合わせたものなどがあり，歯の唇頬面に接着されたブラケットに沿わせて使用される．また，歯科矯正治療では，歯列弓拡大装置，床矯正装置，保定装置など多様な装置が用いられる．

5・9・8 骨接合・再建プレート

顎骨骨折や顎矯正手術において骨片を固定するため，整形外科と同様な骨接合プレートが用いられるが，口腔外科では小さいサイズのミニプレートが使用されることが多い．チタン製のものが主流で，骨面に沿うように屈曲成形してから骨片にスクリューで固定される．その他，顎顔面の再建手術には，歯科インプラントや各種再建プレートなどが使用される．また，生体内吸収性高分子材料のポリ乳酸製プレートは，除去のための再手術が不要であるが，強度が低く，負荷の大きい部位では使用できない．

5・9・9 骨補填材

外傷や腫瘍などによる骨欠損を補填し，骨形成を促進するために使用され，顆粒状，多孔質ブロック状などのものがある．素材としては，骨伝導性のある生体活性セラミックスであるヒドロキシアパタイト，リン酸三カルシウムなどが用いられる．生体内吸収性をもつものが多く使用され，しだいに骨などの組織に置換される．

5・9・10 細胞遮断膜

歯周病の治療や骨組織を再生するための手術で使用され，上皮や結合組織由来の細胞の侵入を遮断することにより，組織の再生を助ける．合成高分子系のポリ乳酸-ポリグリコール酸共重合体や動物由来のアテロコラーゲンが用いられ，生体内吸収性である．

5・10 医療ディスポーザブル

5・10・1 縫合糸

縫合糸とは裂開組織の接合などに用いられる医療機器で，組織を通過させた縫合糸を結紮（結ぶ）することで，組織の物理的距離をなくした状態を維持する．そしてやがては裂開した組織同士を癒合させ創傷治癒に至ることを目的とする機器である．

大きな負荷のかかる筋層から，非常に薄く強さを有しない目の結膜などの縫合まで対象の組織，部位は症例により大きく異なる．また，治癒までの期間や縫合方法によっても要求される性質は異なるので，外科医は膨大な種類の縫合糸から目的に応じて選択することとなる．おもな縫合糸に要求される事項を表5・13に示す．

表 5・13 縫合糸に要求される事項

- 扱いやすいこと
- 適用部位に応じた引張強力を有していること
- 結び目がしっかり形成でき緩まないこと
- 結び目の滑りおろしができること
- 通過時などの使用時に組織を傷つけないこと
- 強い生体反応を惹起しないこと

以下に縫合糸の種類を項目ごとに記載する．

a. 形 状 複数の繊維を編み込んだマルチフィラメントと，1本の繊維であるモノフィラメントに大きく類別される（図5・20参照）．マルチフィラメントは短繊維同士が固定されていないため，曲げたり結んだりするときに形状が変形することが容易で，そのためしなやかで扱いやすく結び目がしっかり形成しやすい．また，選定される素材や加工方法に起因するものではあるがモノフィラメントより強力（後述）を有していることが多い．モノフィラメントは表面が平滑であるため，通過時に組織を傷付けにくい．また，糸構造間に隙間がないため，縫合糸を介した菌の侵入リスクが低いといわれている．

b. 素 材 表5・14のように素材や分解性有無などの分類がされる．おもに，糸が分解されるがどうか，素材が天然物か合成素材かで分類される．また，強力の大きい金属ワイヤーの縫合糸も存在する．

---

* 執筆担当：山内康治（§5・10）

c. **直径(太さ)**　適用部位にかかる負荷および組織の強力に合わせて直径を変えた縫合糸が提供されている．直径は 1〜0.01 mm 程度まで種類があり，その測定方法や直径範囲における類別が各国の局法などに規定されている．

d. **強力(結節)**　縫合糸の強力は結び目を作製して引張ったときの強力が各

(a) マルチフィラメントの形状 (左：外観, 右：断面)

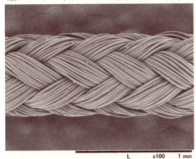
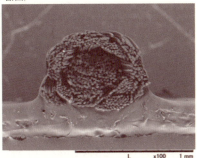

(b) モノフィラメントの形状 (左：外観, 右：断面)

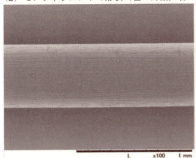
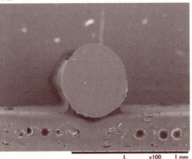

図 5・20　縫合糸の形状

表 5・14　縫合糸に使用される代表的な素材

	生体内非分解性	生体内分解性
天然物由来	絹糸(崩壊)	腸線
合成物由来	ナイロン ポリプロピレン ポリエチレン	ポリグリコール酸 ポリグラクチン 910 ポリジオキサノン ポリグリカプシン

直径（太さ）や素材ごとに規定されている．

e. 色調　縫合糸は血液に触れる状態で使用することも多いため，血液で濡れたあとも生体内で識別しやすいように青，紫，黒などの染色を行っているものが主流である．一部，眼科や皮膚表面などは素材の色調を活かした無染色もあり，用途により使い分けられている．

縫合糸に要求される事項において機能的に相反するのは，結び目の安定と結び目の滑りおろしが要求されることである．手術においては極力侵襲を少なくすることが好ましいため，切開部はどうしても小さくなる．患部が深い場合，縫合糸が適用される部位ではじめて結び目をつくることが困難であるため，いったん上部で結び目をつくったのち，結び目自体を縫合部まで移動（滑りおろし）させなければならない．一方，組織の接合という観点では，結び目作製により固定されるため緩みにくい結び目が作製されることが重要である．縫合糸素材/構造（編み形状）/コート材の組合わせにより結び目は移動しやすく緩みにくいという，相反する性質を達成する．コート材種の選択やレシピは各社ノウハウとして詳細は開示されていないことが多い．

f. 針　縫合糸の先端には組織を通過させるために針がついている．最近はすでに針と糸が一体化されている針付縫合糸が主流となり，縫合糸同様針は用途に応じて多くの種類がある．丸，角，湾曲度合い，大きさなどを使用部位により使い分ける．針自体は生体内に留置されず通過時のみの使用ではあるが，必要以上に組織を傷付けず，連続縫合にも対応できるためにも重要な製品の一つである．

最近では以下のように機能を追加した縫合糸もラインナップされている．

g. 抗菌性縫合糸　生体内に異物として残存するため縫合糸自体が感染巣となることを防ぐために抗菌剤を添加した縫合糸．

h. ラピッドタイプ　生分解性縫合糸のうち，滅菌とともにγ線処理などをして分解期間をより短くした縫合糸．産婦人科領域での使用が多い．

i. バーブド糸　モノフィラメントに釣り針のような"返し"を付加させることで，通過時に組織を引張る機能をもつ．皮膚のリフトアップなどの特殊な用途で使用．

j. その他　縫合糸は結紮の際，その当たる部分に張力がかかるため，特に脆弱な組織では裂けてくることがある．そこで糸が当たる部分に当て布をして，結紮時の張力を分散させるフェルト状のパッチが縫合糸と併用して使われることがある．頻回に使う部位にはあらかじめ縫合糸にフェルトが付いているものもある．

5・10・2 縫合糸代替の医療機器

a. ステープル　金属製で皮膚の接合などに使われる．一般的には縫合糸より早く固定できるが，抜歯糸が必要となる．

b. 自動縫合器　自動縫合器は内部に装着されたカッターで組織を切断しながら，ステープル止めを同時に行う器械．皮膚接合用のステープルと比べてステープルが小さく消化器で使用されたときはそのまま排出されることとなる．内視鏡や腹腔鏡などによる手術では，縫合操作がさらに困難になるため，簡便な器械が要望される．

c. 接着剤　ステープルと縫合糸は裂開した組織を物理的に接合させるという面で，方法が異なるのみで創傷治癒の観点からは類似しているが，接着剤はまったく異なる．接着剤はつなぎ合わせたい組織の間に接着剤が介在することで組織の接合を得る．多くの接着剤は使用前には液状で組織の凹凸面に入り込み，固化することでアンカー（くさび）として機能することにより固定を得る．特に固化速度が速かったり，強力な接着力をもったりする場合は，それに比例して反応性も高く，刺激も強いといえる．市販の接着剤と比べると，接着力は低いが，血液のフィブリノーゲンと凝固因子を混ぜ合わすことで，接着させる生体組織接着剤は本来の血管修復機能と近く，手術用接着剤として広く用いられている．

薬物送達システム（DDS）

6・1 薬物の体内動態

　医薬品の開発は，疾患の治療標的となる分子の探索から始まり，標的分子特異的に作用を示す化合物の同定に続く．試験管内あるいは培養細胞の系で目的の標的分子に特異的に作用しうる化合物が首尾よく得られるまでにも種々のハードルが存在するが，得られた化合物が医薬品となるためにはさらなるハードルが存在する．すなわち，**体内動態**である．患者の体内へと投与された化合物が，標的分子が存在する疾患部位へと届かなければ，どれだけ強い生物活性をもつ化合物であってもその治療効果はいっさい期待できない．また，治療効果を得るためには，疾患部位あるいは血中で目的化合物の濃度を治療に必要な時間だけ有効濃度を持続させる必要がある．

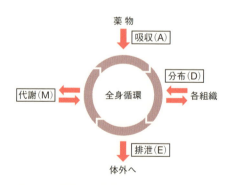

図 6・1　薬物の体内動態（ADME）のイメージ

＊　執筆担当：髙橋有己，髙倉喜信（6 章）

6・1 薬物の体内動態

以上のような背景から，体外から投与された医薬品の体内での挙動を解析する必要があるが，これを解析する学問を**薬物動態学**（Pharmacokinetics：PK）とよぶ．一方で薬物の種類と薬理効果の間には，濃度と薬理効果の相関関係が存在する．薬物濃度と薬理効果の関係について評価するものとして**薬力学**（Pharmacodynamics：PD）が存在する．体外から投与された薬物が薬効を発揮するには，作用点へと到達したあと作用を発揮するのに十分な濃度を必要な時間だけ維持する必要がある．こうした薬物の体内動態は大きく分けて**吸収**（absorption），**分布**（distribution），**代謝**（metabolism），**排泄**（excretion）の四つの過程からなり，各過程の頭文字をとって **ADME** とよばれる（図 6・1）．

吸収は，投与した医薬品が体の中に入るまでの過程を意味する．ここでは，体の中とはおもに全身循環を示し，たとえば，経口投与後に消化管内に存在する薬物は体外に存在するものとみなされる．代表的な投与方法としては経口投与があげられるが，胃腸などの消化管から吸収された薬物は門脈を経て肝臓を通過し，全身循環へ移行する．薬物の静脈内投与も頻繁に用いられる投与経路であるが，静脈内投与は全身循環への直接投与であることから吸収過程は存在しない．薬物が吸収される際には，生体膜が主要な障壁として働いている．生体膜は細胞・組織の種類によってその組成は異なるものの基本的には脂質とタンパク質から構成されている．生体膜のモデルは，リン脂質からなる二重層からなる膜にタンパク質が存在する状態で存在する，**流動モザイクモデル**（図 6・2）が提唱されている．

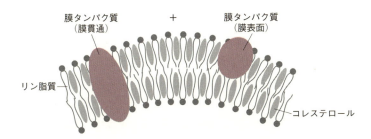

図 6・2 流動モザイクモデルの模式図

吸収され全身循環へ入った薬物が，血流により体内の各部位へと到達し，各組織へと移行する過程を**分布**という．薬物が血管内から各組織の細胞へと移行するには，血管壁の透過が必要となる．血管壁の形態・機能は臓器間によって大きく異なることに加えて，その特性は，たとえば，がんや炎症状態などの病態に伴い大きく

変化するため,薬物はその物理化学的性質に応じた特徴的な臓器分布パターンを示す.代表的な血管壁の構造としては,**連続内皮,有窓内皮,不連続内皮**の3種類があげられる(§3・1・13"血管の構造と力学的性質"も参照).筋肉,肺,皮膚,皮下組織など連続内皮型血管をもつ臓器や組織は多い.連続内皮型血管の間隙は1 nm以下であり,比較的小分子でなければ透過できない.特に,脳血管の連続内皮は透過性が低いことから**血液-脳関門**(blood-brain barrier: BBB)とよばれ,脳を標的とした薬物の開発において大きな障壁となっている.有窓内皮構造は,腸管粘膜,腎臓の糸球体などに認められる血管内皮構造であり,接合部などに薄膜によって隔てられた直径20〜30 nmの窓(fenestrae)構造をもっている.不連続内皮構造は100〜1000 nm程度の間隙が存在する血管内皮構造であり,肝臓,脾臓,骨髄などの限られた組織にのみ存在する.不連続内皮型の血管をもつ臓器は高分子薬物の消失における重要な臓器であるが,なかでも血流量が多い肝臓は,高分子薬物の消失に特に大きな役割を果たしている.肝臓に流入した血液は,肝静脈へ到達する前に不連続内皮構造からなる**類洞**(sinusoid)を通過するが,類洞にはクッパー細胞とよばれる細胞が存在する.クッパー細胞はタンパク質などの高分子や粒子を取込む食作用を示し,脾臓などと合わせて**単核食細胞系**(mononuclear phagocyte system: MPS)とよばれる[1].

代謝は,薬物の体内での変化を意味するが,薬物代謝では不活性型化合物への変換,すなわち解毒だけではなく,活性代謝物を生じる場合がある.プロドラッグは不活性型の化合物であるが,代謝を受けて活性型の化合物となる薬物である.こちらについても後述する**薬物送達システム**(drug delivery system: DDS)の技術の一つとして用いられている.薬物代謝の主たる組織は肝臓であるが,加えて消化管,肺,腎臓などの組織における薬物の代謝が重要となる.

排泄は,言葉のとおり薬物の体内から体外への排泄を示す.薬物の排泄経路としては,腎臓および肝臓から,それぞれ尿中および胆汁中へと排出される経路がおもなものとなる.腎排泄においては,連続した基底膜が糸球体濾過の障害となっており,一般に分子量約40 kDa以上の薬物は糸球体濾過を受けない[2].肝臓は主要な代謝の組織であるが,胆汁の生成と分泌を通じて薬物の排泄も行っている.

薬物の体内における挙動すなわち体内動態は,以上の段階に分けることで理解しやすくなると考えられる.これらの各プロセスのうち,DDSは,特に吸収と分布を制御することで望ましい薬物の体内動態挙動を実現することで,対象となる薬物を用いた治療の効果の最適化を目指す技術である.

6・2 DDS の三つのアプローチ

　薬物療法においては，薬効の最大化と安全性の拡大には薬物を作用部位に特異的に送り込むとともに，望ましい濃度-時間パターンを得ることが必要となる．DDS は，薬物の投与から吸収，標的部位への薬物の移行と，薬物の濃度-時間パターンを含めて，薬物の挙動をトータルでとらえ，目的の薬物に求められる挙動を各種の技術で制御することにより，治療効果の向上と副作用の低減による最適な薬物治療を目指すシステムである．DDS の開発は薬物の体内動態の各種プロセスの制御により行われているが，おもに① **放出制御**，② **吸収促進**，③ **標的指向化**の三つのアプローチに大別される．体内動態の観点からは，① は吸収の前段階の薬物の放出過程，② は吸収過程，③ は分布過程をそれぞれ制御することに相当する．放出制御は，生体内に投与された薬物の担体から放出される速度を制御することで，標的作用部位における濃度-時間パターンの最適化や投与回数の軽減などを目指すアプローチである．吸収促進は皮膚や粘膜などの生体表面における吸収バリアーの透過性を何らかの手段で改善させることを目指すものとともに，従来の投与経路に代わる新しい投与経路を開発するものが含まれる．標的指向化は，薬物の体内分布の過程を制御することで，標的部位への選択的な移行を目指すとともに非標的組織への移行を低下させるアプローチである．

　DDS の開発は大別して上述の三つのアプローチに基づくが，その開発は対象となる薬物の治療目的や作用機序，物理化学的性質と体内動態特性など，各種の要因を考慮して行われる．DDS の対象となる薬物は幅広いが，代表的な薬物としては副作用が出やすく有効治療濃度の狭い抗がん剤をはじめ，抗菌薬や循環器系疾患の治療薬などがあげられる．また，抗体医薬品をはじめとしたバイオ医薬品の開発が近年急速に発展しているが，これらを対象とした DDS はその開発において重要な技術となりえる．そのほか，iPS 細胞や ES 細胞などを利用した再生医療や，遺伝子を投与することで治療を行う遺伝子治療においても研究が行われており，これらの先端的な医薬品の実用化には DDS の開発が必須と考えられている（再生医療に関しては第 7 章参照）．DDS の開発には多岐にわたる技術が用いられるが，おもに物理化学的手法・化学的手法・生物学的手法の 3 種類に分類することが可能である．**物理化学的手法**においては，物理化学理論に基づいて製剤修飾を施し，薬物の挙動を制御する．おもに放出制御に用いられるとともに，標的指向化の際に用いられるキャリヤーの一つである，リポソームやエマルションといった微粒子性キャリ

ヤーを利用した製剤へも応用される（§2・6"医療に役立つ微粒子"も参照）．**化学的手法**は対象薬物の分子構造を合成化学的手法により修飾する方法である．不活性型の薬物を投与したのち，標的部位にて活性型へと変換されるプロドラッグや，高分子物質で薬物を化学修飾するアプローチが含まれる．**生物学的手法**としては，抗体やペプチドリガンドなどの生物学的機能をもつ素材をキャリヤーとして利用した標的指向化などのアプローチがあげられる．当然のことながら，単一の手法のみならず複数の手法を組合わせた方法論による効果的な DDS についても開発が行われている．

6・3 放出制御を目的とした DDS

薬物治療においては，薬物の血中濃度は各薬物に固有の治療域濃度，すなわち薬効の発揮に必要な最低濃度（最低薬効発現濃度）と毒性を発現しうる濃度（最低毒性発現濃度）との間，すなわち治療域に薬物濃度を維持することが望ましい．通常の製剤の投与においては，治療域に薬物濃度が維持される時間は限局される．また，投与量や患者の状態によっては最低薬効発現濃度に到達しないために治療効果が得られない，あるいは逆に最低毒性発現濃度を超えるために副作用が発現することも多い．放出制御は，形態を工夫した製剤により，薬物を体内で適当な速度で供給することで，望ましい薬物濃度推移を得る手法である．図 6・3 に，通常の製剤の経口投与，注射による静脈内投与後の想定される血中濃度推移と，放出制御型製

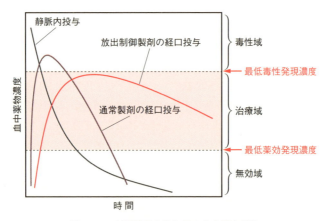

図 6・3　各種製剤を投与後の血中濃度推移

剤の経口投与後の血中濃度推移を示す．本アプローチは，経口製剤，皮膚をはじめとした外用製剤，注射製剤などの幅広い製剤において適用されている．また，放出制御型製剤においては，その薬物の治療標的は全身レベルでの作用発現を目的としたものと，投与部位局所における作用発現を目的としたものに大別される．全身での作用を期待するものについては，経口投与や経皮投与あるいは注射投与などの投与経路が存在するが，いずれの場合においても血中濃度の維持が主たる目標となる．局所での作用発現を目的としたものとしては眼内治療システムや口腔内徐放システムなどが代表的な例としてあげられるが，基本的には長期にわたり投与部位で放出される薬物は，その近傍で作用を発揮し，全身循環への移行はほとんど起こらない．

6・3・1 注射・注入型放出制御製剤

薬物を注射投与することで，薬物は標的組織あるいは血管へと直接送達されるために，作用点への到達効率が高いことが特長の一つとしてあげられる．しかしながら，薬物によっては消失が早いために頻回投与が必要となる薬物や，逆に投与後初期に達する高濃度による危険性が高い薬物などが存在する．したがって，このような薬物の有効性の増大を目的として，注射・注入型の放出制御製剤が開発されている．これまでに水系懸濁液，複合体・プロドラッグ，マイクロカプセル・マイクロスフェア・ペレット，油性溶液・懸濁液，持続注入器などが実用化されている．

懸濁液を筋肉や皮下へ投与することで持続的な薬物濃度推移が得られるが，これは吸収され消失していく溶解状態の薬物を，懸濁粒子から補充できるためである．この現象を利用した薬物として，インスリンがある．インスリンを亜鉛塩とすることで溶解度が低下し，懸濁状態となる[3]．また，水溶性タンパク質であるプロタミンとの不溶性複合体であるイソフェンインスリンを利用した持続型や，これらのものと通常の溶解性のインスリンとを混合した中間型など，さまざまな吸収パターンが得られる製剤が開発されている．複合体化した製剤の代表例として，抗がん抗生物質のネオカルチノスタチンにスチレン・マレイン酸共重合体を化学結合させたスマンクス® (SMANCS®) があげられる[4]．マイクロカプセルなどの代表としては，抗がん剤の酢酸リュープロレリンを封入した乳酸グリコール酸共重合体 (PLGA) のマイクロスフェア (リュープリン®) が存在する[5]．リュープリン®は平均粒子径20 μm程度の生分解性ポリマーからなる粒子であり，この粒子を含む懸濁液を皮下などに単回投与することで，1 カ月から3 カ月，さらに最近では，半年にわたり持

続的に薬物を供給可能となる製剤が開発されている．

持続注入器としては，静脈内投与後の血中濃度を一定にするために微量注入ポンプや小型ポンプが実用化されている．また，注入速度をプログラミング可能な注入器も開発され，糖尿病の **CSII 療法**（continuous subcutaneous insulin infusion）などに応用されている．

6・3・2　経口投与型放出制御製剤

薬剤の主要な投与経路である経口投与については，投与後の薬物の放出速度を制御可能な薬剤が多数開発されている．代表的なシステムとして，膜透過制御システムやマトリックス拡散制御型システム，浸透圧ポンプシステムやイオン交換システムなどがあげられる．図 6・4 に各システムの模式図を示す．**膜透過制御システム**は放出制御膜により薬物の放出速度の制御を行うが，放出制御膜としてはセルロース系化合物，ポリメタクリル酸エステル，アセテート系の化合物，ポリアミド，ポリウレタン，およびスルホン化ポリスチレンなど種々の高分子が用いられる．**マトリックス拡散制御システム**においては，高分子のマトリックス中に薬物を分散させることで拡散速度の制御と放出速度の制御を行うが，この際には膜透過制御システムと同様の各種高分子が利用されている．一方で，**浸透圧ポンプシステム**では，半透膜で限られた領域に浸透圧の違いにより水が流入することで，微細な放出孔から

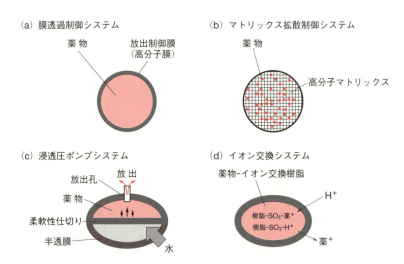

図 6・4　経口投与型放出制御製剤の模式図

薬物が一定の速度で放出される．半透膜としては酢酸セルロースが多く使用されている．イオン交換システムにおいては，イオン交換樹脂に結合した薬物は，消化管液中のイオンと薬物の交換により薬物が放出される．

薬物の放出挙動に加えて，経口投与後の製剤の消化管内での挙動をコントロールすることでさらに薬剤の放出挙動を精密にコントロールした製剤も開発されている．たとえば，ポリアクリル酸のように消化管粘膜に付着しやすい高分子を利用して消化管内の移動速度を遅延させた製剤や，水より軽い比重をもつたとえばケイ酸カルシウムのような賦形剤を含んだ製剤とし，胃内容液に製剤を浮遊させることで胃の中に製剤を留め，そこで薬物を徐放させることで小腸での薬物の吸収を持続化させる胃内滞留性製剤などが開発されている．

6・3・3 経皮型放出制御製剤

経皮投与の放出制御製剤は，経皮治療システムともよばれ，長時間にわたる薬物の徐放とそれによる血中濃度の維持が可能になることから，種々の疾患の予防・治療薬が開発されている．狭心症の予防と治療薬であるニトログリセリンや硝酸イソソルビド，喘息治療薬のツロブテロールなど，夜間・早朝に発作が起こりやすい疾患の予防を目的とした薬物やアルツハイマー型認知症薬のリバスチグミンのような高齢者のケアに関係した医薬品など，さまざまな製剤が開発されている．経皮型の放出制御製剤は，リザーバー型とマトリックス型とに大別される．リザーバー型は高分子膜による薬物放出制御を行うのに対し，マトリックス型は薬物の貯留層に高

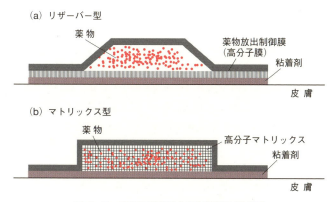

図 6・5 放出持続型経皮吸収製剤の模式図

分子を配合することで，マトリックス中の薬物の拡散速度を制御し薬物放出速度を制御する．図6・5に模式図を示す．

6・3・4 粘膜型放出制御製剤

特殊な粘膜部位に適用する放出制御製剤が開発されている．これらの多くは，製剤の適用粘膜局所での作用を期待した製剤となっている．これまでに対象となってきた粘膜部位として，眼粘膜，鼻粘膜，口腔粘膜，子宮粘膜があげられる．

眼粘膜は，涙液により薬物が流出する部位であるために，通常の薬剤の投与では持続的な作用が得られない．オキュサートは緑内障の治療を目的とした製剤であるが，エチレン-酢酸ビニル共重合体でできた放出制御膜の機能により，ほぼ一定の放出速度で治療薬であるピロカルピンを1週間以上放出可能な製剤である．鼻腔を標的とした製剤としては，鼻過敏症の治療システムであるリノコート®があげられる．リノコートは薬物であるベクロメタゾンプロピオン酸エステルと粘膜付着性基剤であるヒドロキシプロピルセルロースを含有する製剤である．口腔粘膜を標的にしたものとして，リノコート®と同様にヒドロキシプロピルセルロースを用いて付着させるアフタッチ®とよばれる，トリアシノロンアセトニトリドを含有する口内炎治療システムがある．プロゲスタサートは，エチレン・酢酸ビニル共重合体の放出制御膜により，プロゲステロンを子宮内で1年以上にわたって一定速度で放出する避妊を目的とした子宮内挿入型製剤である．

6・4 吸収促進を目的としたDDS

全身作用を期待した薬物治療において経口投与は，静脈内への注射投与と並んで汎用される投与経路である．患者の苦痛や自己投与の簡便性の観点からは，経口投与のほうが望ましい．しかしながら，経口投与においては消化管内での挙動の違いや消化管・肝臓における分解や代謝（初回通過効果）など，患者間あるいは同一の患者においても吸収の変動要因が多い．また，消化管における各種粘膜層が吸収の障壁として働くことから，水溶性薬物や高分子薬物の吸収は低いために，その経口投与には何らかの吸収促進手段が必要となることが多い．経口投与に加え経皮投与も簡便性に優れた投与経路であるが，皮膚もまたバリアー能の高い部位であることから，全身作用を期待する薬物の投与においては吸収促進の工夫が必要となる．

6・4・1 プロドラッグ

　経口投与された薬物が吸収されるには，生体膜からなる粘膜層を透過する必要がある．一般に，脂溶性が低い薬物は生体膜の透過性が低いために，十分な吸収が得られないことがある．このような薬物においては，薬物の化学構造を修飾し，脂溶性を高めることで吸収が改善される．たとえば，多くのβ-ラクタム系の抗生物質は，水溶性が高いために，そのカルボキシ基に脂溶性官能基を導入した薬物（プロドラッグ）が開発されている．これらの薬物は，その脂溶性により腸において膜透過したのち，上皮細胞内でエステラーゼや加水分解によりもとの親薬物へと変換される．そのほか，水溶性ビタミン B_1（チアミン）に脂溶性官能基を導入したフルスルチアミンや，降圧剤であるエナラプリルも例としてあげられる．図 6・6 にこれらのプロドラッグとその親薬物の構造を示す．

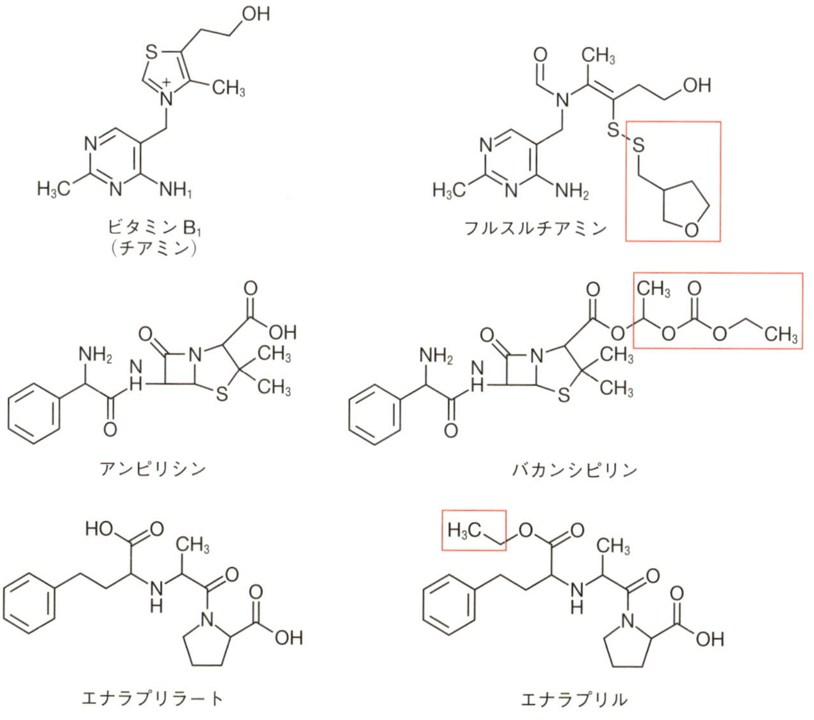

図 6・6　吸収促進型プロドラッグ（右）とその親薬物（左）の構造式　　□は吸収促進のために導入された修飾基．

6・4・2 吸収促進剤

経口投与製剤の吸収において最も障壁となっているのは粘膜の透過の過程であることから，粘膜に作用し，その性質を変化させることで，薬物の粘膜透過を促進可能な物質，すなわち吸収促進剤についての研究開発が行われている．粘膜の模式図とその透過機構について示す（図 6・7）．すでに実用化された製剤としては，脂肪酸であるカプリン酸ナトリウムを吸収促進剤として添加した，アンピシリンナトリウムなどの抗生物質の坐剤があげられる．そのほか吸収促進剤であるシクロペンタデカラクトンを添加したインスリン製剤やカプリン酸の誘導体を吸収促進剤として利用した製剤など，吸収促進剤を利用した製剤についての臨床治験が多数行われている[6]．

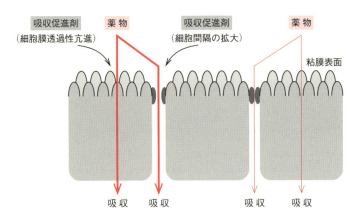

図 6・7　消化管粘膜と吸収促進剤による膜透過亢進メカニズム
矢印の線が太いほど吸収しやすい．

6・4・3 製剤の溶解度・溶解速度の制御

経口投与された固形薬物が吸収されるには，薬剤が消化管内で溶解する必要がある．したがって，薬物の溶解度と溶解速度によって薬物の吸収量は変動する．難水溶性であるために吸収されにくい薬物も多く存在することから，薬物の溶解度の改善すなわち可溶化も吸収促進のための重要な技術となりえる．薬物の溶解速度は，その表面積に比例して増加する．固形薬物を製剤化する際には，薬物をあらかじめ粉砕したのちに製剤化する．通常の工程で粉砕された薬物の粒子径は 10 μm 程度であるが，粒子のサイズを小さくすることで表面積が大きくなり，溶解速度の改善

が可能となる．難水溶性の薬物の結晶を種々の溶媒や界面活性剤を用いて乳化させることで微細化させたり，逆にある種の有機溶媒に溶けた分散状の薬物を結晶化させることで，粒子径が数百ナノメートルのオーダーに制御された薬物のナノ粒子結晶が得られるが，これを**ナノクリスタル**という．ナノクリスタル化することで溶解速度の向上と吸収効率の改善が期待できる[7]．本技術の適用による溶解速度の改善により，もともとの製剤が液剤であった免疫抑制剤のシロリムスを錠剤へと剤形変更することが可能となっている．

溶解度は，溶質である薬物分子と溶媒である水分子との親和性と，薬物分子同士の結晶中での結合の強さのバランスにより決定される．薬物のなかには，分子としては同じ物質であるが，複数の異なる結晶構造をとりうる物質があり，これを**結晶多形**という．結晶多形のうち，熱エネルギー的に最も安定な結晶を"安定形"とよぶ．また，結晶構造をとらずガラス状に固化したものを**非晶質（アモルファス）**という．一般に熱力学的に安定性が低い形ほど溶解しやすい．通常の医薬品では安定形が用いられるが，難水溶性の薬物においては，吸収率のために溶解度の高い非晶質が用いられることがある．非晶質は安定形に徐々に転移してしまうことから，薬物とキャリヤー（水溶性高分子ポリビニルピロリドンなど）を一度共溶媒中で溶解・混合したあとに固化し，高分子マトリックス中に非晶質性の薬物分子を安定に分散させた固体分散体とする（図6・8）．固体分散体とすることで，非晶質性の薬物を製剤化可能となる[8]．固体分散体はカルシウム拮抗薬系の降圧剤であるニフェジピンや抗真菌薬のイトラコナゾールなどについて実用化されている．

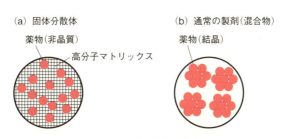

図6・8　固体分散体の模式図

6・4・4　投与部位の変更

呼吸器粘膜や鼻粘膜は消化管粘膜よりもバリアー能が低く透過性が高いことが知られている．したがって，経口投与による吸収率の低い，たとえばペプチド医薬品

の投与経路として選択されることがある．抗利尿ホルモンであるバソプレシンの誘導体であるデスモプレシンは，そのまま投与することで鼻粘膜を透過可能であることから，尿崩症（多尿となる疾患）の治療薬として，点鼻薬の形で投与されている[9]．ペプチド医薬品よりサイズの大きなタンパク質医薬品の場合には，そのままの投与では吸収されにくいことから吸収促進剤が必要となると考えられる．

6・5 標的指向化(ターゲティング)を目的としたDDS

生体内に投与された薬物が薬効を発揮するには，投与された薬物が標的部位へと到達する必要がある．逆に，作用部位ではない非標的部位へと移行した薬物が作用すると副作用・有害作用がひき起こされる危険性がある．したがって，その作用が標的部位へと特異的な薬物を用いる，あるいは標的部位へと選択的に薬物を送達することができれば薬物治療の有効性を高められるとともに，安全性を高めることができると考えられる．また，従来の投与方法ではほとんど到達しなかった部位への薬の送達による疾患治療の可能性，および標的部位への送達効率の改善による利用率の改善による投与量の低減などもターゲティングによる利点としてあげられる．標的対象については生理学的・解剖学的に①臓器，②細胞，③オルガネラ，④分子の各レベルに分類可能である．

　薬物のターゲティングは大別して，標的分子や細胞にのみ特異的に作用する薬物を用いるアプローチと，薬物の動態を制御して標的部位への移行を改善するあるいは非標的部位への移行を阻害することにより標的部位への移行を改善するアプローチとがある．前者のアプローチについては，どちらかというと医薬品の開発のなかで候補化合物のスクリーニングと最適化の過程において創出されるものである．たとえば，細菌の細胞壁の合成酵素を標的としたペニシリンのような抗生物質があげられる．また，抗体に代表される分子標的治療薬も，その作用部位への特異性から標的組織への特異性が担保されるものと考えられる．また，吸収促進の項（§6・4・1）で紹介したプロドラッグは，ターゲティングにも用いられている．すなわち，そのままでは活性を示さないが，標的部位において選択的に酵素反応や化学反応によって活性化されるように設計されたプロドラッグを投与することでターゲティングが可能となる．たとえば，腫瘍特異性の抗がん剤であるドキシフルリジンは酵素の局在を利用したプロドラッグであり，腫瘍部位で活性の高い酵素であるピリミジンヌクレオチドホスホリラーゼにより，活性型の5-フルオロウラシルへと

変更されるために，腫瘍特異的な抗腫瘍効果を発揮する[10].

後者のアプローチによる薬物動態の制御によるターゲティングの最も簡便な手法としては，標的部位への直接投与があげられる．たとえば，放出制御剤の項目（§6・3・1）でも登場したスマンクス®は腫瘍組織の上流の支配血管から投与することで，抗がん剤を含む油性の懸濁剤が腫瘍組織に滞留するとともに，持続的に抗がん剤を放出することで抗腫瘍効果を発揮する．その他の例としては，狭心症治療におけるカテーテル療法では，再狭窄の防止用の薬剤を徐放するステントが利用されている．

薬物の標的部位への直接投与ではなく，全身投与後の薬物の動態を制御することで標的への指向性を付加した医薬品も開発されている．生体の解剖学的・生理学的特性や機能に合わせて物理化学的性質を最適化することで標的部位への受動的な薬物送達を行う手法は**受動的ターゲティング**（passive targeting）とよばれる．一方で，標的となる組織・細胞に親和性をもつリガンドや抗体などを用いて積極的にターゲティングを行う手法は，**能動的ターゲティング**（active targeting）と称される．また，薬物の動態を制御する手段としては，動態制御能をもち，薬物を搭載可能な物質を薬物のキャリヤーとして用いることが多い．キャリヤーを用いた標的指向化においてはキャリヤーの選択と設計が重要となるが，キャリヤーの性状によって**分子性キャリヤー**と**微粒子性キャリヤー**の2種類に大別される．その内訳と例について表6・1にまとめる．

表 6・1 薬物キャリヤーの種類

	キャリヤーとなる物質	実 例
分子性キャリヤー	低 分 子	低分子リガンド（葉酸など） 脂溶性低分子（コレステロールなど）
	高 分 子	ポリエチレングリコール（PEG） ポリアミノ酸
	生体高分子	アルブミン 抗 体
微粒子性キャリヤー	高分子マトリックス	アルブミンマイクロスフェア PLGAマイクロスフェア[†] 高分子ミセル
	脂質微粒子	リポソーム エマルション リピッドマイクロスフェア

† PLGA=poly(lactic acid-*co*-glicolic acid)，ポリ乳酸とポリグリコール酸の共重合体

腫瘍組織においては，新生血管が形成されるが，この血管は分岐が多く，血管壁も不完全であるために，透過性が亢進している．また，腫瘍組織に加えて炎症部位においても血管の透過性が亢進している．したがって，血中滞留性の高い高分子や微粒子は，これらの組織・部位において血管外へと漏出し，そこに蓄積しやすい．この現象を **EPR 効果**（enhanced permeability and retention effect）とよび，この現象を利用した受動的ターゲティングが実現されている[11]．

6・5・1 分子性キャリヤー

分子性キャリヤーの応用としては，薬物に標的細胞・組織に親和性をもつ特異的リガンドを結合させることで能動的ターゲティングを行うものと，高分子の付加による生体内半減期の延長による EPR 効果に基づく炎症部位・腫瘍組織などへの受動的ターゲティングを行うものに大別できる．特に，高分子であるポリエチレングリコール（PEG）を付加する PEG 化による生体内半減期の延長を利用した受動的ターゲティングが盛んに行われている．

a. 高分子化　　生命科学の発展と，細胞培養技術などの進展によりバイオ医薬品の開発が進んでおり，製品化されたバイオ医薬品の数も増加している．バイオ医薬品とは組換え DNA 技術，細胞大量培養法などのバイオテクノロジーで製造された医薬品であり，おもにタンパク質医薬品を示す．抗体をはじめとしたタンパク質医薬品は，比較的歴史の短い医薬品であるが，その市場は拡大を続けている．バイオ医薬品は，強力かつ特異的な作用が得られる薬物となりえることが期待される一方で，生体内での安定性が低いために十分な治療効果が得られない，あるいは頻回投与が必要となるなどの問題を生じることが多い．したがって，目的のタンパク質医薬品を PEG で修飾することによって，生体内半減期の延長による薬理効果の増強と投与回数の軽減が期待できる．全世界ですでに 10 以上の PEG 化されたタンパク質医薬品が上市されており，積極的に用いられている（表 6・2）．代表的な例としては，C 型肝炎治療の第 1 選択薬として使用されるインターフェロン α（interferon α：IFN-α）があげられる．IFN-α は高い抗ウイルス活性をもったタンパク質であるが，その分子量は 20 kDa 程度であり，糸球体沪過を介した腎排泄を受けて速やかに尿中に排泄されることから，その生体内半減期は短い．したがって，IFN-α に PEG 分子を共有結合させることで見かけの分子量が増大し，腎排泄の回避とそれに伴う生体内半減期の延長が実現された．PEG 修飾された IFN-α として IFN-α2b を 1 分子の直鎖型の 12 kDa の PEG で修飾した PegIntron® と IFN-α2a を 1 分子の分岐型の 40 kDa の PEG で修飾した Pegasys® とが C 型肝炎治療に用いられている．いずれの PEG 化 IFN-α も天然型の IFN-α と比較してはるかに生体内半減期が延長され，優れた治療効果を示すが，両者を比較した場合，Pegasys® のほうがより長い生体内半減期をもつとともに，より優れた治療効果を示しうるという結果が報告されている[12]．これはおもに両者で用いられている PEG の形状と分子量の違いに起因するものと考えられ，体内動態の制御には最適なパラメーターが存在することを示す結果と考えられる．また，両薬剤ともに 1 分子の IFN-α につき 1 分子の PEG の修飾が行われている．IFN-α の効果はその受容体と結合することで得られる生物活性によるものであるために，IFN-α を複数の PEG で修飾すると PEG による立体障害によって受容体との親和性が著しく低下することから，PEG の修飾数は厳密に制御されている．このように，対象となる薬物の特性に合わせた修飾の必要性が指摘される．その他の PEG 化タンパク質を用いた医薬品としては，Fc 領域を削除することで低分子化した抗腫瘍壊死因子 α (TNF-α) 抗体を PEG 化したシムジア® などがあげられる．

表 6・2 実用化された PEG 化医薬品

薬　物	商品名	適　応
アデノシンデアミナーゼ	アダジェン®	重症複合免疫不全
L-アスパラギナーゼ	オンカスパル	急性リンパ性白血病
インターフェロン-α2b	ペグイントロン®	C 型肝炎
インターフェロン-α2a	ペガシス®	C 型肝炎
顆粒球コロニー刺激因子	ニューラスタ®	好中球減少症
ヒト成長ホルモン受容体拮抗薬	ソマバート®	末端肥大症
VEGF アプタマー	マキュジェン®	加齢性黄斑変性症
エリスロポエチン	ミルセラ®	腎性貧血
低分子化抗 TNF-α 抗体	シムジア®	クローン病，間接リウマチ
尿酸オキシダーゼ	クリステクサ®	慢性痛風
赤血球造血刺激因子	オモンティス®	腎性貧血

　PEG 修飾に加えて，遺伝子組換えによって生体内半減期の長いタンパク質を融合することによって生体内半減期を延長したタンパク質医薬品も開発されている．すでに上市された医薬品としては，T 細胞表面の分子 CTLA4 (cytotonic T-lymphocyte-associated protein 4) とヒト免疫グロブリン G (IgG) の Fc 領域を融合したタンパク質，アバタセプトや TNF-α 受容体の II 型受容体の細胞外ドメインの二量体と，ヒト IgG の Fc フラグメントの融合タンパク質エタネルセプトなどの関

節リウマチ治療薬が存在する．そのほかにIFN-αを血清アルブミンと融合化することによる生体内半減期の延長を目的とした試みが報告されている．IFN-α2bをヒト血清アルブミンと融合することでPEG化と同様の効果が得られることが報告されている[13]．そのほか，血液凝固第Ⅸ因子と血清アルブミンとの融合タンパク質についても，開発が進められている[14]．

b. 標的指向性分子を利用したキャリヤー　　目的の医薬品に標的に対する指向性分子を結合させることによる能動的ターゲティング法も適用されている．用いられる分子としては，リガンド，標的親和性ペプチド，抗体などが代表例としてあげられる．

ターゲティングに用いられるリガンドとしては，がん細胞に高発現している葉酸受容体を標的とした葉酸の利用があげられる．葉酸を抗がん剤ビンブラスチン（vinblastine）に結合させた医薬品と毒素ツブリシンB（tubulysin B）に結合させた医薬品についての臨床治験が進行中である[15,16]．そのほか，利用可能なリガンドとしては，肝臓表面に発現しているガラクトース受容体を標的とした試みをはじめ，糖をリガンドとして利用した能動的ターゲティングについても研究が進んでいる．

ペプチドリガンドの利用についても検討が行われているが，まだ上市には至っていない．抗がん剤パクリタキセルをAngiopepとよばれる脳移行性ペプチドに結合したANG1005について脳腫瘍を標的とした臨床治験が行われている．また，脂肪組織の血管選択的にアポトーシスを誘導することにより抗肥満作用を発揮するAdipotideは，アポトーシス誘導ペプチドと脂肪組織血管に指向性をもつペプチドを連結したペプチド医薬品であり，臨床治験中である[17]．

研究・開発が最も進行している標的指向性分子キャリヤーとして，**抗体**があげられる．抗体は，それ自体が単独で治療効果を示すので，多数の抗体医薬が実用化されている．また，抗体を分子性キャリヤーとして用いる抗体結合医薬品もこれまでに4種類が上市されているが，すべて抗がん剤である．これまでに抗体の標的となった分子は，CD20，CD33，CD30，HER2であり，これらの分子を標的とした抗体に，放射性物質あるいは殺細胞効果をもつ低分子薬物や毒素を結合させたものが開発されている（表6・3）．放射性物質を結合させた抗体の場合，抗体により標的がん細胞の近傍へ到達することができれば，結合したままで放射線による殺細胞効果が期待できるため，放射性物質が必ずしも抗体から遊離する必要はない．しかしながら，放射性物質の半減期の問題や，取扱いの煩雑さなどを考慮する必要がある．一方で，低分子薬物や毒素を結合させた抗体の場合，その作用を発揮するに

は，がん細胞内に到達したのちに活性本体が標的作用分子（細胞質や核内に存在する）と相互作用する必要があることから，がん細胞内への移行と抗体から活性本体が遊離されることが必須となる．したがって，抗体と結合させる薬物・物質の特性に合わせた，薬物の結合様式の選択と最適化が必要となる．

表 6・3 実用化された抗体結合医薬品

薬 物	商品名	適 応	標的分子
カリケアマイシン	マイロターグ®	急性骨髄性白血病	CD3
イットリウム (^{90}Y)	ゼヴァリン® イットリウム	B細胞性非ホジキンリンパ腫	CD20
メイタンシン	カドサイラ®	転移性乳がん	HER2
モノメチルアウリスタチン E	アドセトリス®	ホジキンリンパ腫 全身性未分化大細胞リンパ腫	CD30

6・5・2 微粒子性キャリヤー

脂質や高分子マトリックスからなる微粒子を用いた薬物のキャリヤーも開発されている．微粒子性キャリヤーのサイズは，薬物単体よりもはるかに大きいため，その体内動態特性は低分子薬物とはまったく異なったものになることから，これを利用した体内動態の制御が可能となる．汎用される各種微粒子性キャリヤーの模式図を図6・9に示す．実用化され市販されている微粒子性キャリヤーも多く存在している（§2・6・1"微粒子"を参照）．

a．リポソーム　リポソームは脂質分子の二重膜からなる小胞であり，脂質膜部分と内部の水相部分からなる．したがって，リポソームは脂溶性・水溶性いずれの薬物のキャリヤーとしても利用可能である．リポソームは形態的には**多重層リポソーム**（multilamellar vesicle: MLV），**大きな1枚膜リポソーム**（large unilamellar vesicle: LUV），**小さな1枚膜リポソーム**（small unilamellar vesicle: SUV）の3種類に大別される．通常，細胞膜の主要な構成成分であるリン脂質を主成分として作製されるが，最も広く利用されるリン脂質はホスファチジルコリンであり，これにコレステロールやほかのリン脂質を適宜，組合わせてリポソームが調製される．

リポソームを全身投与した場合には，マクロファージに代表される肝臓や脾臓の単核食細胞系（MPS）に速やかに取込まれる．したがって，リポソームはこれらの細胞への受動的ターゲティングに用いることができる．一方，ほかの部位への

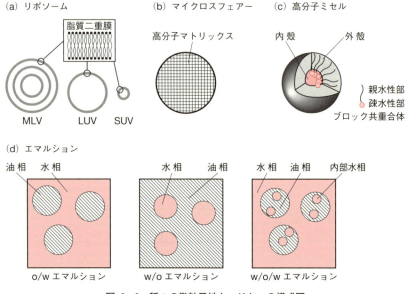

図 6・9　種々の微粒子性キャリヤーの模式図

ターゲティングを目的とする際には，この動態特性はむしろ不適切であることから，これを回避する試みとして，リポソームのサイズ・電荷の制御や，PEG を用いた表面修飾が行われる．特に，PEG で修飾されたリポソームは MPS のマクロファージによる取込みを大きく低減可能であることから，マクロファージによる認識を回避したリポソームということで，**ステルスリポソーム**とよばれることもある[18]．リポソーム表面を PEG 化する際には，リポソームの脂質膜に挿入可能な脂質分子の DSPE 先端に PEG を付加した PEG 脂質が用いられる（図 6・10）．

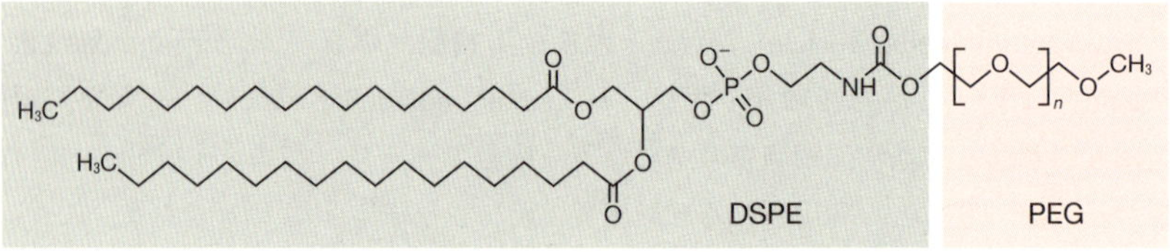

図 6・10　PEG 修飾に汎用される PEG 脂質（DSPE-PEG）

実用化されたリポソーム製剤の代表例としては，抗真菌剤であるアンホテリシン B を含有したリポソーム AmBisome® やステルスリポソームの内水相に抗がん剤で

あるドキソルビシンを内包したDOXIL®などがあげられる．AmBisome®はおもに水素添加大豆PC（hydrogenated soy phosphatidylcholine：HSPC）とジステアロイルホスファチジルグリセロール，コレステロール，トコフェロールからなるリポソームの脂質膜に脂溶性薬物であるアンホテリシンBが組込まれた製剤であり，その粒子径が100 nm以下と小さいためにMPSに取込まれにくい．したがって血中で比較的安定に存在できるが，感染に伴う炎症が起こっている感染部位において，EPR効果により特異的に薬物が送達される．DOXIL®はHSPC，コレステロール，MPEG-DSPEとよばれるPEG脂質（N-(carbonyl-methoxypolyethylene glycol 2000)-1,2-distearoyl-sn-glycero-3-phosphoethanolamine sodium salt）の内水相に抗がん剤のドキソルビシンを内封したステルスリポソーム製剤である．ドキソルビシンをリポソームへ内包するには，**リモートローディング法**とよばれる硫酸アンモニウムの濃度勾配（リポソーム内水相120 mM・外部120 µM）を利用した方法が用いられる．ドキソルビシンは両親媒性であるためにリポソーム膜を通過しやすいが，リポソーム内部に移行したドキソルビシンは硫酸アンモニウム塩となってゲル化し，リポソーム内部に留まる（図6・11）．世界では10以上のリポソーム製剤が上市されているが，日本において認可された製剤は三つと少ない．

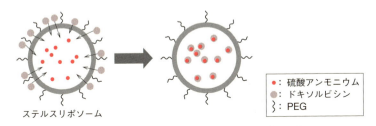

図6・11　ドキソルビシンのリモートローディング

b．エマルション　　エマルションは，たとえば水と油のように互いに混ざり合わない液体同士を用いて，片方の液体中にもう一方の液体を界面活性剤などの乳化剤を用いて乳化させることで安定に分散させたものである．o/w, w/o, w/o/w型エマルションなどがある．リポソームと同様に，脂溶性・水溶性の薬物のキャリヤーとして利用可能である．大豆油を用いた油相をレシチンで乳化した脂肪乳剤（リピッドマイクロスフェア：lipid microsphere）は，o/w型エマルションであり，高カロリー輸液として用いられている．リピッドマイクロスフェアは，平均粒子径

が 200 nm 程度の微粒子であるために，炎症部位や損傷部位，あるいは動脈硬化部位などの血管透過が亢進している部位に選択的に移行可能である．この性質を利用して，脂溶性薬物であるデキサメタゾンパルミテート（製剤名リメタゾン®），プロスタグランジン E_1（PGE_1；製剤名リプル®，パルクス®）やフルルビプロフェンアキセチル（製剤名ロピオン®，リップフェン®）のキャリヤーとして用いられている．リピッドマイクロスフェアを利用した製剤化により，たとえば PGE_1 の場合においては，従来の製剤と比較して4分の1から6分の1程度の用量で同等以上の効果が得られ，投与時間の短縮や投与部位局所での刺激性の低減が可能になるといった効果が得られるなどの有用性も認められている[19]．

c. 高分子ミセル 　高分子ミセルは，両親媒性をもつ高分子の集合体である．用いられる高分子は親水性の高い鎖と疎水性の高い鎖とを連結したブロック共重合体であり，疎水性部分を核として 100 個程度の高分子が会合することによって水中で高分子ミセルを形成する．ミセル内部の疎水性部分に脂溶性薬物を封入するキャリヤーとして開発されることが多い．代表的な高分子としては，親水性部分には PEG が，疎水性部分にはポリアミノ酸誘導体などが用いられる．高分子ミセルの利点としては，リポソームなどでは困難なサイズの微粒子が形成可能なことがあげられ，粒子径 10〜100 nm 程度の粒子が形成可能であることが知られる．現在，パクリタキセル，シスプラチン，ドキソルビシンなどの抗がん剤のキャリヤーとして開発が進められており，臨床治験中の薬剤も複数存在する[20]．

6・6　遺伝子・核酸医薬品の DDS

治療用のタンパク質をコードした遺伝子を治療に用いる遺伝子医薬品，RNA や DNA などの核酸医薬品は，従来の治療法では治療が困難であった遺伝性疾患やがんなどの難治性疾患に対する有効な治療手段となりえると期待されている．遺伝子医薬品・核酸医薬品については研究開発が盛んに行われてはいるものの，その実用例は少ない．その大きな原因としては，遺伝子・核酸医薬品の作用部位があげられる．遺伝子・核酸医薬品は細胞の中で作用するものがほとんどである．したがって，より根本的かつ効果的な治療手段となりえると考えられる遺伝子・核酸医薬品の実用化には，これらの医薬品を標的細胞へと効率よく送達可能な DDS の技術の適用が必要不可欠であり，これまでに実用化されてきた低分子医薬品やタンパク質医薬品と比較しても，その実用化において DDS の必要性が非常に大きい．

6・6・1 遺伝子医薬品の DDS

　ヒトゲノム全配列解読完了などの生命科学の飛躍的な発展により，種々の疾病の発症・進行の分子メカニズムが遺伝子レベルで明らかにされている．このような背景に基づき，治療効果の期待できる生理活性タンパク質をコードした遺伝子を生体に投与し，標的細胞に導入・発現させることで治療を実現する遺伝子治療の試みが活発に行われている．遺伝子治療には，発現効率の高いウイルスベクターが用いられることが多いが，安全性の観点からはプラスミド DNA を基本とする非ウイルスベクターの利用が望ましい．一方，病因遺伝子の mRNA に相補的な配列をもつ siRNA (small interfering RNA) やアンチセンス DNA を投与し，標的細胞内での遺伝子発現を抑制することで治療を達成する試みも広義の遺伝子治療と考えられるが，本章では核酸医薬品として分類し，あとで詳述する．遺伝子医薬品の実用化には，遺伝子を運ぶキャリヤーとなるベクターの開発が必要不可欠であるが，大きく分けて**ウイルスベクター**と**非ウイルスベクター**とに分類可能である．

　a. ウイルスベクターの DDS　遺伝子医薬品の実用化には送達効率が重要であるが，その観点からはウイルスベクターのほうが一般に効率的なことが多いために，ウイルスベクターを用いた遺伝子医薬品の開発が先行している．ウイルスベクターとしてはアデノウイルスベクターあるいはレトロウイルスベクターを用いた医薬品の開発が先行していた．しかしながら，前者はベクターであるウイルスに対する免疫・炎症応答の惹起や，特定の細胞以外への導入効率の低さが問題となっていた．後者については，ゲノム DNA にウイルスにコードされた遺伝子を組込むタイプのウイルスベクターであるために，これを用いて遺伝子を導入された細胞を移植する *ex vivo* 遺伝子治療についての開発がおもに行われてきたが，非特異的な遺伝子の挿入による遺伝子変異とそれに伴う発がんなどのリスクが大きな問題として考えられた．実際に，X 染色体の異常に起因した重症複合免疫不全，SCID-X1 という遺伝病の患者に，インターロイキン 2 受容体の γ サブユニットをコードしたレトロウイルスを感染させた造血幹細胞を患者に移植する遺伝子治療が行われ，有望な治療効果が示されていたが，20 人中 5 人と高い確率での白血病の発症が報告され，その開発は大きく停滞した．上記のベクターに加えて，**アデノ随伴ウイルス** (adeno-associated virus: AAV) **ベクター**が開発されてきた．AAV ベクターは病原性が低く，細胞分裂を行っていない細胞に対しても遺伝子を導入可能であり，遺伝子の挿入による変異の危険性も低く，免疫原性も低いなど数多くの利点があった．このような背景から，AAV ベクターを用いた遺伝子医薬品の開発が進められ，

2012年に脂質代謝異常の遺伝病を対象とした，Glybera®というリポタンパク分解酵素をコードしたAAVベクターを用いた遺伝子治療薬が欧州で承認された．AAVは血清型が複数種類存在することが知られているが，ウイルスベクターとして最も汎用される血清型は2型である．AAVの標的指向性は血清型により異なることが知られており，2型AAVは骨格筋細胞，神経細胞，平滑筋細胞，肝細胞などに指向性を示すことが知られている．そのほか，6型AAVは気道上皮細胞に，8型AAVは肝細胞に1型および5型AAVは血管内皮細胞により高い指向性を示すことが知られており，ベクターの選択と開発によって標的指向性を付与可能であると考えられる[21]．

b. 非ウイルスベクターのDDS

ウイルスベクターと比較して，非ウイルスベクターであるプラスミドDNAは，安全性が非常に高いベクターである．しかしながら，その細胞内への送達効率が一般にウイルスベクターより低いことが問題である．したがって，プラスミドDNAを標的細胞へと効率よく送達可能なDDSの開発が必須条件となるために，盛んに研究開発が行われてきた．

プラスミドDNAは，物理化学的には核酸の構造中に存在する多数のリン酸ジエステル結合由来の負電荷をもつポリアニオンであり，そのままの形では細胞に導入されない．代表的なプラスミドDNAのDDSとしては，正電荷をもつカチオン性リポソームやカチオン性ポリマーなどをキャリヤーとして利用し，これらとプラスミドDNAとを静電的相互作用に基づいて形成させた複合体があげられる．通常，これらの複合体は数百ナノメートル程度の大きさをもつナノ粒子であるが，電荷比が正になるように調製されるため負に帯電した細胞膜に結合したのち，吸着性エンドサイトーシスにより細胞内に取込まれ，プラスミドDNAにコードされた遺伝子の発現が起こる．

カチオン性リポソームとプラスミドDNAとの複合体をリポプレックスとよぶ．*in vitro*で培養細胞に遺伝子を導入するためのトランスフェクション試薬として開発された種々のカチオン性脂質（DOTMA, DOTAP, DDAB, DMRIEなど）と，エンドソームからの放出を高める膜融合性の中性脂質DOPEを混合して調製したリポソームが，*in vivo*へも広く応用されている．なかでも，メラノーマの遺伝子治療を目的として，MHC (major histocompatibility complex) クラスIの構成分子であるHLA-B7とβ₂ミクログロブリンの遺伝子をコードしたプラスミドDNAのリポプレックス製剤Allovectin®が開発され，臨床治験が続けられてきた．残念ながら，Allovectin®は第Ⅲ相試験 (phase Ⅲ trial) で，十分な治療効果が得られなかったと

いう理由で開発が中止された．静脈内投与の際には，DOPE の代わりにコレステロール（Chol）を用いるほうが，血液成分との相互作用が少なく，高い遺伝子発現が得られる．抗体やガラクトース，マンノース，葉酸などの標的細胞特異的リガンドで表面修飾することで，細胞特異的に遺伝子をデリバリーできるリポプレックスも開発されている．

カチオン性ポリマーとプラスミド DNA との複合体を**ポリプレックス**という．種々の合成カチオン性ポリマー（PEI（ポリエチレンイミン），各種デンドリマー，PLL（ポリリジン）や PLO（ポリオルニチン）などのポリアミノ酸など），天然由来のカチオン性ポリマー（キトサン，アテロコラーゲン，プロタミンなど）が利用される．カチオン性ポリマー/PEG ブロックポリマーを利用して高分子ミセルを形成させ，そのコア部分にプラスミド DNA を封入したユニークなポリプレックスも開発されている．カチオン性リポソーム，カチオン性ポリマーの両キャリヤーを同時に併用して調製したプラスミド DNA 複合体は**リポポリプレックス**とよばれる．DOTAP/Chol リポソームとプロタミンとを組合わせて調製したリポポリプレックスが報告されている．

キャリヤーを用いることなくプラスミド DNA の水溶液をそのまま注射により筋肉などの組織に局所投与するだけで，高い遺伝子発現が得られることが知られている[22]．詳細なメカニズムは明らかにされていないが，投与した部位の組織で高い圧力が生じ，この物理的な刺激により細胞膜の透過性が上昇するためと考えられている．この効果をさらに高めるため，局所投与とエレクトロポレーションによる電気刺激とを組合わせる手法も利用される．肝細胞増殖因子（hepatocyte growth factor：HGF）をコードしたプラスミド DNA を下肢筋肉内に投与する遺伝子治療薬コラテジェン® の臨床治験が，末梢性血管疾患（閉塞性動脈硬化症やバージャー病）の患者を対象に展開されている．

プラスミド DNA の水溶液をそのまま静脈内注射により全身投与しても遺伝子発現は起こらないが，大容量で急速に静脈内投与すると肝臓で著しく高い遺伝子発現が得られることが知られており，**ハイドロダイナミクス法**とよばれている[23]．これは，瞬間的に血管内で非常に高い圧力が生じるために，血管透過性の高い肝臓で臓器を構成する細胞膜の透過性が上昇するためと考えられている．体重の約 8%（1.6 mL/20 g）のプラスミド DNA 水溶液を 5 秒以内に急速静脈内投与する方法が，マウスで最初に報告されたが，カテーテルを用いて肝動脈内に類似の条件を適用することにより，大型動物へも応用可能であることが示され，ヒトへの応用

も検討されている.

6・6・2 核酸医薬品のDDS

遺伝子医薬品であるプラスミドDNAに加えて，遺伝子発現の制御やタンパク質の機能制御が可能なDNAやRNAを利用した核酸医薬品の開発が行われている．現在開発されている核酸医薬品は大きく分けて，標的となる遺伝子と相互作用することによって遺伝子発現過程の制御を行うものと，タンパク質と相互作用することでタンパク質の機能制御による効果を得るものとに分類される．前者については，アンチセンスオリゴデオキシヌクレオチド（ODN），siRNA（small interfering RNA），miRNA（micro RNA），mRNAアンチセンスなどがあげられ，後者としてはアプタマー，デコイODN，Toll様受容体（Toll like receptor: TLR）に作用する核酸アジュバントなどがあげられる．一方でDDSの観点から考えると，作用点の存在部位が重要な因子となり，特に細胞質への送達が重要な課題である．その観点からは，細胞外で作用するアプタマーおよびエンドソームで作用する核酸アジュバントと，細胞質あるいは核内で作用する他の核酸医薬品とに分類できる（図6・12）．

DNA，RNA対する核酸分解酵素（ヌクレアーゼ）は生体内に豊富に存在するこ

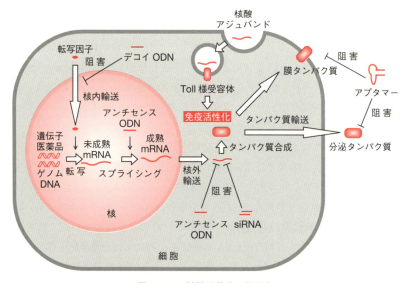

図6・12 核酸医薬品の作用点

とから，*in vivo*（生体内）に応用するには，まずは安定性の向上が必須の課題となる．キャリヤーを用いた DDS のアプローチも有用なこれを解決する有力な手段ではあるが，核酸医薬品の開発においては，天然型 ODN に化学修飾を施すことによりヌクレアーゼ耐性を賦与した核酸医薬品の利用が主流となっている．化学修飾の方法は，リン酸結合部の修飾，糖の修飾，塩基の修飾に分類される（図 6・13）．アンチセンス ODN に関して最も代表的な修飾核酸は，リン酸部分の結合（ホスホジエステル結合）の一つの酸素原子を硫黄原子に置換したホスホロチオエート結合をもつホスホロチオエート型 ODN（PS-ODN）である．安定性に加えて，標的分子が存在する細胞質内や核内への移行効率も重要な因子である．しかしながら，核酸医薬品の受動拡散による細胞膜透過性は非常に低いため，一般にエンドサイトーシスにより細胞内に取込まれると考えられている．アンチセンス ODN が作用を発現するためには，引続き細胞質や核内へ移行する必要があるが，エンドソーム膜の透過効率も低いことが推察される．PS-ODN はヌクレアーゼに対する安定性が向上していることに加えて，疎水性が高く膜タンパクと相互作用しやすいため，天然型 ODN に比較してエンドサイトーシスより細胞に取込まれやすいことが知られている．さらに，核酸分子の疎水性を高める試み，たとえばコレステロール基のような高い疎水性をもつ官能基を導入して膜への親和性を高める試みも行われている．

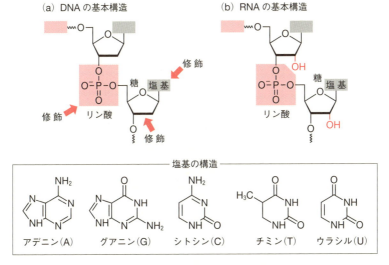

図 6・13　核酸の基本構造と修飾部位

図6・14に代表的な核酸の修飾様式を示す．以下では代表的な核酸医薬品として，アンチセンスODN，siRNA，miRNA関係の核酸医薬，アプタマーについて概説する．

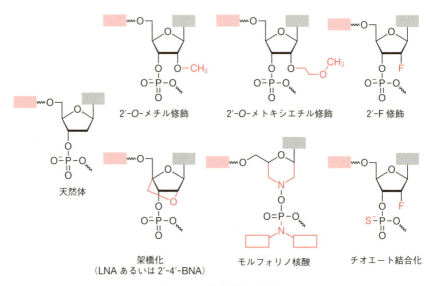

図6・14　修飾核酸の構造

　標的となる遺伝子のmRNAと相補的な配列をもつDNAは，**アンチセンスODN**とよばれ，配列特異的にmRNAと相互作用することでmRNAを分解あるいはmRNAからタンパク質への翻訳を阻害することから，病因遺伝子を標的とした疾患治療薬としての開発が行われている．アンチセンスODNは抗サイトメガロウイルス薬であるVitravene®と，ApoB100を標的とした家族性高脂血症薬であるKynamro®が上市されている．両アンチセンスODNは，ともにホスホロチオエート骨格をもつ修飾核酸であるが，Kynamro®はさらに糖部の2′位がO-メトキシエチル基で修飾されている．また，上述した原理とは異なり，未成熟mRNAがスプライシングを受けて成熟mRNAが生成する過程を制御するアンチセンスODNが開発されており，デュシェンヌ型筋ジストロフィーの治療薬として2015年現在，臨床開発段階にある．筋ジストロフィーにおいては筋細胞の破壊・再生が恒常的に起こっているために筋細胞内にアンチセンスODNが取込まれやすくなるという報

告もあり[24]，核酸医薬品による治療が期待される．

　siRNA はアンチセンス ODN と同様に，標的 mRNA を分解することで特異的に標的遺伝子の発現を抑制可能な分子であるが，その活性がアンチセンス ODN と比較して非常に高いことから，治療への適用に大きな期待が寄せられている．RNA 干渉の発見直後から siRNA に関する研究が活発に展開され，臨床開発研究も精力的に進められているが，その作用点は細胞質に存在する mRNA であることから，やはり細胞内への送達技術の確立が必須である．siRNA についても，コレステロールを結合させる化学修飾の試みが行われているが，アンチセンス ODN とは対照的に DDS のアプローチが主流となっている．特に有望なものとしては，カナダの Tekmira 社が製品開発した SNALP（stable nucleic acid lipid particles）とよばれるリポソーム製剤があげられる．SNALP はカチオン性脂質と siRNA を静電的相互作用により複合体化させたリポプレックスであり，さらに粒子表面は PEG で修飾されている．米国 Alnylam 社がこの技術を利用して，いくつかの臨床試験を進めているが，代表例としてアミロイドーシスの原因遺伝子であるトランスサイレチンを標的とした siRNA を肝臓へと送達することによる治療薬の開発があげられる[25]．Patisiran と名付けられたこの SNALP 製剤は，2015 年現在，第Ⅲ相試験を行っており，世界初の siRNA 医薬品となることが期待される．そのほか，siRNA の末端に糖鎖を付加する GalNAc-conjugated siRNA が Alnylam 社により開発された．これは肝細胞の表面に発現するアシアロ糖タンパク質受容体に対するリガンドである N-アセチルガラクトサミン（GalNAc）を利用したアクティブターゲティング法である．GalNAc-conjugated siRNA をキャリヤーを用いずに皮下投与することで，肝臓における遺伝子発現抑制効果を得ることができる．

　非翻訳 RNA である**マイクロ RNA（miRNA）**は，相補的あるいは部分的に相補的な配列をもつ mRNA に結合することでタンパク質への翻訳を阻害する．1 種類の miRNA は多種の mRNA を標的とすることで，遺伝子発現の調節を行っている．したがって，その mRNA の発現量が変動することが病因となりえる．miRNA を標的とした医薬品の例として，疾患時に変動する miRNA の量を正常に戻すことによる治療を目的とした医薬品があげられる．また，miRNA を補充するあるいは miRNA の機能を阻害する核酸医薬品も開発されているが，代表的な例は miRNA を阻害するアンチセンス ODN であり，これに関する研究・開発が進展している．デンマークの Santaris 社が開発している Miravirsen は，糖部を架橋した LNA からなる miRNA に対するアンチセンス ODN であり，キャリヤーなしで皮下注射する

ことで肝臓へと送達される．Miravirsen は肝臓で特異的に発現している miRNA である miR-122 を標的とした医薬品であるが，miR-122 は C 型肝炎ウイルス（HCV）の増殖に必須の miRNA であることから，Miravirsen は miR-122 の機能を阻害することで抗 HCV 薬として機能する．第Ⅱ相試験で良好な結果が得られており，第Ⅲ相試験が予定されている[26]．

アプタマーは 1 本鎖の RNA または DNA から構成される核酸医薬品であり，その立体構造によって，標的となる分子（タンパク質）と結合することで標的分子の機能を制御可能な分子である．アプタマーには抗体と同様の機能が期待できるが，抗体に比べて免疫原性が低く，化学合成が可能であり，保存時の安定性がよいという利点がある．Macugen® は加齢性黄斑変性症とよばれる眼疾患を対象としたアプタマーであり，疾患の進行の原因となる血管内皮細胞成長因子（VEGF）に結合し，その機能を阻害する薬剤である．Macugen® は糖部の 2′ 位を O-メチル基で，あるいはフッ素基で修飾された RNA の 5′ 末端を 40 kDa の分岐型 PEG で修飾した核酸であり，硝子体に直接注射で投与する[27]．

参考文献（6章）

1) Z. L. Chang, *Biol Cell.*, **101**, 709 (2009).
2) W. M. Deen ほか, *Am. J. Physiol. Renal. Physiol.*, **281**, 579 (2001).
3) J. Francis ほか, *Diabet Med.*, **2**, 177 (1985).
4) H. Maeda ほか, *Int. J. Pept. Protein Res.*, **14**, 81 (1979).
5) H. Okada ほか, *J. Pharmacol. Exp. Ther.*, **244**, 744 (1988).
6) B. J. Aungst, *AAPS J.*, **14**, 10 (2012).
7) R. Shegokar and R.H. Müller, *Int. J. Pharm.*, **399**, 129 (2010).
8) M. A. Alam ほか, *Expert. Opin. Drug Deliv.*, **9**, 1419 (2012).
9) A. Grossman ほか, *Br. Med. J.*, **280**, 1215 (1980).
10) H. Ishitsuka ほか, *Gann.*, **71**, 112 (1980).
11) H. Maeda, *J. Control Release.*, **164**, 138 (2012).
12) S. Zhao ほか, *Clin. Ther.*, **32**, 1565 (2010).
13) B. L. Osborn ほか, *J. Pharmacol. Exp. Ther.*, **303**, 540 (2002).
14) E. Santagostino ほか, *Blood*, **120**, 2405 (2012).
15) L. Serpe ほか, *Pharmgenomics Pers. Med.*, **7**, 31 (2014).
16) J. A. Reddy ほか, *Mol. Pharm.*, **6**, 1518 (2009).
17) D. H. Kim ほか, *Diabetes.*, **61**, 2299 (2012).
18) L. Klibanov ほか, *FEBS Lett.*, **268**, 235 (1990).
19) Y. Mizushima ほか, *J. Pharm. Pharmacol.*, **35**, 666 (1983).

20) T. Nishiya ほか, *Nihon Yakurigaku Zasshi*, **137**, 75 (2011).
21) S. Hareendran ほか, *Rev. Med. Virol.*, **23**, 399 (2013).
22) G. Acsadi ほか, *Nature* (London), **352**, 815 (1991).
23) F. Liu ほか, *Gene Ther.*, **6**, 1258 (1999).
24) Y. Aoki ほか, *Hum. Mol. Genet.*, **22**, 4914 (2013).
25) T. Coelho ほか, *N. Engl. J. Med.*, **369**, 813 (2013).
26) H. L. A. Janssen ほか, *N. Engl. J. Med.*, **368**, 1685 (2013).
27) S. A. Vinores, *Curr. Opin. Mol. Ther.*, **5**, 673 (2003).

再 生 医 療

7・1 幹細胞（体性幹細胞・胚性幹細胞，iPS細胞）

7・1・1 胚性幹(ES)細胞と人工多能性幹(iPS)細胞

　ES細胞（embryonic stem cell）は，発生初期の胚の一部を生体外で培養してつくられる細胞であり，理論的には成体を構成するすべての種類の細胞へ分化する能力をもつ．この能力を**多能性**もしくは，**多分化能**（pluripotency）とよぶ．一方で，培養環境を適切に制御すれば，多能性を保持したまま，特定の細胞には分化しない状態でほぼ無限に増殖させることが可能である．この際，一つのES細胞から，自身と同じ能力をもつ二つの娘細胞が生み出されることから，これを**自己複製**とよぶ．

　iPS細胞（induced pluripotent stem cell）は，皮膚由来の線維芽細胞などの体細胞に複数の遺伝子を強制的に発現させることによってつくられる人工的な細胞であり[1,2]，ES細胞と同様に多分化能と自己複製能をもつ．バイオマテリアルでの利用方法として，多能性を維持させたまま細胞増殖を行う際の利用，および特定の細胞へ分化誘導を行う際の利用がある．後者に関しては，どの細胞系譜に分化誘導を行うかにより細胞の性質が変わり，必要となる足場が変化するため，個々についての説明は割愛する．本節ではおもに前者のES細胞およびiPS細胞の自己複製時の利用方法について述べる．

　マウスES細胞は，1981年にM. Evansらによって胚盤胞の内部細胞塊から作製された[3]．この際，ES細胞を維持するために支持細胞としてマウス胎仔線維芽細胞（MEF）を利用した．通常，支持細胞はγ線などの放射線照射やマイトマイシ

＊ 執筆担当：沖田圭介，信久幾夫，田賀哲也（§7・1）

ンCなどの薬剤処理によって細胞分裂を停止させた状態で用いられ，目的とする細胞の維持に必要な分泌因子の補充や足場の提供を行う．つまり，この支持細胞を用いた培養系から，バイオマテリアルを用いる系へと変更する際には，適切な足場の選択以外に，細胞の多能性維持にかかわる因子の補充が必要となる．マウスES細胞に関しては，サイトカインの一種である白血病阻害因子（LIF, leukemia inhibitory factor）がその役割を果たしており，これを用いることで，支持細胞の代わりにゼラチンを足場としてES細胞を増幅することができる．

ヒトES細胞も1998年に，マウスES細胞で使われたMEFを支持細胞として樹立された[4]．しかし，マウスのときと違ってLIFの添加ではヒトES細胞は維持できず，代わりに塩基性線維芽細胞増殖因子（bFGF）が重要であることがわかっている．足場としてよく利用されているのは，マウスのEHS（Engelbreth-Holm-Swarm）肉腫細胞より得られる抽出液を精製した人工基底膜である．これは"マトリゲル"という商品名でよく知られ，主成分はラミニンやIV型コラーゲンであり，そのほかにも種々の増殖因子を含んでいる．この足場材料は，よく用いられる一方で，未知因子および動物由来成分を含むことや性質が安定しないことがしばしば問題となる．ラミニンは基底膜の主成分の一つであり，α鎖，β鎖およびγ鎖が重合したヘテロ三量体を形成する．それぞれの鎖はさらに複数の遺伝子座から翻訳され，全部で15種類のラミニンが存在する．ラミニンと結合するのは細胞表面のインテグリンやシンデカンなどのタンパク質であることから，ヒトES細胞表面の研究が進められ，α表面インテグリンが足場材料との結合の主体を担っていることが明らかにされた．一方で，複数種のラミニンのなかではラミニン511（α5, β1およびγより構成される）がヒトES細胞への強い接着能をもち，これを用いることで，安定した培養皿へのヒトES細胞の付着が認められている[5]．このほかに，フィブロネクチンやビトロネクチンを用いてもES細胞の培養皿への接着が可能である．組換えタンパク質ではなく，合成物質を用いた培養系の検討も進んできており，ポリ[2-(メタクリロイルオキシ)エチルジメチル-(3-スルホプロピル)アンモニウムヒドロキシド]（PMEDSAH）あるいはアミノプロピルメタクリルアミド（APMAAm）のポリマーで被覆した培養皿上での維持培養も報告されている[6,7]．インテグリンなどの接着分子は細胞内へシグナルを伝達することから，接着に用いた基質により，ES細胞の性質が変わる可能性を考慮する必要がある．実際，E-カドヘリンから伝わるシグナルは，ヒトES細胞の生存に必須である[8]．

ES細胞やiPS細胞などの幹細胞は再生医療への応用が期待されている（図7・

1）．安全面でのリスクを減弱するために，異種由来成分を含まず，常に安定した品質をもつ培養系の開発が求められている．その際，基質だけではなく，培地とその成分（増殖因子），細胞の剥離方法や凍結方法までを，一連のまとまりとして捉えて検討する必要がある．また，浮遊培養や自動化による大量培養方法の開発も進みつつある[9]．さらに平面的な培養のみならず，複数の細胞種を立体的に組上げるなど，より生体組織に近い構造をつくることが必要となってくると考えられる．また，細胞移植の際に細胞の生着率の向上や立体的な形態の保持，移植部位の環境の制御などの目的で，バイオマテリアルを担体として使用することも検討されている．

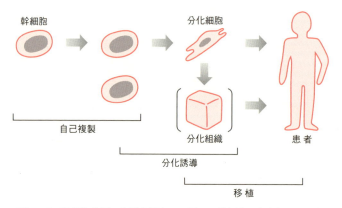

図 7・1　幹細胞を用いた再生医療の一例　　幹細胞は自身と同じ細胞を生み出す自己複製能をもつ．増殖させた幹細胞を適切な培養条件下で分化誘導することにより目的の分化細胞を得る．必要に応じて，立体的な組織の構築や担体への封入を行い患者へと移植する．

7・1・2　組織幹細胞

組織幹細胞は生体組織に存在する幹細胞であり，ES 細胞や iPS 細胞と同様に自己複製能をもつ．一方で，分化能力については限定された細胞系統への分化にとどまる．代表的なものに**神経幹細胞**や**肝幹細胞**，**皮膚幹細胞**などがある．最も研究が進んでいるのは**造血幹細胞**であり，赤血球や好中球，T 細胞などの血液系細胞への分化能力をもち，血液系細胞のヒエラルキーの最上位に位置する．生体内での組織幹細胞の数と分化は厳密に制御されており，幹細胞周囲の**ニッチ**（niche）とよばれる微小環境が重要な役割を果たす．造血幹細胞では骨芽細胞や細網細胞などが

ニッチを構成する支持細胞として働き，造血幹細胞に足場と栄養因子を供給している．必要に応じて増殖と分化を促すことで，血液の恒常性の維持に寄与している．組織幹細胞も再生医療への応用が期待されており，分化能力が限定されているために人工的な制御が容易であると考えられている．骨髄移植は造血幹細胞移植の一つであり，50年以上の歴史をもつ．

いくつかの組織幹細胞は生体外での培養が可能である．たとえば，神経幹細胞は上皮成長因子（EGF）や塩基性線維芽細胞増殖因子（bFGF），LIFを含む無血清培地でニューロスフェア（neurosphere）とよばれる細胞塊の状態で浮遊培養をすることができる．適切な培養条件に置くことで，ニューロスフェアからは神経細胞，アストログリアやオリゴデンドログリアを分化誘導できる．神経への分化を誘導する因子の一つにニューロトロフィン3があり，これをキトサン担体に入れて除放させることで分化効率と生存率の改善が認められている[10]．また，間葉系幹細胞はウシ血清を含む培地で接着培養が可能であり，脂肪細胞や軟骨芽細胞，骨芽細胞などへの分化能力をもつ．ヒアルロン酸やセルロースを用いることで軟骨芽細胞への分化の促進が報告されている．

一方で，多くの組織幹細胞の生体外における培養方法はいまだ確立されていない．造血幹細胞についても，幹細胞因子（SCF）やインターロイキン（IL3），FLT3リガンド，トロンボポエチン（TPO）など複数のサイトカインの組合わせについて調べられているが，まだ十分な培養方法が見つかっていない．培養用のマテリアルという観点では，骨髄細胞など造血細胞集団に存在する造血幹細胞や前駆細胞の数および性質を知るための半固形培地にメチルセルロースが用いられる．

参考文献（§7・1）
1) K. Takahashi and S. Yamanaka, *Cell*, **126**, 663 (2006).
2) K. Okita ほか, *Nature* (London), **448**, 313 (2007).
3) M. J. Evans and M. H. Kaufman, *Nature* (London) **292**, 154 (1981).
4) J. A. Thomson ほか, *Science*, **282**, 1145 (1998).
5) S. Rodin ほか, *Nat. Biotechnol.*, **28**, 611 (2010).
6) L. G. Villa-Diaz ほか, *Nat. Biotechnol.*, **28**, 581 (2010).
7) E. F. Irwin ほか, *Biomaterials*, **32**, 6912 (2011).
8) M. Ohgushi ほか, *Cell Stem Cell*, **7**, 225 (2010).
9) T. G. Otsuji ほか, *Stem Cell Reports*, **2**, 734 (2014).
10) Z. Yang ほか, *Biomaterials*, **31**, 4846 (2010).

7・2 細胞外マトリックス

生体における細胞の挙動は，周囲の環境から提示されるさまざまな情報により精密に制御されている．この情報の主たる担い手は，周囲の細胞から分泌される増殖因子と細胞の足場を提供する**細胞外マトリックス**（extracellular matrix, ECM）である．細胞外マトリックスは細胞の周囲に構築される線維状あるいはシート状の構造物の総称で，細胞に物理的な**足場**（§7・3参照）を与えるとともに，それ自体が細胞表面の受容体に結合し，細胞の挙動を制御するシグナル分子としての役割も果たす（図7・2）．

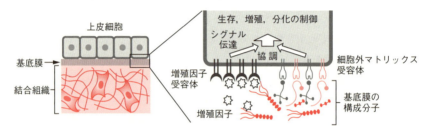

図7・2 細胞外マトリックスの機能

細胞外マトリックスの分子組成は細胞ごとに異なっており，これまでに300を超える構成タンパク質が同定されている．同じ系譜の細胞であっても分化段階が違えば細胞外マトリックスの組成も異なる．幹細胞を利用した再生医療を実現するためには，細胞ごとに最適化されている細胞外マトリックスの実体とその機能を理解し，その情報を幹細胞の培養系に反映させる工夫が必要である．

7・2・1 細胞外マトリックスの分子組成とその機能

細胞外マトリックスは，結合組織の主体である**間質**と，上皮と結合組織の境界に構築される**基底膜**に大別される（図7・2）．間質の主成分はI型コラーゲンやフィブロネクチン，弾性線維を構成するエラスチンなどである．これらのタンパク質は自己会合能をもち，線維状の構造体を形成して組織に物理的強度や弾力性を与えるとともに，細胞が接着する足場を提供する．一方，基底膜は上皮細胞の直下に形成

---

* 執筆担当：下野知性，関口清俊（§7・2）

されるシート状の構造体で，ラミニン，IV型コラーゲンなどの自己会合能をもつタンパク質とパールカンのようなヘパラン硫酸鎖をもつプロテオグリカンを主成分としている．前者は基底膜の骨格をつくるとともに，細胞が接着する足場となり，後者は増殖因子と結合して，拡散性の増殖因子を基底膜に集積させる役割を担う．

細胞外マトリックスは，間質，基底膜を問わず，以下の三つの機能を担っている．
1) 線維状あるいはシート状に会合して，生体組織の物理的骨格をつくる機能
2) 細胞表面の受容体と結合して，細胞に足場を与える機能
3) 増殖因子と結合してその局在と活性を制御する機能

なかでも細胞に足場を与える機能は，幹細胞を生体外で培養して，再生医療に利用する場合に特に重要である．動物細胞は足場が確保できないと自発的に細胞死を起こすプログラムを内包している．細胞死を回避し増殖するためには，細胞は表面の受容体を介して細胞外マトリックスに接着し，足場を確保する必要がある．増殖因子がその受容体に結合して増殖を促すシグナルを入力するように，細胞外マトリックスが細胞表面の受容体に結合すると，細胞死を抑制し，増殖を促すシグナルが細胞内に入力される．細胞外マトリックスから入力されるシグナルと増殖因子から入力されるシグナルは基本的にその経路が重複しており，両方のシグナルが協調的に入力されることが細胞の増殖に不可欠である．

7・2・2　細胞外マトリックス受容体

細胞はさまざまな受容体を発現し，増殖因子や細胞外マトリックスから入力される複数のシグナルを統合して挙動を制御している．細胞外マトリックスの代表的な受容体は**インテグリン**（integrin）である．インテグリンはα鎖とβ鎖からなる膜タンパク質で，構成鎖の組成が異なる多数のアイソフォームが存在する．ヒトでは24種類が同定されており，細胞表面抗原を認識する白血球特異的インテグリンを除く19種類が，リガンド結合特異性により，コラーゲン結合型，ラミニン結合型，**RGD**結合型などに分類される（図7・3）．RGD結合型はアルギニン-グリシン-アスパラギン酸配列（RGD配列）を認識するインテグリンで，フィブロネクチンやビトロネクチンのようなRGD配列をもつタンパク質と結合する．

通常，細胞は複数のインテグリンを発現しており，インテグリンの発現パターンは細胞ごとに異なっている．<u>細胞がどのような細胞外マトリックスに接着し，足場を確保できるかは，その細胞がどのインテグリンを発現しているかに依存してい</u>

る.細胞が発現するインテグリンと強く結合する細胞外マトリックスが足場であれば,細胞はすみやかに接着し増殖を開始するが,インテグリンが細胞外マトリックスと結合できなければ,細胞は足場を確保できず,細胞死を起こす.

ES 細胞や iPS 細胞はラミニン結合型インテグリン α6β1 と RGD 結合型インテグリン αvβ5 を高発現している.そのため,これらのインテグリンと強く結合するラミニンやビトロネクチンが培養基質として好適に使用される.細胞が発現するインテグリンに合わせて培養基質を選ぶことが幹細胞の培養を成功させる秘訣といえよう.

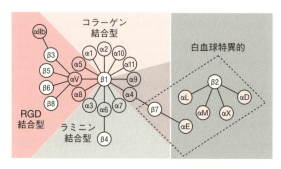

図 7・3 インテグリンの種類と結合特異性

7・2・3 細胞外マトリックスと再生医療

再生医療においては,幹細胞の未分化維持とその大量調製,選択的な分化誘導,複数の細胞による生体組織の再構築が求められる.細胞移植を前提に考える場合は,異種動物成分を使用しない培養法の確立が安全性を担保するうえで必要である.また,培地と培養基質は化学組成が明確であることが望ましい.従来,ヒト多能性幹細胞の培養には,マウス線維芽細胞を支持細胞とする共培養法が標準的に使われてきた.しかし,これでは異種動物成分の混入が避けられず,安全性の確保が難しい.支持細胞を使わず,細胞外マトリックスを接着基質とするヒト多能性幹細胞の培養法の確立が再生医療分野では急務となっている.

これまでにさまざまな細胞外マトリックスが培養基質として使われてきた.代表的なものとしては,コラーゲン,ゼラチン(コラーゲンの熱変性物),フィブロネクチン,マトリゲルなどがあげられる.ヒト多能性幹細胞の培養では,これまでマトリゲルが標準的な培養基質として使用されてきた.マトリゲルはマウスの腫瘍組織から抽出した基底膜分子の混合物で,ラミニン-111 を約 60%,Ⅳ型コラーゲン

を約 30％含有している．しかし，異種動物由来であることに加えて，分子組成が完全には解明されておらず，医療応用するには安全性に問題が残る．

このため，近年，マトリゲルに代わる培養基質として，ラミニン-511，ラミニン-521，ラミニン-332，ラミニン-511 活性フラグメント，ビトロネクチンが使われている．これらはいずれもインテグリンの高親和性リガンドで，強い細胞接着活性をもち，ヒト多能性幹細胞の未分化維持が可能であることが示されている．特にラミニン-511 活性フラグメントは他の培養基質よりもヒト多能性幹細胞を接着させる力が強く，単分散培養を可能とするため，急速拡大培養に適している．

再生医療に向けた幹細胞の培養技術としては，複数の細胞を組合わせた三次元培養（§7・8）や細胞シート（§7・6）の積層化が注目を集めている．どちらも移植可能な三次元組織構造体（オルガノイド）の創出を目指しており，細胞自らが分泌する細胞外マトリックスや外部から添加した細胞外マトリックスを利用して細胞の自己組織化を促す工夫が凝らされている．細胞外マトリックスは細胞と細胞のインターフェースとして重要な役割を果たすため，今後の移植用オルガノイドの開発においても生体組織構造の構築とその機能発現に必要不可欠なものとなる．

7・3 足場材料，細胞培養足場

7・3・1 足場とは

足場とは，細胞が機能するために接着する材料である．再生医療のために体内で利用する場合，**足場材料**とよぶ．英語では足場材料を**スキャフォールド**（scaffold）というが，本来の意味は建築現場にみられる足場である．したがって，足場材料は，体内で細胞を三次元に配置するための材料と考えられる．一方，体外，すなわち細胞培養で用いる場合は，足場材料と区別して**細胞培養足場**（culture substrate）とよぶ．足場材料（三次元）をそのまま用いる場合もあるが，表面加工技術を利用することによって，二次元，あるいは擬似三次元に加工されたさまざまな細胞培養足場が開発されている（図 7・4）．

7・3・2 足場の作製に用いられる材料と加工技術

生体組織が再生すれば，足場材料は不要となる．このため，足場材料は，おもに

---

* 執筆担当：山本雅哉（§7・3）

(a) 繊維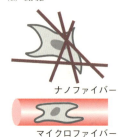
ナノファイバー
マイクロファイバー

(b) スポンジ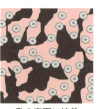
孔の表面に接着

(c) ヒドロゲル(三次元)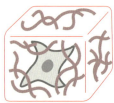
ヒドロゲル内に包理

(d) 微粒子
細胞集合体
(生体組織様の構造をもつ)

(e) ヒドロゲル(二次元)
生体組織に近い弾性率

サンドイッチ(擬似三次元)

(f) 微細加工
凸凹

形状

図7・4 さまざまな足場材料と細胞培養足場

生体吸収性材料で作製される．これまで，種々の生体吸収性材料が開発されているが，足場材料の作製には，ポリ乳酸，ポリグリコール酸，乳酸-ε-カプロラクトン共重合体などの合成高分子，コラーゲン，ゼラチン，フィブリン，アルギン酸，ヒアルロン酸などの天然高分子，リン酸三カルシウムなどのセラミックスが用いられている．一方，細胞培養足場は，体外で使用するため，細胞と組合わせて体内へ埋

表7・1 足場作製に利用可能な加工技術

対象	加工の特徴	手法・技術
二次元	物理的	パターニング 凸凹 弾性率
	化学的	物理的処理（プラズマ，紫外線照射など） コーティング グラフト
	生物学的	生理活性物質のコーティング，固定化
三次元	上記に加えて 形状・複合化	繊維，シート不織布，微粒子，多孔質体，ゲル

入する場合を除けば，生体吸収性である必要はない．したがって，生体吸収性材料に加えて，ポリアクリルアミドヒドロゲル，ポリエチレングリコールヒドロゲル，シリコーンゴム，ガラス，金属など，非吸収性の材料も用いられている．このなかで，高分子は加工性が高く，表7・1に示すようにさまざまな加工技術を用いることができる．このため，さまざまな高分子からなる細胞培養足場が研究されている．

7・3・3 足場材料の役割

足場材料は，細胞を三次元に配置するための材料である．その役割は，
① 細胞が接着できること
② 周囲からの細胞，栄養，酸素などの供給，ならびに老廃物の排出を可能とする構造であること
③ 再生組織の形態を決定できること
④ 生体組織の再生のためのスペースが確保できること

などである．足場材料を用いた再生医療の顕著な例は，足場材料の概念を確立した米国マサチューセッツ工科大学の R. Langer と米国ハーバード大学の J. Vacanti が発表した耳介軟骨再生である[1]．すなわち，ポリグリコール酸の繊維からなる不織布とヒト軟骨細胞とを複合化してから免疫不全マウスの皮下へ埋入することによって，ヒトの耳介軟骨組織を再生できることを示した．田畑泰彦らは，ゼラチンとリン酸三カルシウム微粒子とからなるスポンジを用いて骨髄細胞と細胞の増殖・分化を促進するタンパク質とを組合わせることにより，足場材料に接着した骨髄細胞を直接，刺激して，骨再生を増強できることを示した．この場合，足場材料は，細胞の接着のみならず，タンパク質の徐放化材料としても機能していると考えられる[2]．

7・3・4 細胞培養足場の役割

細胞培養は，細胞を用いた再生医療，ならびに基礎研究の基盤技術である．このため，細胞培養足場の役割は，以下の二つに大別される．

① 治療に用いる細胞を確保するため，幹細胞を大量に培養し，効率よく目的の細胞へ分化させること
② 細胞生物学の基礎研究ツールとして活用すること

① では，上述の足場材料へ細胞を播種し，バイオリアクターなどを利用して効率

よく培養する技術が必要となる．一方，②では，おもに二次元，あるいは擬似三次元の表面加工技術が用いられる．

通常，細胞培養では，多くの細胞は，ポリスチレン製の培養基材に接着し，培養液から必要な生理活性物質，栄養，酸素などが供給される．しかしながら，この培養環境は，体内における細胞外環境とは大きく異なる．体内において細胞は，液性成分に加えて，細胞-細胞外マトリックス相互作用，細胞-細胞間相互作用，力学刺激などからなる細胞外環境と接触している．すなわち，細胞外環境は，体内における細胞機能の調節に重要な役割を果たしている．この細胞外環境に近い培養環境を体外で実現するための新しい技術が細胞培養足場である．たとえば，D. E. Discherらは，貯蔵弾性率の異なるポリアクリルアミドヒドロゲルを用いることによって，細胞培養足場の硬さが間葉系幹細胞の分化に対して影響を及ぼすことを示した[3]．このことは，細胞培養足場が幹細胞の運命決定に寄与することを示唆している．一方，岡野光夫らは，温度応答性に表面の細胞接着性が変化する細胞培養足場を用いて[4]，細胞をシート状に回収して，再生医療へ応用する技術を開発した．また，生理活性物質として，フィブロネクチン，ラミニンなどの細胞外マトリックス，上皮増殖因子などの細胞増殖因子，Jagged-1やE-カドヘリンなどの細胞膜表面の分子を，細胞が認識しやすいように固定化した細胞培養足場も研究されている．

参考文献（§7・3）
1) R. Langer and J. Vacanti, *Science*, **260**, 920 (1993).
2) M. Yamamoto ほか, *Biomaterials*, **56**, 18 (2015).
3) A. J. Engler ほか, *Cell*, **126**, 677 (2006).
4) Y. Kumashiro ほか, *Ann. Biomed. Eng.*, **38**, 1977 (2010).

7・4　細胞のマイクロカプセル化

7・4・1　膵島移植からバイオ人工膵臓へ

I型糖尿病の治療法として，膵臓の内分泌腺細胞であるランゲルハンス島（膵島）の移植が世界中で行われるようになった．近年では，日本においても心停止ドナーだけでなく脳死ドナーから分離した膵島を用いて移植が行われるようになった．し

＊　執筆担当：寺村裕治（§7・4）

かしながら，実際の医療として定着するには，いまだ解決しなければならない多くの課題が残されている．その一つの問題点は，膵島を移植したあとに起こるさまざまな免疫反応である．レシピエント（移植を受けた患者）の自然免疫や拒絶反応による攻撃あるいは自己免疫反応の再燃などを制御する必要がある．免疫抑制剤の服用により，膵島移植の生着成績は改善されるものの，一方で，長期間にわたる服用によりその副作用が懸念されている．そこで，バイオ人工膵臓は免疫抑制剤を軽減あるいは使用しない膵島移植を実現するために研究・開発されてきた．バイオ人工膵臓の研究が始まってから 35 年以上の月日が経過しているものの，いまだ臨床応用に踏み込めない状態が続いているものがほとんどである[1,2]．本節では，最新の研究を紹介しながら解決すべき問題点を論じる．

7・4・2 バイオ人工膵臓のアイディア

生体には**免疫特典部位**とよばれる拒絶反応が比較的起こりにくい部位があり，たとえば脳室や前眼房などが知られている．小動物の実験ではあるが，免疫特典部位への膵島移植で拒絶反応を抑制できたとの報告はあるが，臨床での移植部位として，これらの部位を利用することは難しい．バイオ人工膵臓とは，免疫特典部位を人工的に形成しようとする試みである（図 7・5 a）．アイディアとしては，高分子性の半透膜でカプセル化した膵島を移植するものである．半透膜により膵島がレシピエントの免疫系や血管系から物理的に隔離されているため，拒絶反応による攻撃を受けず，膵島がレシピエントの体内で長期間生存できると期待できる．また，重要なことは，膵島から分泌されたインスリンや老廃物と，生体からの糖や栄養素などとの物質交換が必要であり，半透膜がこれらを透過させる必要があるということである．アガロースヒドロゲルでカプセル化した膵島の写真を示す（図 7・5 b）．カプセル内での膵島は細胞分裂せず，カプセル内に留まり長期間生存し，インスリン分泌能をもつ．ほかの材料として，アルギン酸とポリリジンなどの組合わせも利用されている．これらの性能は，ほとんど変わらない．

これまでに，大別すると 3 種類のバイオ人工膵臓が検討され（図 7・5 c），マウスなど実験動物でそれらの有効性が報告されてきた．ただ，臨床での膵島移植では，10 mL 程度の膵島懸濁液を移植しなければならない．さらに，毛細血管から数百 μm も離れると酸素供給が追いつかず細胞は壊死する．これらの制約から，マイクロカプセル型が最も現実的であると考えられるものの，いくつかの問題がまだ残されている．

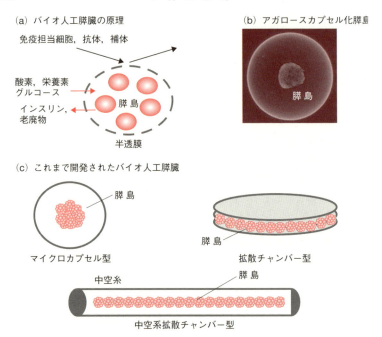

図 7・5 これまで開発されたバイオ人工膵臓　(a) バイオ人工膵臓の原理，(b) アガロースでカプセル化された膵島の写真，(c) 各種タイプのバイオ人工膵臓．マイクロカプセル型，拡散チャンバー型，中空糸拡散チャンバー型．

7・4・3　最近のバイオ人工膵臓

　直径が平均で 150 μm 程度の膵島は，マイクロカプセル化するとおよそ 3 倍の 450 μm の大きさになる．体積は直径の 3 乗で増加するため，マイクロカプセル化後の総体積はもとの膵島の体積の 27 倍になる[2]．臨床では，およそ 10 mL の膵島を移植する必要があるため，計算すると少なくとも 270 mL にもなり，さらに空のカプセルの混入を考量すると，臨床で移植するのに難渋する量である．臨床では，門脈を通して肝臓内に膵島を流し込むため，この量では不可能である．これまで開発されたマイクロカプセルでは，体積増の問題を解決できていない．そこで近年では，薄い膜で膵島をカプセル化する研究が主流になっている．カプセル化という概念を越え，生体適合性の高い高分子鎖で細胞膜表面を修飾するという，極薄膜で細胞を被覆する方法が検討されている．図 7・6 には，細胞膜の表面修飾方法を模式的に示した．表面修飾方法は下記の三つのタイプに分けることができる．

　① 細胞表面に存在する膜タンパク質との共有結合を利用する方法

② 両親媒性高分子と細胞膜の脂質二重層との疎水性相互作用を利用する方法
③ 負電荷の細胞表面とカチオン性高分子との静電相互作用を利用する方法

a. 共有結合による細胞表面修飾法　膜タンパク質と高分子との共有結合では，N-スクシンイミジル（NHS）基やシアヌル酸クロリドなどが，タンパク質のアミノ基との反応に利用されてきた（図7・6a）[3-7]．たとえば膵島表面に存在する表面抗原を被覆するために，ポリエチレングリコール（PEG）の固定化が報告されている．少量の免疫抑制剤の投与下で，Ⅰ型糖尿病モデルマウスの腎被膜下へPEG固定化膵島を移植し，1年間にわたり血糖値の正常化に成功したとの報告である[6]．この修飾法では種々の官能基を高分子鎖に導入できるので，細胞や膵島の表面に免疫反応を制御できる生理活性物質（たとえばヘパリン[5]やトロンボモジュリン[7]）の固定化が可能になる．膵島表面に固定されたこれらの生理活性物質は機能し，血液中の凝固反応や補体の活性化の抑制に働くことが報告されており，生着率の向上に寄与するものと考えられる．ただ，共有結合を利用した細胞表面修飾法は高い化学的安定性が期待されたが，実際は細胞膜に固定化された高分子や官能基は，時間とともに細胞表面から消失していく[8]．また，化学修飾された膜タンパク質の機能を損なう危険性は否定できない．

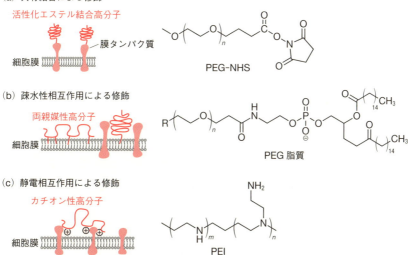

図7・6　細胞の表面修飾を利用したバイオ人工膵臓（高分子による細胞膜の表面修飾方法と使用される代表的な材料）

b. 疎水性相互作用による細胞表面修飾法　親水性のPEGと疎水部をもつリン脂質の複合体（PEG脂質）の誘導体や疎水性の長いアルキル鎖を側鎖にもつポリビニルアルコールなどの両親媒性高分子が，細胞膜修飾剤として検討されている（図7・6b）[2,8〜10]．これら両親媒性高分子の疎水部であるアルキル鎖と細胞膜の脂質二重膜との疎水性相互作用により，両親媒性高分子を自発的に細胞膜に導入できるため，細胞表面を高分子鎖で被覆できる．この方法を利用して，膵島表面上に高分子積層膜を形成することもできる．また，膵島表面に免疫反応を制御できるさまざまな生理活性物質の固定化が可能になる．実際に，Ｉ型糖尿病モデルマウスへ移植することで，その効果を実証できている[11]．これらの細胞表面修飾は，臨床での移植成績の効率が向上することが期待できる．

c. 静電相互作用による細胞表面修飾法　細胞表面はシアル酸などにより負に帯電しているため，ポリエチレンイミン（PEI）などのカチオン性高分子を細胞へ添加すると，静電相互作用によりポリイオンコンプレックスが形成されて，細胞表面を被覆することができる（図7・6c）．さらにアニオン性高分子とカチオン性高分子を交互に反応させて，細胞表面上に高分子積層膜を形成する試みがある[12,13]．ポリアリルアミン，ポリリジン，ポリエチレンイミン，ポリスチレンスルホン酸などが使用されている．これらのイオン性高分子を用いた高分子膜積層法は，容易に生理条件下で反応が進むため，多くの研究者が取組んでいる．たとえば，ポリアリルアミンとポリスチレンスルホン酸を用いて，高分子積層膜によるヒト膵島のカプセル化に成功したとの報告がある[13]．しかしながら，一般的には，ポリリジンやポリエチレンイミンに代表されるカチオン性高分子は細胞毒性が非常に強く，細胞膜に接触するとただちに細胞膜が破壊される．そのため，細胞の表面修飾に使用する際には，濃度や反応時間には，十分に注意を払う必要がある．

7・4・4　生細胞による膵島のカプセル化

最後に，生きた細胞による膵島のカプセル化の研究例を紹介する．仮に，レシピエント由来の生細胞で膵島をカプセル化できれば，レシピエントからの免疫反応が軽減し，生着率の向上が期待できる．図7・7に示したように，単鎖DNA（ssDNA）同士のハイブリッド形成を利用した細胞間接着法[14]を応用すれば，生細胞による膵島のカプセル化も可能になる[15]．ssDNAが結合したPEG脂質（ssDNA-PEG脂質）を用いて，膵島表面にdA20を，固定したい生細胞表面にdT20を導入し，両者を混合する（図7・7）．dA20とdT20間のハイブリッド形成により膵島表面に生

細胞を固定できる．この状態で培養すると，膵島表面に接着していた生細胞が伸展・増殖し，膵島表面に細胞の層を形成し，生細胞によって膵島がカプセル化されるという報告である．生細胞でカプセル化した膵島のインスリン分泌に悪影響はみられなかった．ここでカプセルに使用した生細胞は培養細胞であるが，患者由来の生細胞を利用できれば，免疫拒絶反応が起こりにくい膵島の表面加工が可能になるかもしれない．

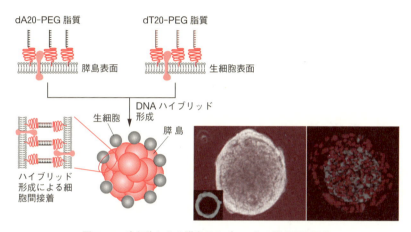

図 7・7　生細胞による膵島のカプセル化の概念図と写真

7・4・5　今後の展開

日本のみならず世界中でドナー（臓器提供者）不足が問題になっており，大量の膵島が確保できるブタをドナーとして利用する異種移植も検討されている．ブタ膵島の移植を行う場合は，患者への安全性を考慮したカプセル化が必要になることが予想される．また，ES 細胞や iPS 細胞などの幹細胞から分化誘導したインスリン産生細胞の利用に関しても同様であり，いわゆるバイオ人工膵臓のアイディアが重要になると考えている．その解決策として，本節で紹介した技術が貢献できるものと考える．

参考文献（§7・4）

1) A. I. Silva ほか, *Med. Res. Rev.*, **26**, 181 (2006).
2) Y. Teramura and H. Iwata, *Adv. Drug Deliv. Rev.*, **62**, 827 (2010).
3) J. L. Contreras ほか, *Surgery*, **136**, 537 (2004).

4) D. Y. Lee ほか, *Biomaterials*, **28**, 1957 (2007).
5) S. Cabric ほか, *Diabetes*, **56**, 2008 (2007).
6) D. Y. Lee ほか, *Am. J. Transplant*, **6**, 1820 (2006).
7) C. L. Stabler ほか, *Bioconjug. Chem.*, **18**, 1713 (2007).
8) Y. Teramura ほか, *Biomaterials*, **29**, 1345 (2008).
9) S. Miura ほか, *Biomaterials*, **27**, 5828 (2006).
10) Y. Teramura and H. Iwata, *Soft Matter.*, **6**, 1081 (2010).
11) Y. Teramura and H. Iwata, *Transplantation*, **91**, 271 (2011).
12) M. Chanana ほか, *Nano Lett.*, **5**, 2605 (2005).
13) S. Krol ほか, *Nano Lett.*, **6**, 1933 (2006).
14) Y. Teramura ほか, *Bioconjug. Chem.*, **21**, 792 (2010).
15) Y. Teramura ほか, *Biomaterials*, **31**, 2229 (2010).

7・5 細胞増殖因子，サイトカイン

7・5・1 細胞増殖因子

細胞増殖因子（growth factor）は，細胞の増殖・分化，遊走，形態形成，細胞死などのさまざまな細胞機能を調節する一群のタンパク質である．細胞増殖因子は発生過程における各種組織・器官の形態形成や成長を制御するだけではなく，成体においては，傷害や病態に対する組織の再生・修復や保護作用を担っている．現在，知られている細胞増殖因子の種類は100種を越えているが，タンパク質の一次構造の相同性に基づいていくつかのグループに分類されている．表7・2に代表的な細胞増殖因子の種類と生物活性を示す[1]．代表的な生理活性として細胞増殖の促進・抑制，細胞の遊走（運動性）促進，上皮細胞や血管内皮細胞における管腔形成といった形態形成の誘導，細胞死の抑制または促進，細胞外マトリックスの産生制御，分化誘導，細胞間ならびに細胞-細胞外マトリックス間の接着制御などがあげられる．これらの生物活性は，いずれも細胞社会の構築に必須の機能であり，傷害を受けた臓器における組織の再構築（再生）もまた細胞増殖因子に大きく依存している．

7・5・2 受容体を介したシグナル伝達

細胞増殖因子は，細胞膜を貫通する受容体と結合することにより，その生物活性

---

* 執筆担当：田畑泰彦（§7・5）

表 7・2 代表的な細胞増殖因子

細胞増殖因子	受容体	分子量 (kDa)	ファミリー分子	代表的な標的細胞	代表的な生理作用	発見年
NGF	Trk 受容体ファミリー (TrkA～C) チロシンキナーゼ型受容体	13	BDNF, NT-3, NT-4/5, NT-6	各種神経細胞	増殖・分化誘導 生存促進 機能維持	1953
EGF	EGF 受容体ファミリー (HER1/ErbB1～HER4/ErbB4)	6～	TGF-α, HB-EGF, アンフィレグリン, SDGF, ベーターセルリン, ニューレグリン, エピレグリン	線維芽細胞 上皮系細胞 血管内皮細胞 血管平滑筋細胞	増殖促進 遊走促進 血管新生促進 表皮の角化	1962
FGF	FGF 受容体ファミリー (FGFR1～4) チロシンキナーゼ型受容体	FGF-1: 15.5 FGF-2: 17	FGF-1～23	線維芽細胞 血管内皮細胞 上皮系細胞	増殖促進 血管新生促進 骨・軟骨形成促進 遊走促進 分化促進	1974
PDGF	PDGF 受容体ファミリー (PDGFR1/βR～PDGFR2/DαR)	PDGF-A: 17 PDGF-B: 14	PDGF-C, PDGF-D (PDGF/VEGF ファミリー)	線維芽細胞 血管平滑筋細胞	増殖促進 遊走促進	1979
HGF	HGF 受容体 (c-Met) チロシンキナーゼ型受容体	85	HLP	上皮系細胞 血管内皮細胞 造血系細胞 筋芽細胞	増殖促進 遊走促進 形態形成促進 血管新生促進 再生促進	1984
VEGF	VEGF 受容体ファミリー (VEGFR1/Flt1, VEGFR2/Flk1, VEGFR3/Flt4) チロシンキナーゼ型受容体	21	VEGF-B, VEGF-C, VEGF-D, VEGF-E, PlGF	血管内皮細胞 マクロファージ	増殖促進 血管新生促進 リンパ管新生促進 血管透過性亢進	1989
TGF-β	TGF-β 受容体ファミリー (I型, II型) セリントレオニンキナーゼ型受容体	25	TGF-β1～5, BMPs, アクチビン, Nodal, MIS	上皮系細胞 血管内皮細胞 血球細胞 線維芽細胞	間葉系細胞の増殖促進 上皮系細胞の抑制 アポトーシス促進 細胞外マトリックスの産生促進	1978

を発揮する[2]．受容体は細胞外領域・細胞膜貫通領域・細胞質領域からなり，細胞外領域は，細胞表面に近づいた細胞増殖因子と"鍵"と"鍵穴"のごとく高い親和性と厳密な特異性で結合する．受容体の細胞質領域は増殖因子の刺激を細胞内に伝えるためのシグナル発信機能（プロテインキナーゼ活性によるタンパク質リン酸化）をもっている．多くの増殖因子受容体はチロシンキナーゼ活性をもっているが，**トランスフォーミング増殖因子**（transforming growth factor, TGF）のスーパーファミリーに属する増殖因子の受容体は，セリン/トレオニンキナーゼ活性をシグナル発信器としている（図7・8）．たとえば，**神経成長因子**（nerve growth factor, NGF）同士が二量体を形成することによってその受容体（TrkA）の二量体化がひき起こされる．受容体の二量体化を介した構造的変化により，細胞質領域のチロシンキナーゼ活性が上昇するとともに受容体同士の相互チロシンリン酸化がひき起こされる．このように，細胞増殖や遊走など各種の細胞応答は，独立したシグナル伝達系ではなく複数のシグナル伝達系の"相互乗り入れ"を介して協調的に制御されている．

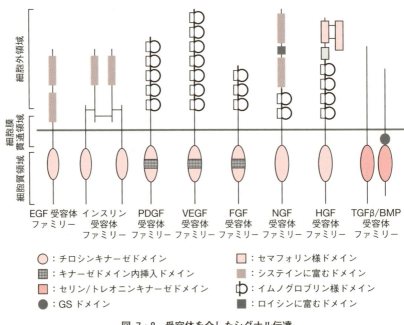

図 7・8　受容体を介したシグナル伝達

細胞増殖因子が標的細胞に到達する様式には四つの機構が知られている（図7・9）。一つめは，**エンドクリン**（endocrine，内分泌）**機構**である．血糖調節機能をもつインスリンは膵臓のβ細胞で産生され，血流を介して肝臓や筋肉など，膵臓とは離れた遠隔の細胞・組織に対して生理活性を発揮する．いわばリモートコントロール形式であり，血流を介して遠隔の細胞・組織に作用する．二つめは細胞増殖因子を産生する細胞とその細胞増殖因子に対する受容体を発現する細胞が異なり，両者が比較的近接した組織で細胞増殖因子が作用を及ぼす場合を**パラクリン**（paracrine，傍分泌）**機構**とよぶ．この場合，細胞増殖因子は局所的に作用を及ぼすことになる．細胞増殖因子を産生する細胞と受容体を発現する細胞が接触して作用が発揮される場合は**ジャクスタクリン**（juxtacrine，接触分泌）**機構**とよばれる．たとえば，細胞増殖因子が細胞膜に結合した形で存在し，細胞と細胞が密に接触した状態で細胞増殖因子の作用が発揮される．一方，**オートクリン**（autocrine，自己分泌）**機構**とは，その名から連想されるように，細胞から産生された細胞増殖因子は同一の細胞に発現された受容体を介して産生細胞そのものに作用する．

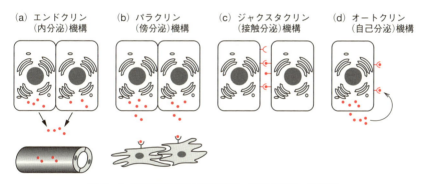

図 7・9　細胞増殖因子が標的細胞へ到達する四つの機構

7・5・3　ケモカイン

ケモカインとは，四つのシステイン残基の位置が保存された構造の類似性から定義された比較的低分子（約 70〜90 アミノ酸，分子量 8000〜16000）のタンパク質（細胞から分泌されるサイトカイン）の総称で，現在ヒトで約 45 種類が同定されている．ケモカインの特徴である保存された四つのシステイン残基（C）のうち，最初の二つの間にアミノ酸が一つ入っているものは **CXC ケモカイン**，最初の二つが

表 7・3 ケモカインとその受容体

統一名称		別名	染色体座(ヒト)	受容体
CXC ケモカイン	CXCL1	Gro/MGSA-α	4q12-13	CXCR2
	CXCL2	Gro/MGSA-β	4q12-13	CXCR2
	CXCL3	Gro/MGSA-γ	4q12-13	CXCR2
	CXCL4	PF-4	4q12-13	未同定
	CXCL5	ENA-78	4q12-13	CXCR2
	CXCL6	GCP-2	4q12-13	CXCR1, CXCR2
	CXCL7	NAP-2	4q12-13	CXCR2
	CXCL8	IL-8	4q12-13	CXCR1, CXCR2
	CXCL9	Mig	4q21.21	CXCR3
	CXCL10	IP-10	4q21.21	CXCR3
	CXCL11	I-TAC	4q21.21	CXCR3
	CXCL12	SDF-1/PBSF	10q11.1	CXCR4
	CXCL13	BLC/BCA-1	4q21	CXCR5
	CXCL16	CXCL16	17p13	CXCR6
CC ケモカイン	CCL1	I-309	17q11.2	CCR8
	CCL2	MCP-1/MCAF	17q11.2	CCR2, CCR11
	CCL3	MIP-1α	17q11.2	CCR1, CCR5
	CCL4	MIP-1β	17q11.2	CCR5
	CCL5	RANTES	17q11.2	CCR1, CCR3, CCR5
	CCL7	MCP-3	17q11.2	CCR1, CCR2, CCR3
	CCL8	MCP-2	17q11.2	CCR2, CCR3, CCR11
	CCL11	eotaxin	17q11.2	CCR3
	CCL13	MCP-4	17q11.2	CCR2, CCR3, CCR11
	CCL14	HCC-1	17q11.2	CCR1
	CCL15	HCC-2/leukotactin-1	17q11.2	CCR1, CCR3
	CCL16	HCC-4/LEC	17q11.2	CCR1, CCR2
	CCL17	TARC	16q13	CCR4
	CCL18	PARC/DC-CK1/AMAC-1	17q11.2	未同定
	CCL19	ELC/MIP-3β	9q13	CCR7
	CCL20	LARC/MIP-3α/exodus	2q33-37	CCR6
	CCL21	SLC/6Ckine/exodus-2	9q13	CCR7
	CCL22	MDC/STCP-1	16q13	CCR4
	CCL23	MPIF-1	17q11.2	CCR1
	CCL24	MPIF-2/exotoxin-2	7q11.23	CCR3
	CCL25	TECK	19q13.2	CCR9
	CCL26	eotaxin-3	7q11.23	CCR3
	CCL27	ILC/CTACK/ESkine	9q13	CCR10
	CCL28	CCL28	5q	CCR10
CX3C ケモカイン	CX3CL1	fractalkine	16q13	CX3CR1
C ケモカイン	XCL1, 2	lymphotactin/SCM-1α, β	1q23	XCR1

並んでいるものは **CC ケモカイン** とよばれ，大部分のケモカインはこのいずれかのサブファミリーに属し，それぞれ CXC ケモカインリガンド（CXCL），CC ケモカインリガンド（CCL）のあとに番号がつけられた統一名称を与えられている．また，それぞれのサブファミリーの受容体は，CXC ケモカイン受容体（CXCR），CC ケモカイン受容体（CCR）のあとに同定順に番号がつけられた名称を与えられている（表 7・3）．ケモカインは，細胞の接着や遊走を促進する活性が強いという特徴をもち，研究の初期には，炎症の際，炎症局所に好中球を誘導する炎症性メディエーターと考えられていたが，近年，その研究は大きく発展し，造血幹細胞・免疫担当細胞の産生，リンパ組織形成・心血管形成・神経形成などの発生現象，免疫監視，免疫反応の制御，後天性免疫不全（エイズ）の発症に必須であることが明らかになった．さらに，現在ではがん転移への関与が示され，ケモカイン受容体の特徴的な構造より薬物による制御が期待されている．

7・5・4 免疫，組織再生に対するケモカイン作用

造血幹細胞や一部の造血前駆細胞は，胎児期に大動脈壁および周囲の大動脈-生殖原器-中腎〔AGM（aorta-gonad-mesonephros）領域という〕で発生し，AGM 領域から胎児肝を経て，成体の造血の場である骨髄に至るまで，ダイナミックに移動すると考えられている．これらの細胞動態の制御機構は不明であったが，遺伝子欠損マウスを用いた解析より，その最後のプロセスである末梢血を介する胎児骨髄への造血幹細胞，造血前駆細胞，骨髄球系細胞の **ホーミング**（移動，定着）にケモカイン CXCL12（SDF-1/PBSF）とその生理的受容体 CXCR4 が必須の役割を果たしている．B リンパ球や T リンパ球のホーミングにもケモカインが重要である．

CXC12-CXCR4 シグナルが，生体骨髄の造血幹細胞数の維持に必須であることが知られている．近年の研究で造血幹細胞の骨髄における局在部位は骨表面または血管周囲であろうと考えられている．骨髄腔内で一部が血管内皮細胞を取囲む CXCL12 を高発現する突起をもった細網細胞（CAR 細胞）が同定され，CAR 細胞が造血幹細胞のニッチを構成する細胞であると考えられている．

CXCR5 およびそのリガンドである CXCL13（BLC/BCA-1）との相互作用はリンパ節形成において重要である．リンパ節原基に CXCR5 陽性のリンパ節誘導細胞をホーミングさせる．CXCL12 と CXCR4 の相互作用は胎児期での心臓の膜性心室中隔の形成，胃腸管を栄養する動脈の形成，あるいは運動ニューロンの腹側への方向特異的な軸索伸長に必須である．

損傷後の組織再生では，組織の細胞成分は残存する局所の細胞が増殖し補われると考えられ，血管においては損傷を免れた局所の血管内皮細胞が増殖し，新生血管を形成すると考えられている．CXCL12 などのケモカインは血管再生における骨髄由来の細胞の動員と再生を促進する．CXCL12-CXCR4 シグナルが造血幹細胞や前駆細胞のホーミングやニッチでの維持に重要であることがわかっている．再生医療に関しては，CXCL12 などのケモカインの局所投与や発現誘導により，組織再生を促進する幹細胞や前駆細胞を局所に誘導し，再生を促進できることが報告されている．

参考文献（§7・5）
1) 松本邦夫，田畑泰彦 編，"細胞増殖因子と再生医療"，メディカルレビュー社（2006）．
2) 宮沢恵二ほか 著，"新細胞増殖因子のバイオロジー"，羊土社（2001）．

7・6 細胞シート

7・6・1 温度応答性表面と細胞シート

細胞シートとは，細胞をシート状に加工した組織であり，**温度応答性培養皿**という特殊な細胞培養基材を用いて作製される．この細胞培養基材は，ポリスチレン製の細胞培養皿表面に温度応答性高分子であるポリ(N-イソプロピルアクリルアミド)（PIPAAm）のゲル層を 15～20 nm の厚さで修飾して作製される（図7・10）[1,2]．PIPAAm は**下限臨界溶液温度**（LCST）である 32℃ を境に低温で水和，高温で脱水和を起こす[3]．このため，PIPAAm を修飾した細胞培養皿は，LCST より低温では水和により親水性に，高温では疎水性に変化する．この培養皿表面に細胞を播種すると，細胞培養温度の 37℃ では，培養皿表面が疎水性に変化しているため，フィブロネクチン，ラミニンといった細胞外マトリックス成分として知られる接着タンパク質が基材表面へ吸着しやすく，これらを介して細胞も基材表面に接着する．37℃ で数日培養し，細胞がコンフルエント状態（稠密状態）にまで増殖したのち，温度を 20℃ に下げると，高分子の水和により培養皿表面が親水性となるため，培養された細胞は細胞外マトリックスとともに脱着を起こす．この際，細胞-細胞間

---

* 執筆担当：長瀬健一，大和雅之（§7・6）

7・6 細胞シート

接着を維持したままシート状の細胞組織の回収が可能となる（図7・10）．通常の基材で培養した細胞は回収の際に，トリプシンなどのタンパク質分解酵素を用いて，細胞接着分子を分解し回収するため，細胞外マトリックスのみならず，カドヘリンなどの細胞間接着分子，イオンチャネルや細胞成長因子受容体なども分解される．これに対して温度応答性培養皿で培養した細胞シートは，細胞膜表面に発現する膜タンパク質や細胞外マトリックスなどを維持した細胞組織として回収される．また細胞シート底面には，培養の際に沈着した細胞外マトリックスが保持されているため，移植や細胞シート積層化における"糊"として機能する．このため縫合は必要なく，数分から十数分程度のきわめて短い時間で組織表面への接着を行える．

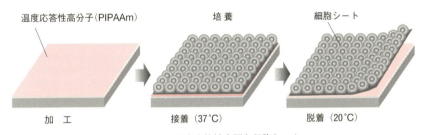

図 7・10　温度応答性表面と細胞シート

細胞シートを作製する温度応答性培養皿にはさまざまな工夫がなされている．従来までの電子線照射重合による PIPAAm の薄膜ゲル層修飾基板のほかに，可逆的付加開裂連鎖移動（RAFT）重合[4]，原子移動ラジカル重合（ATRP）[5,6]を用いて PIPAAm の修飾鎖長，修飾密度を精密に制御しながらブラシ構造の高分子を修飾する方法，疎水性ドメインと PIPAAm のブロックコポリマーをスピンコートする方法[7]など，使用する細胞種の接着性，脱着性，使用用途に応じてさまざまな細胞シート作製に対応しうる温度応答性表面の作製が行われている．また，メタクリル酸 n-ブチル（BMA）と IPAAm を共重合させて相転移温度を下げたコポリマー（P(IPAAM-co-BMA)）を修飾した部位と，PIPAAm 修飾部位から構成される海島状のパターン化表面を作製し，肝細胞と血管内皮細胞をそれぞれの部位で培養することで作製する共培養細胞シート[8]（図 7・11 a）や，温度応答性部位がストライプ状のパターン化表面を作製することで細胞シート内の細胞が一定方向に配向する細胞シートの作製[9]（図 7・11 b）など，機能性細胞シートを作製するパターン化温度応答性表面の研究も行われている．

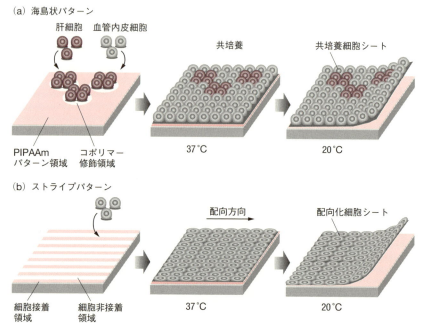

図 7・11　パターン化表面で作製される細胞シート

7・6・2　細胞シートの特性と再生医療への応用

　現在までに，再生医療で行われている細胞移植法として，生分解性高分子から構成される足場により作製した組織の移植，細胞懸濁液の注入による移植，さらには細胞シートによる細胞移植があげられる．これらの移植法のなかで，細胞シートによる細胞移植は以下のような特性を示す．

　まず，あげられるのが，移植した細胞の生着率が高い点である．注射針を用いた細胞懸濁液の移植では，組織に注入した細胞の組織への生着率はおよそ 10％ 程度である．これと比べて細胞シートで組織に移植を行えば，細胞シート底面に存在する細胞外マトリックスが糊として働いて組織への生着を促すので，ほぼ 100％ の細胞移植が可能となる．また，細胞懸濁液の移植が困難な部位に移植するのにも細胞シートが適している．たとえば，熱傷などの皮膚損傷部位や，角膜や網膜などの損傷部位には懸濁液を移植しても流出するのは明らかであり，素早く生着を促す細胞シートの移植が有用である．また，局所的な移植でなく広範囲な移植も細胞シート

の特性である．真皮中への表皮細胞の点在的な移植で表皮を均一に再生することは難しく，多くの場合で島状の組織のみが再生する．これに対して細胞シート移植の場合は，広範囲な組織の再生を促すことができる．これらは食道，角膜，網膜などの再生に非常に有用である．また，低侵襲な移植も細胞シートの特性としてあげられる．重症心不全の細胞懸濁液移植による治療においては，数十カ所から百カ所程度の注射針による細胞の注入が行われ，注射針が心筋組織を損傷させてしまう．これに対して，細胞シートの移植では移植による組織損傷がまったくない．

細胞シートの積層化による高密度組織の形成も，細胞シートの特性といえる．生分解性高分子からなる多孔質性の材料を細胞培養の足場として作製した組織体では，高密度組織を作製することは難しい．しかし細胞-細胞間接着が強い細胞シートを底面に保持している細胞外マトリックスを用いて積層化することにより，高密度な細胞組織体の形成が可能になる[10]．積層化により組織の厚みを増加させていくことで，各細胞への酸素，栄養の供給が必要になるが，これらは積層化した細胞シート内への血管網構築により克服できる[11,12]．

細胞シートは，上記の点で優れた性質をもっているため，再生医療において必要不可欠の技術となっている．また，細胞シート移植用デバイスの開発，自動培養装置の開発，さらには細胞培養，細胞シート作製，細胞シート積層化を全自動で行う全自動培養・細胞シート積層化システムなどの研究が行われ，培養組織を安全かつ再現性よくかつ低コストで作製する検討がなされている．

参考文献（§7・6）

1) N. Yamada ほか, *Makromol. Chem., Rapid Commun.*, **11**, 571 (1990).
2) Y. Akiyama ほか, *Langmuir*, **20**, 5506 (2004).
3) M. Heskins and J. E. Guillet, *J. Macromol. Sci. A*, **2**, 1441 (1968).
4) H. Takahashi ほか, *Biomacromolecules*, **11**, 1991 (2010).
5) A. Mizutani ほか, *Biomaterials*, **29**, 2073 (2008).
6) K. Nagase ほか, *Macromol. Biosci.*, **11**, 400 (2011).
7) M. Nakayama ほか, *Macromol. Biosci.*, **12**, 751 (2012).
8) Y. Tsuda ほか, *Biomaterials*, **26**, 1885 (2005).
9) H. Takahashi ほか, *Biomacromolecules*, **12**, 1414 (2011).
10) Y. Haraguchi ほか, *Nat. Protocols*, **7**, 850 (2012).
11) H. Sekine ほか, *Nat. Commun.*, **4**, 1399 (2013).
12) K. Sakaguchi ほか, *Sci. Rep.*, **3**, 1316 (2013).

7・7 血管新生法

7・1・1 再生医療における血管新生

　再生医療とは，体に備わっている自然治癒力を介した治療のことである．自然治癒力の基は細胞の増殖分化能力であり，この能力を高めることが再生医療の鍵である．体内では細胞は血管によって栄養と酸素を受け，老廃物と二酸化炭素を取除き，自分に好ましい環境をつくっている．そのため，新しい血管の形成は，体内で細胞が生存し，その細胞能力を高めるためには必要不可欠である．

　一般的に，生体組織内で血管が新しく形成される現象を**血管新生**とよぶが，この現象は**血管発生**（vasculogenesis），**狭義の血管新生**（angiogenesis），**動脈新生**（arteriogenesis）の三つに分類することができる．"血管発生"は，血管内皮前駆細胞の分化によって起こる血管形成のことである．"狭義の血管新生"は，周囲にある既存の血管からの細胞遊走により血管芽を形成する現象をさす．"動脈新生"は，形成した血管芽に対して内皮細胞以外の周細胞が周囲を取囲んで成熟した血管を形成する過程として知られている．成体においては，これらの現象は**血管新生促進物質**（表 7・4）およびその抑制物質のバランスで調節されている．これらの促進物質が虚血状態や炎症反応によって分泌されると，内皮細胞が，血管に存在する基底膜の分解酵素を分泌するとともに増殖して発芽し，遊走・増殖した内皮細胞同士が接着することでネットワークを形成して管腔構造を形成する．そして周細胞が血管周囲を取巻くことで，成熟血管が形成される．この過程は，構成細胞，液性因子および細胞外マトリックスのすべてが動的にかかわる複雑なものであり，非常に多くの因子が関与していると考えられている[1]．

　血管新生を実現する方法としては大きく分けて二つのアプローチがある．一つめは血管壁構造をつくる細胞を移植する方法である．血管内皮細胞の基である血管系幹細胞や前駆細胞を移植する血管新生が行われている．二つめのアプローチは，細胞増殖因子や細胞動員因子を利用することで細胞を体内の必要部位に移動させたり，細胞による血管新生を誘導する方法である．これは，バイオマテリアルと生体因子を組合わせることで体内細胞による血管新生を促す組織工学（ティッシューエンジニアリング）的アプローチである．

＊　執筆担当：田畑泰彦（§7・7）

表 7・4　これまでに報告されている血管新生促進物質

●血管内皮細胞増殖因子(VEGF)ファミリー 　VEGF-A, B, C, D, E 　PlGF（胎盤由来増殖因子） 　HIF-1α（低酸素誘導因子） 　ニューロピリン-1 ●線維芽細胞増殖因子（FGF）ファミリー 　FGF-1, 2, 3, 4, 5 ●肝細胞増殖因子（HGF） ●上皮細胞増殖因子（EGF） ●血小板由来増殖因子（PDGF）-BB ●アンギオゲニン ●エリスロポエチン（EPO） ●顆粒球コロニー刺激因子（G-CSF）/ 　顆粒球単球コロニー刺激因子（GM-CSF） ●腫瘍壊死因子（TNF-α） ●トランスフォーミング増殖因子（TGF-β） ●プロスタグランジン E_1/E_2 ●チミジンホスホリラーゼ ●インターロイキン-2, 8, 15 ●Fas リガンド ●VE カドヘリン ●血小板内皮細胞接着分子（PECAM-1）	●プロテアーゼ 　プラスミノーゲンアクチベーター， 　マトリックスメタロプロテアーゼ-2, 9 ●アドレノメデュリン ●アンギオポエチン I, II ●B61 ●ヒスタミン ●HIV-1 Tat タンパク質 ●レプチン ●ロイコトリエン C_4 ●インテグリン $\alpha V\beta_3$ ●アンギオテンシン II ●1-ブチルグリセロール ●ハプトグロビン ●ヘパリン/ヘパラン硫酸 ●12-HETE（12-ヒドロキシ 　　　　　　エイコサテトラエン酸） ●低分子量ヒアルロン酸 ●NO（一酸化窒素） ●プライオトロピン ●プロリフェリン ●SPARC フラグメント

7・7・2　細胞移植による血管新生法

　血管生物学の研究成果をもとに，過去十数年の間に，骨髄幹細胞，末梢血由来の幹細胞，骨髄単核球，血管内皮細胞前駆細胞，心筋幹細胞，脂肪組織由来の幹細胞，筋芽細胞，胚性幹細胞など，さまざまな細胞ソースが血管再生治療の研究に用いられてきた[2]．由来と性質は異なるものの，いずれの細胞も虚血性疾患に対して有用であり，虚血性疾患動物モデルへの移植治療後に血流増加や心機能改善などの有効性が報告されている．それぞれの細胞は，血管新生治療における利点と欠点をもっている．そのため，どの細胞が血管再生治療に一番よいのか，共通の見解は得られていない．

　現在，細胞移植による血管新生治療の作用機構に関して，移植細胞の分化・成熟による直接血管再生修復作用と，移植細胞から産生される細胞増殖因子やケモカインによる心血管保護と内因性修復の促進などの間接作用が考えられている．たとえば，骨髄細胞移植後の血流増加と心機能改善に関する作用機構は，つぎのように推察されている．まず骨髄細胞中には，わずかな内皮前駆細胞，間葉系幹細胞，多能

性幹細胞などが含まれている．これらの未熟な幹細胞や前駆細胞は，移植後に血管内皮や心筋細胞などへ分化・成熟することにより，細胞成分として直接に心血管の再生に寄与する．しかし現在は，骨髄幹細胞の心筋や血管内皮への分化はまれであり，その直接的な再生よりも間接的な作用が主であると考えられている．すなわち，移植された骨髄細胞から産生される血管内皮細胞増殖因子（VEGF），塩基性線維芽細胞増殖因子（bFGF），血小板由来増殖因子（PDGF），アンギオポエチン，インスリン様増殖因子（IGF）-1 などの液性因子が**血管新生誘導作用**，**動脈形成促進作用**，**心血管保護作用**など，間接的に血管再生修復の効果を発揮することが明らかになっている．また，移植細胞から産生されるサイトカイン（SDF-1α(CXCL12)など）は，心筋幹細胞の増殖や他臓器幹細胞の体内移動を促進することにより，内因性心血管新生が誘導されることも考えられる．末梢血単核球を用いた血管新生治療についての基礎研究と臨床研究の結果，治療効果の大半は単核球から分泌される血管増殖因子によるものであることがわかっている．細胞シートを用いた心虚血疾患の再生治療メカニズムの一つとして，シート状態では細胞同士の相互作用がよくなり，細胞からの血管増殖因子やケモカインの産生が増強されることが考えられる．

7・7・3　組織工学による血管新生法

　細胞増殖因子や細胞動員因子を体内で細胞に効率よく作用させ，細胞能力を高めることによって血管新生が実現できる．たとえば，薬物送達システム（DDS）技術（第6章参照）を用いて，生物活性をもつ細胞増殖因子タンパク質およびその遺伝子などを長期間にわたり徐々に放出する．たとえば，bFGF の徐放化技術により，虚血性疾患に対する血管新生治療が可能となっている．徐放化 bFGF による血管新生効果は，正常動物だけではなく，自然治癒力の劣っている糖尿病，あるいは高脂血症疾患動物においても認められている．すでに，血管誘導治療のヒト臨床試験が始まり，よい成績が得られている．また，ヒドロゲル技術により bFGF と肝細胞増殖因子（HGF）あるいは bFGF と多血小板血漿（platelet-rich plasma, PRP）を同時に徐放化することで，より成熟度の高い血管が得られた[3]．徐放化 bFGF による血管新生技術と組合わせることにより，体内に移植された細胞での機能維持ならびに治療効果を有意に増強できることもわかっている．

　一方，血管新生を促す VEGF や HGF の DNA プラスミドを筋肉内へ投与することで，投与部位における血管新生が認められている．

参考文献(§7・7)
1) 宮園浩平,佐藤靖史 編,"急速進展する血管研究",羊土社(2006).
2) 田畑泰彦 編,"ますます重要になる細胞周辺環境(細胞ニッチ)の最新科学技術",メディカルドゥ(2009).
3) 田畑泰彦 編,"自然治癒力を介して病気を治す.体にやさしい医療"再生医療"――細胞を元気づけて病気を治す",メディカルドゥ(2014).

7・8 三次元組織構築

　体外で構築された人工の生体組織は,動物を用いない薬物動態試験から移植医療まで幅広い分野での応用が期待されている.生体組織はさまざまな種類の細胞や細胞外マトリックスが階層的に組合わされた三次元構造からなっており,細胞は他の細胞やマトリックスから物理的・化学的刺激を受けて機能や形態を変化させる.そのため生体組織を体外で模倣するには,生体内と同様の構造や物理的特性,化学的特性をもつように細胞を三次元培養して,厚みのある組織を構築する必要がある.本節ではバイオマテリアルを使用した方法を中心に,生体外における三次元組織構築方法について解説する.

7・8・1 使用されるバイオマテリアルの種類

　バイオマテリアルを基板として細胞培養を行うと,バイオマテリアルの硬さにより構造が維持されるため,さまざまな形状の三次元組織が構築可能となる.本方法では生体組織の細胞外マトリックスの強度や生体親和性を模擬するため,天然由来高分子(例:コラーゲン,ヒアルロン酸,フィブリン,アルギン酸,アガロース)や,ある種の合成高分子(例:ポリエチレングリコール,ポリペプチド)からなるヒドロゲルがおもに用いられる.これらのヒドロゲルは溶液状態で取扱うことができ,熱や化学反応により容易に硬化可能なため,溶液状態での形状を制御することで任意の形状をもった構造が構築可能である.

7・8・2 三次元組織構築方法の分類

　バイオマテリアルを用いた三次元組織構築方法は,トップダウン方式とボトム

＊　執筆担当:森本雄矢,竹内昌治(§7・8)

アップ方式の二つに分類される．トップダウン方式では生体を模倣した形状の大きなバイオマテリアルの足場上にて細胞培養を行うことで，耳などの形状をした三次元組織が構築可能である[1]．しかし，トップダウン方式では細胞の密度や位置制御は困難であり，機能まで模倣可能な生体組織は軟骨などに限られている．これに対してボトムアップ方式は，バイオマテリアルからなる微小な構造（〜100 μm）を足場として細胞培養を行い，これらを組合わせることで生体の形状や細胞の密度や位置が模倣された三次元組織の構築を可能にする[2]．このボトムアップ方式を実現するには，バイオマテリアルの精密加工による微小な構造の形成が必要である．

7・8・3 微小構造からなる足場の形成方法

バイオマテリアルの精密加工には，マイクロ鋳造や露光技術，マイクロ流路が適している．マイクロ鋳造はマイクロサイズの型に溶液を入れたあとに硬化させることで，型の形状を転写したブロック構造を構築する方法である．マイクロ加工技術によりシリコンやガラス，高分子からなる型を多様な大きさや形状で作製することができ，作製されるブロック構造の形状を制御できる．

加えて，光硬化性バイオマテリアルを使用する場合，パターン化された光を当てることでブロック構造の形状を制御することができる[3]．この場合，ブロック構造の水平方向の形状は光パターンの形状によって決まり，高さ方向の形状は型の形状によって決定される．

マイクロ流路を用いることで，ビーズやファイバーの形状にバイオマテリアルを加工することが可能となる．ビーズの作製には，T字型流路[4]（図7・12a）やフローフォーカシング流路[5]（図7・12b）とよばれるマイクロ流路が使用される．流路で均一径の液滴を作製したあとに硬化することでビーズとなる．作製されるビーズの直径は流路径と流速で制御可能である．ファイバーの作製では，マイクロ流路によって生まれる軸対称の流れを利用する．軸対称の二つの流れをつくり，内側を溶液の流れ，外側を硬化開始剤の流れにすることで，ファイバーを作製することが可能となる[6]．ただし，本方法では流れによって溶液がファイバー形状を保っている間に硬化が終了する必要があり，硬化時間が長い種類のバイオマテリアルの使用は適さない．一方，軸対称の三つの流れを用意し，内側の流れに硬化時間の長い溶液，中間の流れに硬化時間の短い溶液，外側の流れに硬化開始剤を流すことで，硬化時間の長いバイオマテリアルでもファイバー形状に加工することができる[7]（図7・12c）．ファイバーの直径は流路径と流量比により調整でき，その長さは理論上

無限である．

いずれの方法においても細胞を含有した溶液を用いることで，細胞を内部に含んだ構造を作製することができる（図7・12d）．この構造の表面上に異種細胞を培養することによって，異種細胞の階層的な三次元共培養を実現できる（図7・12e）．

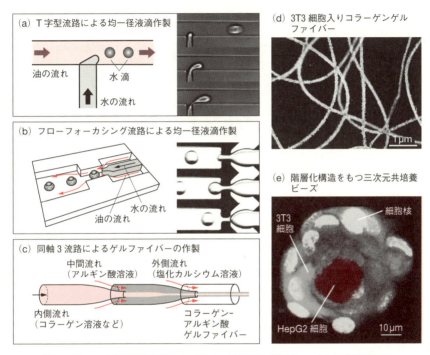

図7・12 マイクロ流路を用いたバイオマテリアルの加工 （a）T字型流路による均一径液滴作製の概念図と写真，（b）フローフォーカシング流路による均一径液滴作製の概念図と写真，（c）同軸3流路によるゲルファイバー作製の概念図，（d）3T3細胞入りコラーゲンゲルファイバーの写真（文献9），（e）階層構造をもつ三次元共培養ビーズの断面写真（文献8）．

7・8・4 大型の三次元組織構築方法

細胞付きバイオマテリアル構造を凝集させることで，大型の三次元組織を構築可能である．細胞付きビーズを型に入れた状態で培養すると，さまざまな形状をした大型の三次元組織が構築可能になる[8]（図7・13a）．また，ファイバーの場合は束ねることや織ることでも大型の三次元組織の形状制御が可能である[7]（図7・13b）．

型やマイクロ流路を用いずに細胞の配置や立体形状を制御する方法として，**バイ**

オプリンティングがある[8,9]．バイオプリンティングは，細胞付きビーズやファイバーを，三次元プリント技術を用いて積み上げていく方法である．バイオプリンティングによって，ビーズやファイバーの位置と種類を制御することができるため，複数種の細胞が整列した状態で，三次元組織を構築することが可能となる（図 7・13 c）．

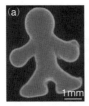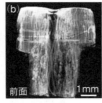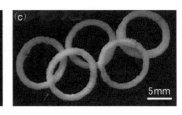

図 7・13 大型の三次元構造組織の構築　（a）型内における細胞付きビーズの凝集により構築された三次元組織の写真（文献 9），（b）細胞入りファイバーを編むことにより構築された三次元組織の写真（文献 9），（c）バイオプリンティングにより構築されたリング形状の三次元組織の写真（文献 8）．

本節では，バイオマテリアルによる構造の形状制御や細胞付きバイオマテリアルの凝集を通じて，さまざまな形状や異種細胞の階層的構造をもつ三次元組織の構築が可能であることを紹介した．三次元組織構築は発展段階にある分野であり，日々技術の進化が進んでいる．今後は血管付き三次元組織が構築され，生体機能を模倣した三次元組織が実現されることが望まれている．

参考文献（§7・8）

1) Y. L. Cao ほか, *Plast. Reconstr. Surg.*, **100**, 297 (1997).
2) J. W. Nichol and A. Khademhosseini, *Soft Matter.*, **5**, 1312 (2009).
3) V. A. Liu and S. N. Bhatia, *Biomed. Microdev.*, **4**, 257 (2002).
4) W. H. Tan and S. Takeuchi, *Adv. Mater.*, **19**, 2696 (2007).
5) S. L. Anna ほか, *Appl. Phys. Lett.*, **82**, 364 (2003).
6) C. M. Hwang ほか, *Langmuir*, **24**, 6845 (2008).
7) H. Onoe ほか, *Nat. Mater.*, **12**, 584 (2013).
8) Y. T. Matsunaga ほか, *Adv. Mater.*, **23**, H90 (2011).
9) P. Calvent, *Science*, **318**, 208 (2007).

索引

あ

ISO(国際標準化機構) 79, 81, 82
Ig→免疫グロブリン
IgE 105
IgA 105
IgM 105
IgG 105
IgD 105
iPS 細胞 312
アクチン 147
　──フィラメント 147
アクリル酸エステル 50
足場材料 319
N-アセチルグルコサミン 115
N-アセチルノイラミン酸 113
アデニン 122
アデノシン三リン酸(ATP) 123
アデノシン二リン酸(ADP) 123
アナフィラトキシン 106, 196
アニオン重合 37
アノード反応 67, 83
アノマー 113
　──炭素 113
アパタイト 71
アフィニティークロマトグラフィー 224
アプタマー 306, 310
アブレシブ摩耗 82
アポ酵素 111
アミド 100
アミノ酸 97
アミノ末端 101
網目形成酸化物 54
網目修飾酸化物 55
アミロース 115
アミロペクチン 115
アモルファス 9, 75, 76
　──相 73
rRNA→リボゾーム RNA

RNA→リボ核酸
RNA ウイルス 137
アルギン酸 35
RGD 配列 317
アルドース 113
アルドステロン 122
α-アミノ酸 97
α ヘリックス 30, 103
アルブミン 249
アルミナ 53, 56
アレルギー 204
アロステリック効果 110
アンチセンス ODN 308
アンチセンスオリゴデオキシヌクレオチド 306
アンドロゲン 122

い, う

e/a 79
ES 細胞 312
ELI 材 72
イオン交換クロマトグラフィー 224
ECM→細胞外マトリックス
一次構造 102
遺伝子医薬品 302
遺伝毒性 220
EPR 効果 296
ePTFE→延伸ポリテトラフルオロエチレン
異物巨細胞(FBGC) 209
異物認識反応 4
異物発がん 221
異物反応 199
　──システム 5
異方性 85
医療用複合材料 85
インジェクタブルポリマー 51
インターフェロン 109

インターロイキン 109
インテグリン 317, 318
インテリジェントヒドロゲル 92
インテリジェントポリマー 92
in vitro 材料試験 81
in vitro 製品試験 81
in vivo 移植試験 81
インプラント 7, 68, 70, 76, 80, 82
インフルエンザウイルス 138
インレー 275
ウイルス 137
　──ベクター 303
ウェットプロセス 169
ウラシル 122
ウロン酸 113

え

永久歯 141
エイコサノイド 122
ASTM 68, 76, 81, 82
AM→付加製造 76
AM 法 78, 79
液 胞 130
siRNA 126, 306, 309
S-N 曲線 22
SF→積層欠陥
SFE→積層欠陥エネルギー
S 期 134
エストロゲン 122
SUS 304 253
X 線回折法 63
X 線光電子分光法 65
HIP→高温静水圧加圧 76
2-HEMA→メタクリル酸 2-ヒドロキシエチル
HA→ヒドロキシアパタイト

索引

HAP→ヒドロキシアパタイト
HAp→ヒドロキシアパタイト
ADME→体内動態
ADP→アデノシン二リン酸
ATP→アデノシン三リン酸
エナメル質　141
エナンチオマー　101
AB ジブロック共重合体　36
APD→自動腹膜灌流装置
エピマー　113
FBGC→異物巨細胞
エマルション　88, 301
miRNA→マイクロRNA
MRI（核磁気共鳴画像法）　70
mRNA　125
M1→古典経路活性化マクロファージ
MAC→膜侵襲複合体
Ms 点　74
MHC→主要組織適合遺伝子複合体
M 期　134
M2→第二（代替）経路活性化マクロファージ
MPC ポリマー　253
エラストマー　249
LCST→下限臨界溶液温度
エレクトロスピニング法　45
炎　症　202, 207
　──性タンパク質　108
　──性メディエーター　333
延伸ポリテトラフルオロエチレン（ePTFE）　249
延　性　66, 75
　──-脆性転移　23
　──破壊様式　21
エンドクリン機構　331
エンドサイトーシス　133
エンドソーム　132
エンドリーク　246
エントロピー弾性　44
エンベロープ　134, 135, 138

お

応　力　82
　──遮蔽　75, 79, 80
　──-破断回数曲線　22
　──-ひずみ曲線　17, 43, 85, 140

Osm→オスモル
OCP→リン酸八カルシウム
オーステナイト　69
オスモル（Osm）　127
o/w エマルション　48
オッセオインテグレーション　70, 168
オートクリン機構　331
オリゴ糖　113
オレイン酸　117, 118
温度応答性培養皿　334

か

外因系　107
　──経路　185
灰化試験　260
開環重合　39
開気孔　77
介在板　148
外毒素　136
回　復　73
外　膜　131, 149
海綿骨　139
架　橋　12
　──酸素　165
　──体　41
角化機構　146
核　酸　31, 122
核酸医薬品　302
　──の作用点　306
角質層　145
核小体　131
獲得免疫　190, 197
核　膜　131
下限臨界溶液温度（LCST）　50, 92, 334
加　工　76
　──硬化　73
　──熱処理　73, 76
ガス交換膜　273
ガス透過性コンタクトレンズ　269
ガス透過性ハードコンタクトレンズ　267
カソード反応　83
カチオン重合　37
滑面小胞体　132

カテーテル　243
カプシド→キャプシド
カプセル化　201
過飽和度　166
カーボン　249
ガラクトサミン　113
ガラス　9, 52, 54
　──状態　43
　──転移温度　10, 42, 54
カラムクロマトグラフィー　223
カリウム（K）　67
顆粒球　192
顆粒球-単球コロニー刺激因子（GM-CSF）　109
カルシウム（Ca）　67
カルボキシ末端　101
過冷却　9
が　ん　62
桿　菌　134
幹細胞　312
間接作用　339
関節軟骨　139
眼内レンズ　270

き

貴金属　24
義　歯　276
擬似体液　60, 165
気体の透過　45, 47
キチン　34
基底層　145
基底膜　149
キトサン　34
キニン系　108
絹フィブロイン　104
逆平行βシート　103
ギャップ結合　148
キャプシド　138
臼蓋側カップ　78, 79, 240
球　菌　134
吸　収　283
　──促進　290
急性毒性　219
吸　着　223
　──等温線　178
急冷凝固　73

索　引

狭義の血管新生　338
凝　固　184
共重合体　17, 36
矯正用ワイヤー　277
鏡像異性体　101
凝着摩耗　82
強　度　66, 72, 75
莢　膜　134, 135
共有結合　156
強　力　279
キラーT細胞　198
キラル　101
き　裂　22
銀（Ag）　67
均一膜　45
金合金　275
銀合金　275
筋周膜　147
筋性動脈　148
金　属　6
　──アレルギー　206
　──ガラス　75
　──間化合物　15
　──材料　6, 7, 66, 168
　──ナノ粒子　90
　──の表面と改質　168
　──ワイヤー　278
筋組織　146
筋内膜　147

く

グアニン　122
クヌーセン流　46
クラウン　275
クラスリン　133
グラフト共重合体　17, 36
グラム陰性菌　134
グラム染色　134
グラム陽性菌　134
グリカン　113
グリコーゲン　115
グリコサミノグリカン　115, 116
グリコシダーゼ　132
グリコシド結合　113
クリスタ　132
グリセロリン脂質　119
クリック　124

クリープ　21, 82
グルクロン酸　115
グルココルチコイド　121
グルコサミン　113
グルコース　113
クレージング　23
クロイツフェルト・ヤコブ病
　　　　　　　　　261
クロム（Cr）　68, 70
クロム（Cr）当量　70

け

形状記憶特性　66
形態形成　328
形態的相補性　110
ケタラン硫酸　117
血　圧　95
血　液　126
　──凝固　107, 207
　──凝固機構　184
　──凝固系　185
　──凝固系タンパク質　108
　──凝固の制御系　188
　──循環　149
　──浄化器　47, 255
　──浄化器の機能分類　258
　──適合性　184, 252
　──透析　254
　──-脳関門　284
欠　陥　13
　──構造　14
血　管　148, 149
　──再生治療　339
　──新生　338
　──新生促進物質　338, 339
　──新生誘導作用　340
　──発生　338
血色素　127
血　漿　94, 127
結　晶　9
　──化ガラス　52, 55, 164
　──化ガラスA-W　59, 164
　──構造　68
　──性高分子　160
　──粒　73
　──粒界　10
　──粒の粗大化　73

血小板　129
血　清　126
血　栓　251
　──形成　184
　──形成反応　4
欠損補綴　274
ケトース　113
ケモカイン　109, 331, 332
ケモタキシス　192
ケラタン硫酸　115, 116
ケラチン　104, 145
ゲル　41
　──沪過クロマトグラフィー
　　　　　　　　　224
原核細胞　129
絹　糸　279
減数分裂　133

こ

コイル　104
好塩基球　128, 129
高温静水圧加圧（HIP）　76
光学部　270
抗凝固療法　5
高強度　73
　──ゲル　92
合　金　15
口腔外科　274
抗血栓　189
　──性　2, 247
抗　原　104
　──抗体複合体　105
　──性　220
膠原線維　149
交互共重合体　17, 36
好酸球　128, 129
格子欠陥　79
膠質浸透圧　95
剛　性　66
合成高分子　27, 36
酵　素　109
構造タンパク質　115
酵素-基質複合体　110
抗　体　104, 198, 298
抗体結合医薬品　299
好中球　128, 129
光毒性　220
高内皮細静脈　150

索引

降伏 82
　――応力 82
　――点 43
高分子 1
　――網目 91
　――材料 8, 27
　――材料の表面と改質 159
　――の合成 37
　――の構造 36
　――ミセル 89, 302
　――量キニノーゲン 108
後毛細血管細静脈 150
骨格筋 146
骨芽細胞 139, 210
骨吸収 211
骨形成 210, 211
骨結合性 53
骨原生細胞 139
骨細胞 139
骨髄 139
骨接合プレート 277
骨代謝 68
骨代替材料 67
骨伝導性 59, 235
骨伝導能 212
骨膜 139
骨誘導能 212
古典経路 106, 194
　――活性化マクロファージ
　　　　　　　（M1）209
コバルト(Co)基合金 66, 72, 73
コバルト-クロム(Co-Cr)合金 26, 275, 277
ゴム状態 43
ゴム状弾性 44
固溶体 15
　――硬化 72
コラーゲン 30, 104, 249
　――スポンジ 266
ゴルジ体 130, 132
コレステロール 121
コロイド 87
　――浸透圧 127
コロニー刺激因子 109
根管充塡材 276
コンタクトレンズ（CL）91, 267
コンドロイチン 4-硫酸 115, 116
コンドロイチン硫酸 117

コンドロイチン 6-硫酸 115, 116
コンポジットレジン 86, 274

さ

細菌 134
　――細胞層 134
　――の表層構造 135
再結晶 73
再生医療 312, 338
最大応力 82
最大主応力 80
細動脈 148
サイトカイン 109, 328
再不動態化 168
細胞 129
　――足場材料 91
　――移植 336, 339
　――外液 94
　――外環境 322
　――外マトリックス（ECM） 30, 316, 335
　――核 130, 131
　――骨格 131, 132
　――死 328
　――質 130
　――シート 334
　――周期 134
　――浸出液 94
　――接着 180, 183
　――増殖因子 328, 329
　――動員因子 338
　――毒性試験 260
　――内液 94
　――内寄生 137
　――内小器官 130
　――の構造 129
　――培養足場 319
　――表面修飾 325, 326
　――分離 228
　――分裂 133
　――壁 130, 135
　――膜 130
細網細胞（CAR 細胞） 333
左心補助人工心臓 250
サファイア 253
サブユニット 103
3R 81

酸化アルミニウム（Al_2O_3） 165
酸化ケイ素（SiO_2） 164
酸化チタン（TiO_2） 165
三次元組織構築 341
三次構造 102
酸性プロテアーゼ 109
酸素透過性 267

し

シアノアクリラート 215
シアル酸 113
CAR 細胞→細網細胞
JIS（日本工業規格） 81, 82
CXC ケモカイン 331
CXC12-CXCR4 シグナル 333
CAD/CAM 275
CAPD→連続携行式腹膜透析
シェフラー図 69
GM-CSF→顆粒球-単球コロニー刺激因子
GLP→試験実施適正基準 80
歯科 274
　――インプラント 276
　――矯正用ワイヤー 66
　――材料 274
　――用アマルガム 274
　――用セメント 275
歯冠 141
歯冠修復 274
G_1 期 134
G_2 期 134
磁気ビーズ 229
刺激応答性高分子 92
試験実施適正基準（GLP） 80
C5a 106
自己硬化性材料 62
自己と非自己 191
歯根 141
　――膜 143
C3b 106
CC ケモカイン 333
脂質 117
　――二分子膜 89
支持部 270
JIS（日本工業規格） 81, 82
歯髄 141
歯髄腔 141
シス形 118

索　引

自然治癒力　338
自然免疫　190, 193
歯　槽　143
歯槽骨　143
湿潤環境　264
GDC　262
シート　103
自動腹膜灌流装置（APD）257
シトシン　122
歯内療法　274
歯　肉　143
GPIbレセプター　129
GPIIb/IIIa　187
脂肪酸　117
絞り出し効果　93
シミュレーター　83
ジャクスタクリン機構　331
シャーピー線維　142
シャント　249
周細胞　338
重付加　39
縮合重合　39
主　溝　124
手術器具　70
受動的ターゲティング　295
主要組織適合遺伝子複合体
　　　　　　　　（MHC）191
受容体　115
準安定　75
　──　相　73, 74
焼　結　10
小胞体　130, 132
静　脈　150
ショットキー欠陥　14
徐放化技術　340
シリカゲル　166
シリコーン　51
　──　ゴム　252
　──　ヒドロゲルレンズ　267
ジルコニア　57, 275
歯列矯正　274
シロキサン結合　267
真核細胞　129
心　筋　146, 148
神経幹細胞　314
神経成長因子　330
心血管保護作用　340
人工関節　83
人工血管　2, 245, 247
　──　に要求される条件　247
　──　の分類　249

人工硬膜　260
人工股関節　68, 79, 239
　──　材料　240
　──　の構成　240
人工骨　234, 237
人工歯根　2
人工硝子体　2
人工腎臓　2
人工心臓　250
　──　の構成　251
　──　弁　2
人工靱帯　236, 237
人工心肺　271
人工真皮　264, 266
人工臓器　2
人工多能性幹細胞　312
人工透析器　226
人工肺　2
浸出液　265
親水性　156
真　皮　145
審美修復物　275

す

水蒸気透過性試験　260
水素結合　156
膵　島　322
髄内釘　241
髄内釘の構成　242
スキャフォールド　65, 319
スキン層　93
スキンボタン　253
スクイージング効果　93
スターリングの微循環の原理
　　　　　　　　　　　　　96
ステアリン酸　117
ステープル　281
ステルスリポソーム　300
ステロイド　121
　──　ホルモン　121
ステント　66, 67, 243, 246
ステントグラフト　244～246
ステンレス鋼　26, 66, 68, 73, 253
スパイク　138
スフィンゴ脂質　120
スフィンゴミエリン　120

スペーサー　77
すべり　19
　──　変形　18
スマートマテリアル　93

せ

成　形　76
　──　方法　44, 48
整形外科用インプラント　71
製　剤　292
生殖・発生毒性　220
脆性破壊様式　21
生体活性ガラス　59, 164
生体活性セラミックス　52, 53, 277
生体活性ペースト　62
生体機能化　170
生体吸収性材料　320
生体吸収性セラミックス　52, 53
生体骨　70
生体材料　1
生体脂肪酸　119
生体親和性　66
生体適合性　247
生体内吸収性　277
生体不活性セラミックス　52
生体防御　184
生体膜の流動性　118
静電的相互作用　155, 157, 177
生分解性高分子　51
正方晶ジルコニア　58
生理活性アミノ酸　102
生理的食塩水　127
赤外分光法　64
青色光　271
積層欠陥（SF）　72
積層欠陥エネルギー（SFE）72
脊椎固定用具の材料　242
ゼータ電位　158
石灰化　141, 210, 212
赤筋線維　147
赤血球　127
　──　凝集体　138
接触角　152, 177
接　着　333
セメント質　141～143
ゼラチン　30, 215, 249

索引

セラミック材料　7
セラミックス　52, 164, 275
　　——の表面と改質　164
セルソーター　229
セルロース　34
繊維芽細胞→線維芽細胞
線維芽細胞　143, 267
繊維構造　44
線維状タンパク質　104
線維素　188
繊維素→線維素　188
線欠陥　13
せん断応力　252
セントラルドグマ　125
線毛　134, 136
線溶　184
線溶系　107, 188

そ

走化性　192
双球菌　134
双極性イオン化合物　100
象牙基質　141
象牙細胞　141
象牙質　141, 142
象牙線維　141
造血幹細胞　314
創傷治癒　207, 264
創傷被覆材　264, 265
双晶変形　18
双晶面　19
増殖　328
層板形成　139
相変態　69
相補的塩基対　124
組織因子（TF）　185
組織間液　94
組織幹細胞　314
組織球　128
組織工学　338
組織再構築　207
組織適合性　252
疎水性　156
　　——相互作用　155, 156, 326
塑性変形　17, 18, 43, 82
粗大化　74
ソフトコンタクトレンズ　268

ソフトマテリアル　8
粗面小胞体　132

た

ダイアライザー　226, 255
体液　94
　　——性免疫　104, 128
体液量　96
体幹骨　139
体細胞分裂　133
体肢骨　139
代謝　283
大食細胞　128
耐食性　72
　　——評価法　83
体心立方格子　11
体心立方構造　69, 72, 74
体積相転移　92
大腿骨側ステム　240
体内動態（ADME）　282
第二経路　106, 194
第二（代替）経路活性化マクロ
　　　　ファージ（M2）　209
ダイヤモンドライクカーボン
　　　　　　　　　（DLC）　253
多結晶　79
　　——焼結体　55
　　——体　10
ターゲティング　88, 294
多孔質　77, 78
　　——膜　46
多孔体　60, 236
脱水　97
多糖　34, 113
　　——類　33
w/o/w ダブルエマルション　48
ダブルネットワークゲル　92
単核食細胞系　284
炭化ケイ素（SiC）　253
単球　128, 193
単球菌　134
単結晶　79
単斜晶ジルコニア　58
弾性線維　149
弾性動脈　148
弾性変形　17, 43, 82
男性ホルモン　122
弾性率　18, 61, 75, 79, 91, 140

タンタル（Ta）　66
単糖　113
タンパク質　28, 102
　　——吸着　4, 173
　　——吸着の解析　178
　　——吸着の駆動力　176
　　——吸着の測定法　175
　　——の構造　102
　　——分解酵素　132

ち

逐次反応　37
チタン（Ti）　26, 70, 74
　　——基合金　66, 70, 73, 75
　　——合金　26, 253, 275
チタン-モリブデン（Ti-Mo）
　　　　　　　　　合金　277
窒化チタン（TiN）　253
緻密骨　139
緻密体　60
チミン　122
Charnley 式　68
中間酸化物　55
中間フィラメント　132
中空系型ダイアライザー　255
中性プロテアーゼ　109
鋳造　275
中膜　149
超高分子量ポリエチレン　49, 253
腸線　279
超弾性　66
直接血管再生修復作用　339

て

TRIS→トリメチルシロキシシラン
tRNA　125
DES→薬剤徐放ステント
DNA→デオキシリボ核酸
DNA ウイルス　137
TF→組織因子
DLC→ダイヤモンドライク
　　　　　　　　　カーボン
低温劣化　58
T 細胞　128

索引

ディスポーザブル製品 1
ティッシューエンジニアリング
　　　　　　　→組織工学
DDS→薬物送達システム
デオキシリボ核酸（DNA）31, 122
デオキシリボヌクレオチド 122
デコイ ODN 306
鉄（Fe） 68
デルマタン硫酸 115, 116
転　位 20, 73, 82
　——線 20
転移強化 58
電気二重層 157
点欠陥 13, 73
電子顕微鏡 65
電子的相補性 110
デンドリマー 36
天然高分子 27
天然由来高分子 91
デンプン 115

と

糖 112
陶　材 275
糖脂質 113
透析膜 256
透析療法 254
糖タンパク質 113, 115
等電点 101
動　脈 149
　——形成促進作用 340
　——新生 338
透明性試験 260
洞様性 150
特異的相互作用 183
毒　性 67, 70, 76, 218
毒　素 136
ドライプロセス 169
トランスフォーミング増殖因子 109, 330
トリアシルグリセロール 118
トリメチルシロキシシラン（TRIS） 269
トロンビン 107
トロンボキサン 122

貪　食 129, 199

な 行

内因系 107
　——経路 185
内毒素 136
内皮細胞 149, 338
内　膜 131, 149
ナイロン 66 38
ナトリウム（Na） 67
ナノインプリント 154
ナノクリスタル 293
ナノファイバー 45
軟組織接着 213

二次構造 102
二重らせん構造 124
ニッケル（Ni） 68, 70
　——当量 70
ニッケル-チタン（Ni-Ti） 66
　——合金 16, 277
ニッチ 333
二　糖 115
乳　歯 141

ヌクレアーゼ 132
ヌクレオキャプシド 138
ヌクレオシド 122
ヌクレオチド 122
ヌープ硬度 143
濡れ性 151, 152

熱可塑性樹脂 48
熱硬化性樹脂 48
粘液層 134, 135
粘性変形 21
粘弾性 21, 44

ノイラミニダーゼ 138
能動的ターゲティング 295
脳動脈瘤クリップ 261
脳動脈瘤塞栓コイル 261, 262
能動輸送作用 130

は

歯 141
バイオガラス 54

Bioglass 54, 164
バイオ人工膵臓 323～325
バイオセパレーション 223
バイオセンシング 87
バイオフィルム 215
　——の形成過程 216
バイオプリンティング 343
バイオマテリアル 1
　——サイエンス 4
　——に対する生体の反応 200
　——の精密加工 342
胚性幹細胞 312
排　泄 283
ハイドロゲル→ヒドロゲル
ハイドロダイナミクス法 305
バイパス 249
ハイパーブランチポリマー 36
ハイドロキシアパタイト→ヒドロキシアパタイト 7
破　壊 21
　——機構 21
曝露量 219
破骨細胞 139, 210
パターン認識レセプター（PRR） 191
発がん性 218, 220
白筋線維 147
白血球 128
　——分離 231
ハードマテリアル 8
ハプテン 206
パラクリン機構 331
針 280
バルブ金属 26
パルミチン酸 117

ひ

pI 101
PIPAAm→ポリ（N-イソプロピルアクリルアミド）
PRR→パターン認識レセプター
ヒアルロン酸 34, 115～117
PEEK→ポリエーテルエーテルケトン
PEO→ポリエチレンオキシド
PEG→ポリエチレングリコール
　——化 296
　——化医薬品 297
　——脂質 300

PET→ポリエチレンテレフタ
　　　　　　　ラート
非ウイルスベクター　304
PAMPs→病原体関連分子パ
　　　　　　　ターン
PS→ホスファチジルセリン
PHEMA→ポリ（メタクリル酸
　　　2-ヒドロキシエチル）
PNIPAAm→ポリ（N-イソプロ
　　　　ピルアクリルアミド）
PMMA→ポリメタクリル酸
　　　　　　　　メチル
非架橋酸素　165
皮下組織　145
非貴金属　24
pK　97, 98
非結晶　9
B 細胞　104, 128
PCR→ポリメラーゼ連鎖反応
PGLA　263
皮質骨　139
微循環　96
微小管　130, 132
微小球　62
非晶質　9, 75, 293
非晶性高分子　160
ビーズ　342
ヒスタミン　106
非対称膜　45
ビッカース硬さ　143
引張試験法　82
PDMS→ポリジメチルシロキ
　　　　　　　　サン
非特異的相互作用　182
ヒト献体由来凍結乾燥硬膜
　　　　　　　　　261
ヒト臨床試験　340
ヒドロキシアパタイト（HA,
　　　HAP, HAp）　7, 59, 64, 141,
　　　　　　　　165, 277
ヒドロゲル　41, 91
ビトロネクチン　318
ビニルモノマー　91
ピノソーム　132
非標準アミノ酸　102
皮　膚　145
PVA→ポリビニルアルコール
被覆小胞　133
被覆ピット　132
非平衡　74
被包化　201

被膜化　201
評価法　80
病原体関連分子パターン
　　　　　　　（PAMPs）　191
標準アミノ酸　97, 98
標準電極電位　25
標的指向化（ターゲティング）
　　　　　　　　　88, 294
表　皮　145
表面開始原子移動ラジカル重合
　　　　　　　　　161
表面改質　168
　──法　160, 170
表面構造　160
表面自由エネルギー　152, 176
表面張力　155
表面電位　158
表面の改質法　161
微粒子　47, 87
　──試験　260
B リンパ球→B 細胞
比例限界　43
疲　労　22, 66, 73, 82
　──破壊　252
ピンオンディスク　83

ふ

ファイバー　342
フィブリノーゲン　107
フィブリン　107
　──塊　107
　──糊　215
フェライト　69
フォールダブル IOL　271
フォンビルブラント因子　129
付加重合　37
付加製造（AM）　76
副　溝　124
複合化　84
複合材料　7, 84
複合酸化物　16
複合則　85
複合膜　45
腹膜透析　254, 256
　──療法　257
浮　腫　97
腐　食　24, 72
　──摩耗　82

不織布フィルター　231
不定形　9
ブドウ球菌　134
不動態　26
　──皮膜　26, 68, 71, 72, 168
部分安定化ジルコニア　58
不飽和　118
ブラジキニン　109
プラスチック容器　260
プラスミド DNA　304
プリオン病　261
ブリッジ　276
ブレカリクレイン　107
フレッティング　82
フレーム溶射　60
フレンケル欠陥　14
プロスタグランジン　122
プロスタサイクリン　122
ブロック共重合体　17, 36, 161
プロテオグリカン　115, 117
プロドラッグ　291, 294
分　化　328
分子量　41
　──の測定方法　42
分　布　283
粉末床溶融法　76, 77
分　離　223
分離膜　46

へ

ベアプラチナコイル　263
平滑筋　146, 148
　──細胞　148, 149
　──線維　148
閉気孔　77
平均分子量　41
平衡相　73, 75
β シート　30, 103
　　平行──　103
β-TCP　87
PET→ポリエチレンテレフタ
　　　　　　　ラート
ヘッド　240
ヘパリン　36, 116, 249
ヘパリンの共有結合　253
ペプチダーゼ　102
ペプチド　28

索　引

——グリカン　135
——結合　100
ペプロマー　138
ヘマグルチニン　138
ヘ　ム　127
ヘモグロビン　127
ヘリックス　103
変異原性　220
ヘンダーソン・ハッセルバルヒの式　101
鞭　毛　134, 135

ほ

ポアズイユ流　45
補因子　111
縫合糸　278
——に要求される事項　278
放射線治療　62
放出制御　286
膨潤度　91
飽和脂肪酸　118
ポケット感染　252
補酵素　111
ホスファターゼ　132
ホスファチジルセリン（PS）　186
ホスファチジン酸　120
ホスホリパーゼ　120
ホスホリパーゼA_2　122
補　体　106, 107
——系　194, 195
ホメオスタシス　3
ホモポリマー　36
ポリ（N-イソプロピルアクリルアミド）（PIPAAm）　38, 50, 92, 334
ポリイオンコンプレックス　90
ポリ-ε-カプロラクトン　38
ポリウレタン　38, 50, 215, 248
ポリエステル　248
ポリエチレン　38, 49
——オキシド（PEO）　51
——グリコール（PEG）　38, 51, 90, 325
——テレフタラート（PET）　38, 50
ポリエーテルエーテルケトン（PEEK）　86
ポリ塩化ビニル　252
ポリオレフィン　249
ポリカプロラクトン　51
ポリグリコール酸　51
ポリシアノアクリル酸エステル　38, 50
ポリジメチルシロキサン（PDMS）　51
ポリ乳酸　38, 51, 277
ポリヒドロキシ酸　51
ポリビニルアルコール（PVA）　38
ポリプレックス　305
ポリプロピレン　38
ポリマーブラシ　161
ポリマーブレンド　160
ポリ（メタクリル酸2-ヒドロキシエチル）（PHEMA）　38, 50
ポリメタクリル酸メチル（PMMA）　38, 50, 267, 276
ポリメラーゼ連鎖反応（PCR）　33
ホールペッチの法則　73
ホルモン　115
ホロ酵素　111
ポンプ　251
ボーンプレート　80

ま，み

マイクロRNA（miRNA）　126, 309
マイクロカプセル化　322
マイクロ鋳造　342
マイクロ流路　342, 343
膜侵襲複合体　106
マグネシウム（Mg）　67, 68
——基合金　67
マクロファージ　109
マトリゲル　318
摩　耗　66, 72, 82
摩耗試験法　82
摩耗性　71
マルチフィラメント　279
マルテンサイト　69
——相　74
慢性毒性　219

ミオシン　147
——フィラメント　147
ミカエリス・メンテン式　112
ミカエリス定数　112
ミクロチューブル　132
ミクロフィラメント　131, 132
密度勾配遠心分離法　229
ミトコンドリア　130, 131

む～も

無拡散　69
無機材料　6, 52
無細胞セメント質　144

メタクリル酸エステル　50
メタクリル酸2-ヒドロキシエチル　267
メチルセルロース　315
免　疫　104
——グロブリン（Ig）　104, 198
——特典部位　323
——反応　190
面欠陥　13
面心立方格子　11
面心立方構造　69, 72

毛細血管　149
毛細リンパ管　150
網状赤血球　127
網膜傷害　271
モノフィラメント　279
漏れ試験　260

や行

薬剤徐放ステント（DES）　243
薬物キャリヤーの種類　295
薬物送達システム（DDS）　8, 9, 88, 282, 284, 340
薬物放出担体　92
ヤング率　75, 79, 140

有機材料　6
有棘層　145
有細胞セメント質　144
遊　走　328, 333

有窓性　149
輸液バッグ　254, 258
輸送タンパク質　115
油滴　130

溶解　67
　——速度　292
　——度　292
溶血　252
溶出物試験　260
用量　218
葉緑体　130
四次構造　103
Ⅳ型コラーゲン　313
四連球菌　134

ら，り

ライナー　240
ラジカル重合　37, 91
らせん菌　134
ラマン分光法　64
ラミニン　313, 318, 319
ランゲルハンス島　322
ランダム共重合体　17, 36

ランダムコイル　104

リガンド　132
力学的整合性　253
力学特性　81
リソソーム　130, 132
リゾリン脂質　120
立体特異的　110
リノール酸　117, 118
α-リノレン酸　118
リパーゼ　132
リピドA　136
リボ核酸（RNA）　31, 122
リボソーム　125, 130, 132
　——RNA　125
リポソーム　88, 89, 299
リポ多糖体　136
リボヌクレオチド　122
リポプレックス　304
リポポリプレックス　305
リモデリング　140
リモートローディング法　301
流動モザイクモデル　130, 283
両性イオン　100
リン酸カルシウム　54
α-リン酸三カルシウム　61
β-リン酸三カルシウム　61

リン酸三カルシウム　61, 87, 277
リン酸八カルシウム（OCP）　87
リンパ球　104, 128, 192
リンパ節　150
リンパ流　97

る～わ

ルビー　253

レクチン経路　194
レセプター　132
劣化　24
連鎖球菌　134
連鎖反応　37
連続携行式腹膜透析（CAPD）
　　　　　　　　　　　257
連続性　149

ロイコトリエン　122
ロイス則　85
露光技術　342
六方最密充填　11
六方最密充填構造　72, 74

ワトソン　124

おか　の　てる　お
岡 野 光 夫
    1949 年 東京都に生まれる
    1974 年 早稲田大学理工学部 卒
    1979 年 早稲田大学大学院理工学研究科博士課程修了
    1994 年 東京女子医科大学医用工学研究施設 教授
    現在，同大学 名誉教授，特任教授
    専攻 バイオマテリアル，再生医療
    工学博士

た　ばた　やす　ひこ
田 畑 泰 彦
    1959 年 大阪府に生まれる
    1981 年 京都大学工学部 卒
    1988 年 京都大学大学院工学研究科博士課程修了
    現 京都大学再生医科学研究所 教授
    専攻 バイオマテリアル，生体組織工学，
        ドラッグデリバリーシステム，幹細胞工学
    工学博士，博士(薬学)，博士(医学)

はなわ　たか　お
塙 　 隆 夫
    1957 年 東京都に生まれる
    1981 年 北海道大学工学部 卒
    現 東京医科歯科大学生体材料工学研究所 教授
    専攻 バイオマテリアル，金属材料学，表面工学
    歯学博士，博士(工学)

第 1 版 第 1 刷 2016 年 2 月 20 日 発行

バイオマテリアル
——その基礎と先端研究への展開——

Ⓒ 2016

監　修　岡　野　光　夫
発行者　小　澤　美奈子
発　行　株式会社 東京化学同人
　　　　東京都文京区千石 3-36-7(〒112-0011)
　　　　電話 03-3946-5311・FAX 03-3946-5317
　　　　URL: http://www.tkd-pbl.com/

印　刷　中央印刷株式会社
製　本　株式会社 松岳社

ISBN978-4-8079-0867-7
Printed in Japan
無断転載および複製物（コピー，電子
データなど）の配布，配信を禁じます．